优 雅 的 守 卫 者

[美] 马特·里克特 / 著　秦琪凯 / 译　林之 / 校

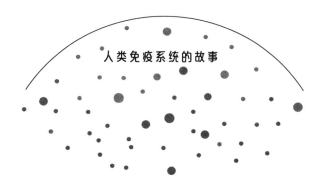

人类免疫系统的故事

中信出版集团 | 北京

图书在版编目（CIP）数据

优雅的守卫者 /（美）马特·里克特著；秦琪凯译
. -- 北京：中信出版社，2020.6（2024.4 重印）
书名原文：An Elegant Defense
ISBN 978–7–5217–1648–1

I. ①优… II. ①马… ②秦… III. ①免疫学－普及
读物 IV. ① R392–49

中国版本图书馆 CIP 数据核字（2020）第 036941 号

优雅的守卫者
著者： ［美］马特·里克特
译者： 秦琪凯
出版发行：中信出版集团股份有限公司
（北京市朝阳区东三环北路 27 号嘉铭中心 邮编 100020）
承印者： 嘉业印刷（天津）有限公司

开本：880mm×1230mm 1/32 印张：12.75 字数：280 千字
版次：2020 年 6 月第 1 版 印次：2024 年 4 月第 6 次印刷
京权图字：01–2020–0082 书号：ISBN 978–7–5217–1648–1
定价：68.00 元

献 给 杰 森 和 探 索 免 疫 系 统 奥 秘 的 英 雄 们

目 录

免疫是什么？

免疫是我们身体里面暗藏的"神功"，一旦身体碰到"坏蛋"，它就会释放出来并保护我们。当然，碰到不同类型的坏蛋时，我们发挥的神功是不一样的，这就如同金庸笔下的"降龙十八掌"有十八种掌法一样。免疫学家有时会利用疫苗，让我们的机体预先准备好可以对付坏蛋的神功。而在免疫系统不够强大、不足以对付肿瘤的时候，科学家也会想尽办法为它加油，从而为万千病人带来生机。

免疫是什么？

免疫像是我们调皮的宠物，它有时候会制造麻烦，甚至会损害我们家中的宝物。现在的很多慢性疾病都有免疫系统在捣乱的成分，从关节炎到花粉过敏都是如此。在这种情况下，免疫学家在想办法为病人的免疫系统"降温"。

1990 年，我到书中提到的马克斯·库珀博士的实验室做研究生，我被免疫系统的复杂和精妙深深地吸引了，立志成为一名免疫学家，30 年没有回头。这本书中提到了多位传奇人物，我也在免疫学的江湖上与他们相遇、相识，2018 年诺贝尔生理与医学奖获得者之一的詹姆斯·艾利森甚至成了我工作过的安德森癌症中心免疫系的主任。

过去 30 年来，免疫学飞速发展，我们知道了许多新的免疫细胞和分子，也有了很多新的治疗手段——尤其是抗体和细胞类的治疗，它们已经走入临床应用，造福了人类。对于很多疾病，我们人类已经从无药可治发展到了可以根治的阶段。书中身患霍奇金淋巴瘤的杰森在经历各种治疗失败之后，终于因为一种新型的免疫治疗药物——纳武单抗而得救。杰森只是获益于免疫学革命的千千万万人中的一个。

不过，我们对免疫系统的了解还不够多，我们对于免疫神功的运用也不够顺心如意。从新冠病毒到肺癌，从器官移植到肠炎……我们要继续发展免疫学研究，不断找到可以使用的"武林秘籍"，才能更好地守卫人类的健康。

欢迎你来到免疫殿堂，领略免疫学的发展历史。也许，你以后就会成为免疫学江湖上的一位大侠！

董晨

清华大学免疫学研究所所长

中国科学院院士

第一部分

生命的平衡

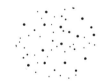

01.

纽带

　　窗外的乌云向地面逼来，杰森·格林斯坦静静地坐在福特风之星的副驾驶位上。这一天是 2015 年 3 月 13 日，周五[①]。杰森早已经习惯了这种脏乱的旅程，但今天，他踏上的是一段奇迹之旅。

　　他这辆看上去像是由破铜烂铁与轮子生硬拼凑起来的银色货车，正从郊区快速向丹佛进发。车上的暖气像病人一样咳个不停，仿佛只有天气炎热时，它才能正常工作，车的后门也无法打开。仪表盘上的警示灯闪烁个不停，喋喋不休地向杰森发出系统故障的警报，但他却无动于衷。地图册堆满了车厢，弄得底板凌乱不堪。

　　车里散发着难闻的气味。车后的 5 加仑[②]备用简便油桶，不知道多少顿快餐后留下的油腻，让车厢里的气味难以形容。杰森无法抗拒 7–11 便利店的现烤热狗，尽管他会用"恶心""女巫的手指"来形容这种食物。

---

① 在西方文化中，13 日星期五往往被认为是不吉利的。——译者注，在本书中，如无特殊说明，脚注均为译者注

② 加仑，英美制容量单位，英制 1 加仑等于 4.546 升，美制 1 加仑等于 3.785 升。——编者注

曾经，在穿越全国的销售旅行途中，杰森有时会在车的后座上睡一觉。他会蜷缩在一张满是污渍的橙色东方地毯上，头靠着油罐。或者，他会睡在一堆箱子上面，里面装着闪闪发光、装饰着宝石的小饰品，他要将这些作为促销品卖给远在天边的赌场。

杰森已经四十七岁了。他本科毕业于名牌大学，还拥有商科和法律的硕士文凭，但他并不仰赖这些名头，或者说他觉得这些文凭并没有什么了不起的。他总是活在一个又一个的创业梦想里，一场又一场的冒险中。对他而言，没有什么比手握方向盘，脚踩油门，嘴里含着史酷儿嚼烟，跟着斯普林斯汀的摇滚乐或者当地电台的音乐摇摆身体，驶向地平线尽头的又一座小城更带劲儿的事了。杰森决心去发现，探索，过自己的生活。他怀揣真实的美国梦，把这辆面包车开出了西部大篷车的感觉。

"妈，如果我遇到什么三长两短，我这辆货车你可得帮我照看好了。妈，你在听吗？"杰森对他的母亲说道。他和他的母亲凯瑟琳，时而亲情满满，时而拌嘴，这些家庭场景应当会令亚瑟·米勒为之动容。

现在的杰森坐在副驾驶位上，他的女友贝丝开着车。他准备进行一次前所未有的大胆尝试。他坚信自己可以成为一个医学上的奇迹，成为神奇的新型癌症疗法的海报人物。他也准备好了蔑视死神，尽管他的一只脚已经迈向死亡的深渊。

他的癌症已经到了晚期。无论怎么看，前方都是生命的终结。

杰森肺里的霍奇金淋巴瘤足有 15 磅[①]重，从背后绕到身体左侧，每隔几周，肿瘤就要增倍。这种癌症本该是最容易治愈的典型癌症之一，但没想到杰森四年的化疗和放疗均告失败。医生们几乎尝试了所有可能的方法：双倍剂量的药物，甚至各种药物多管齐下，但仍于事无补，甚

---

① 1 磅≈0.45 千克。——编者注

至带来了严重的副作用，而恶性肿瘤却总是野火烧不尽。背上的肿瘤已经凸起，贝丝常常爱怜地称杰森为她的"卡西莫多"。肿瘤已经侵犯了杰森的尺神经①，这让他痛苦不堪，无法移动的左手肿胀得像一个肉球。

肿瘤给杰森左手带来的伤害格外残忍。当杰森还是一个孩子的时候（当我们都是小孩子时），他是一个非常出色的运动健将，一个灵巧、坚毅、敏捷的左撇子。他长得并不高，但弹跳能力极佳，有着青蛙和羚羊般的跳跃能力，在科罗拉多州的篮球和棒球比赛中火力全开。他有着与之相配的容貌——深色的头发和眼睛，大方的微笑。一半意大利和一半犹太的血统，造就了他的典型美式外表，恐怕没有女生能不被他吸引。但对我来说，印象最深刻的是他的笑声。他在讲笑话时，常常爆发出如同女高音般的笑声。这是最纯粹的快乐。

贝丝驾车行驶在从博尔德到丹佛的路上，阳光只能从乌云的边缘洒下来，仿佛三月还没决定好要不要拥抱春天。杰森瘫坐在座位上，感到很不舒服。他穿着灰色运动裤、帆布休闲鞋和法兰绒衬衫——都是宽松款，因为只有这样才能减少衣物对他身上肿块的摩擦所带来的疼痛，他的脚也是肿的。杰森扛住了癌症带给他的一切痛苦。他的肿瘤医生给他起了一个外号叫钢铁牛，因为他顽强地忍受了每一次痛苦的治疗，还能常常讲笑话，或者报以微笑。

然而，就在上周一，杰森还是收到了肿瘤医生下达的死亡判决书。医生检查了杰森肿瘤的扩散进展，含着眼泪向杰森坦白，自己实在无能为力了。他们已经尝试了所有的疗法、所有的药物组合，但癌细胞就是不停地疯狂反扑回来。是时候放手了。

那次诊断之后，医生在杰森的病历上写下："尽管在情感上难以接

---

① 尺神经，发自臂丛内侧束，经臂、前臂尺侧达手部的混合性神经。——编者注

受，但现在最合适的，就是考虑格林斯坦先生的临终关怀了。"他随后和杰森的家人安排了一场会面，讨论姑息治疗①的相关事宜。

至于进一步的治疗，医生认为那是"弊大于利"且没有依据的，"除非他的情况出现戏剧性的转变"。

贝丝开着货车，穿过长老会圣路加医疗中心附近的中产阶级社区。杰森通常很爱说话，是个喋喋不休的话匣子。但现在，他几乎一个字都说不出来了。

停好车后，贝丝挽着杰森的胳膊，乘电梯上了三楼。在这里的肿瘤科病房里，杰森不知道待过多少小时——坐在一个四四方方的房间里笨重的棕色躺椅上，忍受着有害的化疗。但那不是今天的脚本。

杰森慢慢地坐到椅子上。一位护士把静脉导管固定到他胸口的输液港上，先用生理盐水冲洗导管以保证导管干净，接下来加入苯那君②，这让杰森昏昏欲睡。之后，护士又换了另一个装有透明液体的输液袋。这一切都是杰森没有经历过的。

· ·
· ·
·

癌症是世界上最主要的健康杀手之一。但这本书并不是一个关于癌症的故事。当然，这也不是一个关于心脏病或者呼吸系统疾病的故事，更不是关于意外事故、中风、阿尔茨海默病、糖尿病、流感、肺炎、肾病或者人类免疫缺陷病毒（HIV，艾滋病毒）的故事，虽然它们都让我们备受折磨甚至可以夺走我们的生命。这本书不是关于某一种特定的疾

---

① 姑息疗法，是针对癌症末期患者使用的治疗方法，主要目的是减轻患者痛苦，提升患者临终前的生活品质。——校译注
② 苯海拉明的商品名，一种抗组胺药。

病或伤害。这里要讲的，是它们共同的故事，是将这些病痛紧紧联系起来的关乎人类健康的纽带。这是一个关于免疫系统的故事。

这本书叙述了关于免疫系统的惊人发现——尤其是近七十年来的研究发现，以及它们在我们健康的各个方面所扮演的角色。皮肤屏障是人体的第一道防线，当它被抓破或者割伤后，免疫系统就开始紧急动员起来。免疫细胞会涌向需要它的地方，它们不仅能清洁伤口、重建组织，还能修复撞击、挫伤、烧伤或咬伤导致的内部伤害。复杂的细胞防卫网络能迎击一年两三次的流感来袭，分辨出无数可能发展为癌症的变异细胞，抑制疱疹这样的病毒的大量增殖，并且每年抵御数亿次食物中毒。直到最近，我们才开始了解免疫系统在大脑中润物细无声的作用——受损或衰老的突触会被大脑自身的免疫细胞清除掉，从而保持神经系统的健康。

免疫系统为我们的身体提供着持续而低调的警戒，毫不夸张地说，它就像是我们的贴身保镖，保障着我们的整体健康。例如，个体健康的防卫机制在我们选择配偶时，也扮演着关键角色，帮助我们避免可能损害家族安全和生存的近亲繁殖。

我们常常用战争的语言来描述免疫系统，因为它能集结我们内部的力量来对抗邪恶的疾病，调动我们各种强大的细胞去监视、侦察敌情，发动外科手术般的打击甚至核打击。如果把这个战争的比喻进一步展开来说，我们的免疫防卫网络也依赖于配备自杀药片的秘密特工，并且由世界上最复杂的即时通信网络所连接。这样的防卫系统可以说是其他人类生物学机制无可比拟的，它可以在人体的器官系统间自由穿梭巡逻，就像戒严期间的警察一样，免疫系统会主动寻找威胁，巧妙地识别十亿多种甚至在科学上仍属未知的外来危险物质，防止它们造成致命伤害。

如果生命是一个喧闹的节日，那我们的身体就像是一场细胞的盛大派对，各种细胞在其中熙熙攘攘。数十亿的组织细胞、血细胞、蛋白质、分子和入侵的微生物齐聚一堂，这样看来，召唤免疫系统真是一件异常复杂的事情。

我们人体"边境"的多孔特性，让免疫系统的警务工作变得十分复杂。几乎任何微生物都可以进入我们内部。我们身体的这场狂欢可谓来者不拒，所有生命形式都可以入场，随意落座：小偷团伙、带着核手提箱的恐怖分子、愚蠢的醉酒堂兄弟和亲戚们、伪装成朋友的敌特、难以预料的敌人，以及看上去仿佛从另一个宇宙穿越而来的异乡人。

然而，对于所有这些威胁，战争的比喻具有误导性且不够全面，甚至可以说是完全错误的。你的免疫系统并不是一台战争机器，事实恰恰相反，它是一支维和部队，比任何势力都更追求和睦共处。免疫系统的工作就是在这个狂野的派对中巡逻，时刻注意滋事者，更关键的是把坏家伙们赶出去，同时尽力把对其他细胞造成的伤害降到最低。这不仅是因为我们不想伤害自己的组织，还因为我们的确需要生活在我们体内或体表的外来生物体，包括数十亿肠道细菌。现在有一种令人信服的观点认为，有些微生物非但对我们没有威胁，还是我们重要的盟友，因而应受到欢迎。我们的健康依赖于我们与众多细菌的和谐互动。事实上，当我们使用抗生素、抗菌肥皂，或接触到对肠道菌群有害的毒素时，这些细菌就可能被损害，而人体免疫系统功能也会受损。

然而，当免疫系统反应过度时，我们同样要小心。

就像一个失控的警察国家一样，一个不受控制的免疫系统可以变得异常疯狂，以至于像一种外来疾病一样危险。这就叫作自身免疫（autoimmunity），它的发病率正不断上升。有整整20%的美国人口，或者说五千万美国人，都患有自身免疫性疾病。据估计，其中75%的患者是女性，她们可能患有类风湿性关节炎、狼疮、克罗恩病和肠易激综合征——每一种都很可怕，使人衰弱低沉，且难以诊断。总的来说，自身免疫性疾病是美国的第三大最常见的疾病（在心血管疾病和癌症之后）。糖尿病，也是美国这个国家的头号杀手，就是由免疫系统对胰腺发动的战争引起的。①

免疫学，即关于免疫系统的科学，在过去几十年里的研究显示出免疫系统的另一个核心特点：它会被欺骗。有时候某种疾病会悄悄萌生，开始扩散，然后欺骗了免疫系统，令其认为它并没有那么糟糕。它会欺骗整个防御系统以帮助自己成长——这就是杰森身上发生的事情。

癌症对杰森优雅的防卫系统耍了一个卑鄙的把戏——它接管了免疫系统的沟通渠道，并命令杰森身体里的士兵撤退。然后，它利用杰森的免疫系统来保护癌症——把它当作珍贵的、健康的新组织一样呵护，最终令他陷入了死亡的旋涡。

· · ·

在 13 日这个幸运的星期五，一种透明液体滴进杰森的胸腔，它正是用来逆转癌症伎俩的武器，它正指挥他的免疫系统去战斗。杰森成了最早尝试这一医学史上伟大发明的五十名患者之一，就像他曾经梦想的那样，他成为一名积极的拓荒者。他站在人类成就的最前沿，目睹了人类利用现代科学，在疾病的万神殿中向这种最持久和致命的杀戮发起了

① 在 1 型糖尿病中，免疫系统会攻击并破坏胰岛 β 细胞；在 2 型糖尿病中，胰岛 β 细胞无法产生充足的胰岛素，或者机体对胰岛素产生了抗性。详情请参见 Matthew Warren, Human cells reprogrammed to create insulin, Nature https://doi.org/10.1038/d41586-019-00578-z (2019). "In type 1 diabetes, the immune system attacks and destroys β -cells; in type 2, the β -cells do not produce enough of the hormone, or the body becomes resistant to insulin."

挑战。

当我意识到杰森可能见证了医学领域的一个重要转折后，我拿起了笔。

作为《纽约时报》的记者，同时也是杰森的朋友，我马上启程，前去了解免疫系统精细的运作方式和意义。我发现了一个关于科学发现和幕后英雄的故事，欧洲国家、俄罗斯、日本和美国等全世界的科学家共同揭开了一个又一个真相。我找到了一系列关键性事件、教训、个人经历和科学发现。因此，本书讲述的内容更像是故事，而非知识。这些故事与免疫系统的机理以及我们的身体密切相关，包括睡眠、身体素质、营养、衰老和痴呆等在内。

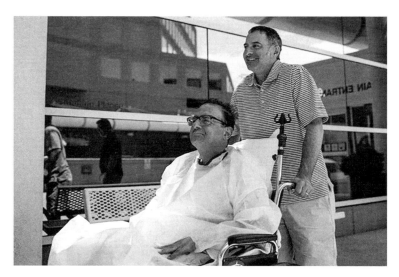

作者推着杰森·格林斯坦。杰森说："我回来了。"
图片来源：尼克·科特/《纽约时报》。

与此同时，这本书也是杰森和其他三位奇迹患者的故事：鲍勃·霍夫，拥有世界上最不同寻常的免疫系统的男性之一；琳达·塞格雷和梅瑞狄斯·布兰斯科姆，两位与其自身过度活跃的免疫系统这一隐形杀手坚持斗争到底的顽强战士。

和杰森一样，他们都是科学里程碑事件的重要参与者，正因为有他们和专家们的共同努力，人类才取得了如此重要的新成就，我们才对免疫系统有了新的突破性认识。

免疫系统研究先驱、加州大学洛杉矶分校的约翰·蒂默曼博士认为，这些新的发现"与抗生素的发现同样重要"。对于许多影响我们生活质量和寿命的疾病，我们已经取得了极大进展，"用阿波罗 11 号来比喻的话，我们已经登陆月球，登月舱也在月球表面着陆"。

在圣路加，13 日那个星期五，杰森输了一个小时液。在那之后，贝丝载着他回到博尔德，准备到科罗拉多大学校园里的库尔斯运动中心，去观看杰森侄子杰克的高中篮球赛。当他们到达运动中心时，杰森已经没有力气爬上通往看台的楼梯，他的一位家人跟工作人员沟通后，才让他从一个特殊通道直接入场。

还记得当年杰森在自己年富力强的时期，也是通过这条特殊通道入场直达赛场正中央的。事实上，几十年前，我就是坐在这个体育馆里，亲眼看见杰森投中了一个不可思议的球，当时我觉得这辈子几乎不可能再目睹那样激动人心的场面了。他从弧顶区投出的那一颗球，压着第二个加时结束的哨声，落入篮筐，这一投使他们击败劲敌，整支队伍也晋级全州附加赛。

多年以后的今天，杰森坐在看台上。他的朋友们在周围漫步，看着他佝偻、弱小的身体，仿佛已经认定那是他今生看的最后一场比赛。

"他当时状态太糟糕了，"杰森的老友兼队友，身材瘦削的神投手丹尼·加拉格尔说，"我甚至担心他能不能撑得过那天晚上。"

02

杰森

有关免疫系统的故事总是关乎生死，或者说，总是死里求生。除此之外，它还描述了平静与和谐的苦苦挣扎，有机体在体内体外的成功整合与迁移，折射了宿命与演化。这是一个关于友谊的故事。

· · ·

我对杰森最早的记忆始于内场和球员休息区，那时的我们都只有十岁。我们那支少年棒球联队还是麦当劳赞助的，白色的队服上印着一道金色的拱门。杰森当时梳着一头蓬松浓密的头发，笑容也十分灿烂。在我们的合照里，他站在最后一排，而我坐在第一排。尽管在学校的大部分事情上我都表现得自信而开心，但没人察觉我这个渴望被关注的矮个子内心日益增长的不安。

我渴望成为一个十足美国范儿的男生，杰森简直是我理想的化身。他不仅是个运动高手，还充满了天生的好奇、善良和无穷的魅力。他被票选为七年级优秀生，一出场就能威慑全场，他的外号叫"黄金勇士"，但他从不欺凌别人，也因此格外吸引人。当我上场时他会对我喊："加油，里克！"幸运的话我可能会胜利，但其实很可能会出局。当我坐回冷板凳时，他会走过来对我说："下次一定行。"

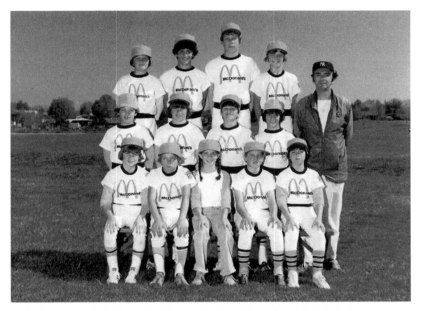

杰森（最后一排左起第二位），作者（第一排最右）后方是杰森的父亲
图片来源：由作者本人提供。

　　我们也有一些共同点，比如我们各自的父亲都颇有名望，在我们的生活中和所在社区里举足轻重。我的父亲是小镇里的一名法官，而杰森的父亲乔尔·格林斯坦是一位受人尊敬的离婚律师，同时也是少年棒球联队的教练——他简直就是我们心中的沃尔特·马托[①]，不过他既不骂人也不酗酒。他总叼着雪茄，露出一脸坏笑，冷峻而不失幽默。他总是穿

---

① 沃尔特·马托（1920—2000），美国著名喜剧演员，曾在电影《少棒闯天下》（*The Bad News Bears*）中饰演一名酗酒教练。

着海军蓝洋基队风衣，我们隔着球场老远就能认出他。他会站在球场边，一条腿踩在台阶上，用拳头击打着他那破旧的皮质接球手套。

乔尔十分宠爱杰森，温柔地指导着他的策略，就像一位高明的驯兽师偶得一匹良驹。

"杰森很崇拜我们的父亲，"杰森的姐姐伊薇特告诉我，"他跟父亲十分亲近，我们的父亲也以他为傲。父亲是一个比较内向的人，杰森很像他。他表里如一，真诚且感性，愿意毫无保留地帮助他人。"

杰森的哥哥盖伊说："父亲就像杰森的导师。"

不过，从健康的角度来看，我的父亲默里和乔尔相比，还是差别很大的。默里在20世纪70年代跑步热潮初现时尝试了慢跑，和其他人一样，他爱上了这项运动，并最终完成了13次马拉松。乔尔的身体虽然也不错，但他抽雪茄。杰森的母亲凯茜①一天也要抽一包卷烟。格林斯坦家的房子里弥漫着烟草的气味。吸烟和其他不良习惯一样，考验着人体的免疫系统。肺部软组织的细微破损虽然不会造成持久的伤害，但会迫使细胞分裂，不断产生新的细胞去替代受伤组织，细胞分裂便会增加细胞癌变的概率。这就是简单的计算题而已，但稍不留意，它就可以把人推到死亡的边缘。

· · ·

八年级的一天，杰森要好的朋友汤姆·迈耶正待在学校体育馆里。突然门被推开，只见杰森冲了进来。汤姆回忆起当时的情景："他正在抽泣。"

---

① 杰森母亲凯瑟琳的昵称。

还没等汤姆弄明白状况，杰森就径直朝更衣室走去。汤姆紧随其后，坐到杰森旁边。

"怎么了，杰①？"

"我爸，可能要永远离开我了。"

杰森那天得知，他的父亲患了结肠癌。

四十年后，讲起这段故事时，汤姆还是没能忍住泪水。"杰森是这个世界上我所认识的最坚强的人，"汤姆对我说，"但他当时真的是崩溃了。"

．· ·
· ·

表面上看，恶性肿瘤正在吞噬父亲的生命这一现实似乎并没有对杰森产生太大影响，但其实他已经成为这种亲情剥离的受害者。九年级时，杰森竞选了学生会主席，他的竞选演讲自信且优雅。那时，他向整个学校宣布，他永远不会放弃。

"如果竞选成功，我会坚守一贯以来的承诺，并且保持对它的热情与动力。"他的承诺只有一个，"如果我能当选主席，我将会竭尽所能为大家服务。"

不出所料，他最终当选了。

之后，我们在博尔德中学开启了十年级的生活。杰森提出的生活哲学指导着我们那段天真美好的岁月。他给自己的朋友圈起了一个名字——忧虑者联盟。

这个小团体由杰森和六个密友组成，分别是乔希、诺埃尔、汤姆、亚当、鲍勃、杰森和我。忧虑者联盟推崇的思想与自身的名称恰恰相反，

———————————

① 杰森的昵称。——校译注

毕竟忧虑只属于没有远见的人。

就像生活中所有的哲学和宗教一样，这种看似有着男子气概的理想主义也会陷入自相矛盾的境地。仔细地审视我们自己，尽管有着各方面的基本保障，但我们总是对所有一切抱有担心、害怕以及不安。正如你所见，这种情感分离会导致焦虑、疾病，而所有这些都与免疫系统应对压力的方式有关。不过在旁人眼里，我们就是一群好学生和运动员组成的"酷团"。杰森就这样带领着我们前进。在十一年级时，他做的事更了不起。

$$\cdot \quad \bullet \quad \cdot$$

作为一个身材相对矮小的低年级学生，杰森帮助博尔德高中黑豹队在1984年全州篮球附加赛中取得了优异的成绩。他一米八的个子在队里并不出众，队里有不少高个子的优秀高年级球员，但他无疑是球队的灵魂人物和吉祥物，作为控球后卫，他在球赛中常常爆发出无与伦比的力量。

杰森后来那场冠军赛的教练约翰·雷纳，一位博比·奈特[①]式的人物，认为杰森坚不可摧。"他打起球来总是全情投入，"雷纳教练回忆道，"杰森摔倒后能崴着脚接着打，我心想，天啊，这家伙是怎么活到今天的？"

在那场冠军赛上，为了在这混乱的局面里骄傲地为杰森助威，忧虑者联盟成员脸上涂着博尔德黑豹队的紫色豹爪标志，坐在看台欢呼呐喊。

在我们座位的不远处，乔尔也在注视着他心爱的儿子。此时，阴云已经笼罩着这位父亲。

---

① 博比·奈特，美国著名篮球教练，人称"将军"。

这场比赛从一开始就不顺利。

杰森本来在身高和力量方面就不占优势，再加上之前比赛弄伤了脚踝，这次打得格外艰难，最终他只得了 4 分，队里其他两位最好的投手也没发挥好。最终，博尔德黑豹队以 42 分比 52 分输掉了比赛。

几个月后的 1984 年 7 月 13 日，乔尔·格林斯坦去世，享年 50 岁。

杰森得知这个消息后，马上放下手头的事飞奔回家，却发现父亲已经接受了临终关怀，躺在客厅里的担架上。这位黄金勇士再也克制不住，抽泣了起来。他不愿意相信这一切竟然真的发生了。

杰森后来告诉过我："在这个世界上，我有两个最讨厌的东西，一个是医院，一个是癌症。"

杰森的家人不知道究竟是不是父亲的死夺去了杰森的安全感，让他头也不回地向前跑——身体上、精神上、情感上都是如此。乔尔离世后，杰森宛如失去驯马师的赛马，跑得越来越快，越来越野。他过上了全速前进的生活——在日本教书，穿越拉美，攻读多个学位，等等。他因为没交学费，失去了法学院的文凭。他不断地创业，做销售员，在商场里销售过手机服务和卡骆驰鞋，向餐厅推销过榨汁机，还创立并经营了一家滑雪车公司。他所有的想法都充满着一个年轻人渴望成功的豪情壮志。

现在回过头看，当时的他真是把自己的健康置于危险的边缘。不过，我却是第一个与疾病擦肩而过的人。大学毕业后，我膨胀的野心和狭隘的眼光让我离自己的激情渐行渐远，巨大的压力向我袭来，我崩溃了，失眠和焦虑也随之而来。为了生存下去，我必须找回我自己。在这个过程中，我成了一个自我满足的人，并且愿意追随心中的灵感，无所畏惧。

于是，在20世纪90年代末，我恢复了健康，快乐无比。而杰森仍在不断地冒险，冒出一个又一个疯狂的商业想法。这样的我们建立了深厚而真挚的友谊，热情将我们紧紧绑在一起，连同旧时光里的种种，以及妄自菲薄但又愤世嫉俗的矛盾的青春。后来，命运给了杰森当头一击。

2010年5月9日星期日，杰森乘着美丽的夜空降落在了凤凰城机场。杰森整个周末都在密西西比州比洛克西的博彩业交易展上。他要向赌场推销中国产的小珐琅盒，奖励常客或赢家。这家公司的名字叫格林·曼集团。

这正是杰森的风格。他住在拉斯韦加斯这个博彩人的圣地，穿梭在日益扩大的赌场中，向来此地的梦想家兜售炫目的商品，一边讨好他们，一边向他们解释为什么他的小玩意儿能够牢牢抓住赌客的心。他开着一辆1982年克莱斯勒君王，并称之为"98%的犹太人的最后一辆车"。他说："这些犹太人要么去世了，要么不能开车了，要么把车卖给了某个墨西哥家庭。除了我这辆之外，现在你只能在某个墨西哥家庭里看到这款车了。"

他接着高声笑了起来，也不知道他是意识到评论有些不当，还是单纯地觉得自己很好笑。跟杰森在一起，你几乎不可能不被他的笑声传染。这就是杰森的生活——摇下车窗，让温暖的风吹进来，向新的冒险进发："我太爱在沙漠和开阔道路上开车的感觉了。"

因为在亚利桑那州有些业务要办，在回拉斯韦加斯的途中，杰森停留在了凤凰城。9日晚间降落后，他发现航空公司弄错了他的行李——里面装着他那些小玩意儿的样品，因此他只好在机场等待。这时，他感到喉咙发痒："我有时会在沙漠里过敏，也可能是得了链球菌性喉炎或感染了病毒。"

在机场等了一个半小时后，杰森才到达旅馆。早上起来，杰森觉得不舒服，这让他心情很不好。"在这么美好的五月，我却感觉恶心，还有点儿头疼。"为了给自己打气，他如往常一般，往嘴里塞了一块史酷儿细切咀嚼烟草——"我像个疯子一样嚼"。可是他依然觉得不适，于是不久后在加油站停下来，吃了点儿零食。

在这段本能让他感到快乐的开阔道路上，杰森却感觉糟透了。

"杰森应该是那种会定居西部的人，"他的妹妹娜塔莉这样形容他，"他会离开城市去闯荡，到印第安人那里去冒险。"她不知道这是杰森的伪装，还是他因为父亲的死而放大的本性，但她知道，"父亲死后，他心里的有些东西碎了，或者说变了。"杰森并没有慢慢地安定下来，放松下来。他有着自己的想法，无论旁人觉得这些想法有多么异想天开，他还是会义无反顾地去追求，比如，他在几周之后就自创了一套治疗喉咙痛的疗法。

杰森在拉斯韦加斯跟谁一起住呢？一个脱衣舞女，她租了杰森的一间房。这套房子是杰森母亲投资买的，花了17.5万美元。这栋建于1947年的牧场式建筑有三间卧室。在这个社区繁盛之时，早在格林斯坦一家买下这里很久之前，一个赌场大亨就曾住在现在这栋房子的对面。而如今，杰森正打算把它装修翻新一番，至少他是这么说的。

杰森与脱衣舞女的关系完全是柏拉图式的，他对此无所谓。当然了，杰森这时候还有贝丝。

　　在生病之后的周五，症状仍不见有所好转。他笑着说："我做了大多数人都会做的事，为了驱寒，在周五晚上出去买了一箱啤酒，喝了个天昏地暗。"

　　然而，第二天早上醒来之后，杰森的感觉却更糟了。"我本想靠喝酒祛病，但好像没什么用。"

　　杰森打电话给贝丝，贝丝告诉他"你需要去看医生"。于是他去了医院。医生给杰森验了血，并注意到了他脖子上肿大的淋巴结。医生认为他得了传染性单核白细胞增多症，给他开了一些抗生素，但这些药并没有什么效果。

　　"我并没有觉得有丝毫好转。"

·　·
·

　　每年夏天，杰森都会带着母亲开车去东部，回到纽约看望她的家人。她不喜欢坐飞机。她和杰森相互依赖、互诉衷肠，但他们的语言就好像是在进行职业摔跤，因为他们会拌嘴，声音还会夸张地提高。

　　　　妈，你根本没听我在说什么！我不舒服！
　　　　杰森，如果你觉得不舒服，那就上床睡觉啊！
　　　　我其实还好，妈。我开车送你去纽约。
　　　　好吧，杰森。你真好。

　　他开车去科罗拉多州接她，然后向东进发。那时候，他觉得自己非常虚弱了。当他们到达皇后区贝赛德的时候，已经是六月中旬了。这场一年一次的天命之旅，却把杰森送回了老家。在他的罗斯姨妈家里，杰森已经严重到下不了沙发了。

"这让我想起父亲生病时的样子。他以前从来没有那样过。"杰森回忆道。

杰森没有自己的私人医生。事实上，他连份像样的医疗保险都没有。

"我最近在网上买了一份不正规的医疗保险。但这个保险只有急诊有效，癌症不在保险范围内，而且最多赔付 1 000 美元。这就是我的生活状态——就像拿一瓶摩根船长酒跟你的房东打赌她的胸是真的一样。"

回到科罗拉多州后，杰森终于做了一次血液检查，其中一项是通过红细胞沉降率这种非特异性检测来筛查炎症。他的结果远超正常范围。

医生告知了杰森。"我们遇到了一个大麻烦。"医生向杰森解释了检查结果，"我三十年来从没有遇到过超标这么多的病例。这种情况非常严重。"

杰森后来被诊断患有霍奇金淋巴瘤。一股邪恶势力取代了他的免疫系统。但乐观一点儿想，对大多数人来说，霍奇金淋巴瘤是最容易治愈的癌症之一。

鲍勃

1977 年，罗伯特·T. 霍夫成为免疫学中的一个奇迹。当时的他被裹得像个木乃伊。

生于 1948 年，长于艾奥瓦州，霍夫是一名保险员和一名代课教师之子，他从四岁起就开始隐藏真实的自己。那是他记忆中第一次和隔壁的男孩互相抚摸，对这种身体接触的渴望一直伴随着他长大成人。他也会偷偷穿母亲的裙子、戴她的围巾。他在学校成绩优异，一直保守着自己的秘密，但他在七年级时犯了一个错误，把它告诉了一个叫史蒂夫·莱昂斯的男生，而史蒂夫把这个秘密说了出去。

"我被人叫作华丽基佬。"

鲍勃①需要采取些策略才行。他发现模仿是一个办法。阿特是学校里最受欢迎的人，于是鲍勃试着去模仿他。

"我模仿他的一切。我选了跟他同样的课外活动，去基督教青年会游泳。我的说话方式也改变了，尽量不使用咬舌音，不然就暴露出我的同

---

① 鲍勃是罗伯特的昵称。——校译注

性恋口音。"

"之后，我越来越受欢迎，成为校园剧的明星，当选学生会主席，成了班级里最受欢迎的人。"

因为害怕被排斥，鲍勃开始跟女生约会，不敢和男人发生关系，这一状况一直持续到他上大学。

鲍勃进入法学院，结了婚，随后去了空军服役。开始的时候夫妻二人努力凑合着过日子，但他的妻子最终实在受不了嫁给一名同性恋，于是他们离婚了。鲍勃之后再婚过一次，在这期间，鲍勃的母亲发现了自己儿子真实的性取向，随后20年都没有再跟他说过一句话，因为她觉得自己的儿子有罪。

1977年，鲍勃定居在华盛顿特区，而且成了一名颇有建树的律师，在总务管理局这一重要联邦机构担任助理总顾问。10月31日，鲍勃独自一人参加了一场万圣节派对；他那时的妻子是一名空姐，但她不过是他的伪装的一部分，当时也不在城里。

鲍勃从约翰娜布料店买来了30英尺长的薄纱，裹住自己扮成僵尸。他在派对上遇到了约翰。约翰长着一头好看的红发。后来，两人在楼上发生了毫无安全措施的性交。

两周后，鲍勃感到头晕乏力，疲惫不堪，出现了类似流感的疼痛症状，但这些都没有让他停止工作。这种不适的感觉持续了10天。鲍勃回忆道："我当时以为就是得了流感而已。"

感恩节期间，鲍勃参加了表亲在锡达福尔斯举办的婚礼。在回来的途中，他觉得非常不舒服，开始呕吐、腹泻。他还以为是因为自己吃的虾不新鲜。之后，一直优秀过人的他去申请私人飞机执照，并顺便接受了体检。

结果，鲍勃被查出患有肝炎。他得的是甲型肝炎，医学界几年前

（1973年）才刚刚发现这种疾病。这是一种肝部感染，往往有较长的潜伏期。当它发作时，人体表现的症状，或者说鲍勃的症状，正是免疫系统帮助人体抵抗入侵时的典型反应，即炎症反应。

总的来说，对鲍勃来说，这个诊断结果也没那么糟糕。如果免疫系统正常工作，甲型肝炎也是可以治愈的。

但问题是，这不是鲍勃感染的唯一病症。他还感染了人类免疫缺陷病毒，即HIV，可以说这是我们人体免疫系统所面临的最直接的威胁。鲍勃可能需要好几年才会明白到底发生了什么。在这之后，他将成为顶尖科学界汲取强大灵感和智慧的源泉。在医学领域，罗伯特·霍夫是名副其实的国宝。他兴许是唯一一个逃脱了艾滋病病毒和死亡的魔爪的人，正因如此，他宝贵的免疫系统也为其他人提供了宝贵的洞见和希望。

04

琳达与梅瑞狄斯

当琳达·鲍曼站在风雨交加的爱尔兰阿尔斯特高尔夫球场的第一个球座上时，几乎没有迹象显示，她体内藏着一个隐形的杀手。那是1982年5月，在爱尔兰女子高尔夫球公开赛的前身——阿尔斯特皇冠公开赛的最后一轮比赛中，琳达与另一位选手并列领先。

下午两点开球前，高傲却又有些倔头倔脑的本地球童维克多·麦考利把她带到停车场，给了她一个大惊喜，"我有东西给你看"，他接着打开后备厢，露出十二枝漂亮的红玫瑰。"琳达，"他说，"让我们去赢下这场比赛吧。"

当然，这并非易事。22岁的琳达从来没有赢得过职业高尔夫球锦标赛，而她这次的对手则在过去两年里横扫了欧洲锦标赛的冠军。决赛前一晚，她几乎没睡。

琳达的大部分生活可以写成一本故事书——是故事书，而不是童话。她不像公主那样，能得到想要的一切。她忙得不可开交，但她喜欢去工作。虽身为一个女孩，但她从7岁开始就全身心地投入到马术运动中，并达到了极高的水平。她鞭策自己突破极限，甚至在只有十几岁的时候就控制自己只吃蛋白类食物——只有肉类和鸡蛋而没有水果和蔬菜，这样她在马背上就能保持苗条和优雅。

她成了最厉害的驯马高手。"你可以给我一匹最烈的马，我保证让它服服帖帖的。"

不仅如此，琳达还智力超群，尤其是数学。跟姐姐一样，她跳了三个年级。

大家都喜欢琳达，也许她并不是最受欢迎的，甚至有点儿书呆子气，但她乐观上进。她的母亲曾是一名职业高尔夫球手，她的父亲也是一名业余的高手，所以最终琳达也从骑马转行到这项家族传统运动上。从 15 岁时开始，她坚持不懈地打高尔夫球，并获得了斯坦福大学高尔夫球奖学金。一杆 230 码① 在那个年代可是一个壮举。

1982 年 5 月的一天，在阿尔斯特公开赛的最后一轮，琳达和珍妮·李·史密斯打平了。比赛打到了第 18 洞，也就是最后一个洞，琳达的第二杆把球打出果岭飞进了沙坑，比赛顿时紧张起来。她挥杆时溅起的沙粒飞了 6 英寸远，最终以标准杆把比赛突然拖入了死亡附加赛。

两名选手正面交锋，面前都是她们各自的最后一洞。她们之中的任何一个人，如果赢下这一洞，仅仅这一洞，就将获得所有的荣耀。之后，琳达和珍妮连续打平了四洞，到了第五洞，500 码 5 标准杆的这一洞时，琳达失误了。两位女选手在打出了几乎一样的几杆后，琳达挥动起她的第三杆，但很不幸，击中了球的顶部。这一球懒洋洋地在地上转了 90 码，远不到预期的一半。珍妮这时候发力，一举超过了琳达。此时珍妮只需要打出一个漂亮的楔球，冠军就是她的了。

维克多，那位送琳达玫瑰的球童，平静地递给她一根 5 号铁杆，并

---

① 码是英美制长度单位，1 码合 0.914 4 米。——编者注

对她说，你知道该怎么做。琳达应该做的就是用力量和自信优雅地挥杆并把球打到洞的附近，在赛场上保持势头，给对手施加压力。

琳达的这一杆恰到好处，球直接落在了离洞只有三英尺远的地方。而珍妮却一球打过了果岭。当琳达以小鸟球①夺冠时，她的美国队友激动地把她举了起来。后来，在聚会后的庆功活动中，琳达和她的球童伴着《四十度绿》的音乐跳起了舞。

琳达·鲍曼在相当多的方面都拥有天赋，其中最突出的就是职业道德和在压力下保持优雅的能力。

但她的身体出了问题。

14 年后的 1996 年，从表面上看，琳达的生活延续着之前的故事风格。她拿到了斯坦福大学的MBA（工商管理硕士）学位和其他一切——两个孩子，其中包括一个新生儿，以及一个在硅谷一所最顶尖律所工作的丈夫。她自己则即将成为波士顿咨询集团的第六位女性合伙人。

琳达住在旧金山郊区圣马特奥的一座漂亮的房子里。那年 9 月的一个晚上，她正在为一群同事做晚饭，突然感到左脚大脚趾很疼——不仅仅是一阵刺痛，而是剧痛。她看了看，发现脚趾肿得有高尔夫球那么大。在极度的痛苦中，琳达强忍着等大家吃完晚餐，但即使是她这样一个体面又礼貌的人，最终还是不得不请客人们早点儿离开。

更反常的是，琳达取消了第二天的航班，她本该去洛杉矶见她的重要客户——世界上最大的银行之一。可是，剧烈的疼痛让她觉得光是到

———————————

① 小鸟球指在高尔夫球运动中打出比标准杆数少一杆的成绩。

机场都无法忍受。

为了能够入睡，她还吃了一片生儿子时剩下的维柯丁，但并没有什么效果。她接着又吃了一片，依旧没用。没办法，她只好吞下了第三片。

大概是第二天，琳达去看了医生，露出了她那个跟她曾经挥杆击过的泰特利斯特牌高尔夫球一样大小的脚趾。它现在又红又肿，而且疼痛难忍。

琳达的医生为她做了检查，对她说："我也不知道这到底是怎么了。"

琳达被自己的身体攻击了，她得了类风湿性关节炎。她的故事和其他自身免疫性疾病患者类似。她经历过剧烈的疼痛和肿胀——一处接一处的肿胀，尤其是肠道、器官和关节处。

毫不夸张地说，自身免疫所造成的损失是巨大的。市场上最畅销的五种药物中，有三种都是用于治疗自身免疫性疾病的，包括世界上最畅销的药物阿达木单抗①。它在治疗很多种疾病中起到抑制免疫系统的作用，仅这一种药的年销售额就近 200 亿美元。

对所有遭受自身免疫失调的患者来说，这些药物已经表明了科学界在了解和治疗自身免疫性疾病上所达到的成就。我们现在可以清楚地认识到，关节炎、乳糜泻或红斑狼疮患者，甚至那些反复遭受着不明原因的乏力、发烧和疼痛的人，都面临着一种常常被忽视的威胁：一个本应优雅却失去了平衡的防御系统，一个过度补偿的免疫系统，在没有适当

---

① 根据 Global Data 于 2019 年更新的最新数据，阿达木单抗已落至第六名，不过癌症免疫疗法药物可瑞达有望在 2023 年成为最畅销的药物。——校译注

约束的情况下被过度激活。这些问题影响着数百万人，这个数字远远超过被诊断出来的患者人数。免疫系统本该是他们的守护者，现在却在攻击和排斥他们，有时还会把他们的食物或环境当作敌人，做出过度的反应。

琳达的故事是我们了解自身免疫性疾病的窗口。这类疾病不仅会造成身体上的疼痛，还可能会令患者在试图诊断这些复杂病理状况时，遭受无尽的挫折。

在我们接下来讲述的第二个自身免疫性疾病患者梅瑞狄斯·布兰斯科姆的故事中，这种诊断困局则更为典型。她的情况致使免疫学界很难做出判断，因为除了她自己，别无其他病原和外在因素。几十年来，琳达和梅瑞狄斯这样的自身免疫性疾病患者一直被朋友、家人忽视，甚至连医学界也未曾重视他们。

在琳达的案例中，如果进行仔细审视，其实是可以发现她患病的线索和诱因的——除了家族病史，她还承受着极大的压力以及压力所导致的失眠，链球菌性咽喉炎的感染也会让她的免疫系统超负荷运转。而梅瑞狄斯的情况则比较棘手。

梅瑞狄斯出生在丹佛，仅比琳达小两岁，她从小就面对着各种可引发自身免疫性疾病的诱因。多年来，她的家人对她保守着一个秘密，她的祖父母和母亲曾惊险地逃离纳粹的魔爪。这给这个本来就有奇怪症状遗传史的家族，无疑又增添了一道伤疤。她的母亲时常感觉浑身乏力和肠胃不适，外祖父则患有罕见的自身免疫性疾病，他的神经系统备受打击。

梅瑞狄斯是一个好学生。她的父母在政治上很活跃，父亲是一名新闻工作者，而她也显示出了作家的天赋。但她偶尔会出现一些奇怪的身体症状，比如皮疹、胃病、关节痛，这些症状总是反反复复。当她进入西北大学时，生活似乎还不错。然而，在大三的时候，她惨遭性侵犯，于是辍学回家。这时她的免疫系统已成为一个随时会爆发的火药桶。

当她的状况终于爆发时，就可以看出这一点。

2017年9月的一天，我在科罗拉多州见到了梅瑞狄斯。下午五点刚过，梅瑞狄斯从她那辆米白色的丰田车里走了出来，看上去很不协调。气温刚刚降到26摄氏度①以下，但太阳仍然刺眼，尤其是在海拔一英里②的地方。而53岁的梅瑞狄斯穿着牛仔裤和黑色长袖衬衫，戴着黑色棒球帽，满头金发披散在肩上。

她打开那辆老旧的凯美瑞车的后门，两条有着猎犬血统的杂交犬——斑斑和林戈跳了出来。

我们当时在博尔德，巧合的是，那正是我和杰森长大的地方。梅瑞狄斯牵着这两条兴奋的狗走向我，我开始慢慢适应了她看似奇怪的衣着。当然，我想这或许和她的病有关。或者，更确切地说，是和她的各种疾病有关。

当时梅瑞狄斯被诊断出至少患有三种自身免疫性疾病，其中包括红斑狼疮和类风湿性关节炎。梅瑞狄斯的免疫系统把她自己的身体当成了外来威胁。她几乎从来没有安稳过，经常每月低烧20天或更久，有时还

---

① 原文为华氏度（F），为便于直观感受，文中之后的温度单位将被转换为摄氏度（C）。
② 英里，英美制长度单位，1英里≈1.609 3千米。——编者注

会烧到近 38 摄氏度。虽然这些会造成经常性的疲劳，但还不足以把她完全击倒。症状严重时，她也会受不了，不得已地叫出声来。由于心脏周围的炎症、大便带血，还有疼痛等原因，梅瑞狄斯常常半夜跑去看急诊，那种疼痛"就像有人把刀子刺进我的身体两侧，然后……转动刀子，而且刺得越来越深，刺进我的肌肉"。

梅瑞狄斯关上了丰田车的后备厢，问我："想看点儿超酷的事吗？"

"当然。"

"我给你看看我暴露在阳光下会发生什么。"

我非常确定，她要给我看的东西一点儿都不酷。也许会比较猎奇，或者能让人了解到免疫系统的威力。如果你是梅瑞狄斯，你也不会觉得这有多酷。

"这有点儿让我伤心，因为总的来说，我还是在形象上投入了不少金钱让自己看起来不那么格格不入的，我也不想让别人一看到我就联想到疾病。"她这样告诉我。

狗在前面领路，我们沿着林登大道向山麓小丘走去。当我们经过树林时，我们走到了一条土路上，左边是群山和橘黄色的阳光，右边是一个植被覆盖的富裕社区。那一刻，我们暴露在阳光下。

"快看。"梅瑞狄斯说，她把黑衬衫的左袖拉下来，不让左手被阳光晒到，并将右手掌心朝下伸到我的面前，"很快就有反应了。"

"什么反应？"

"你就看着。"

她裸露的右手开始红肿起来。

"你还好吗？"

"嗯。"她好像对此已习以为常。

"我们不要在太阳底下了吧。"我说。

于是，我们又走了 10 码。

"就是这样。"她说。她从衬衣里抽出左手，把两只手放在一起。现在情况更明显了，她的左手发白，有点儿肿胀，这表明她经常发炎，而她的右手发红，明显肿胀。

她说："我的免疫系统总是不停地攻击我自己。"

梅瑞狄斯的免疫系统太不正常了，仿佛一个隐藏在体内的杀手。琳达的也是如此。杰森的免疫系统却不够强大，至少在没有外界帮助的情况下是这样的。而鲍勃·霍夫的免疫系统是一个奇迹，罕见地帮他打赢了一场漂亮的仗。可为什么偏偏社会要排斥他呢？

总的来看，他们的故事就像是免疫学版的金凤花姑娘的故事：两个人的免疫系统太强了，一个人的免疫系统太弱了，另一个人的免疫系统则刚刚好。[1]

这本书将会讲述他们的故事和其他相关的医学故事，包括一些顶尖科学家的故事，以及我自己的健康问题。正是这些不同个体的亲身经历，才让强大而复杂的免疫系统科学充满了人情味。

我将在开篇先讲我们身体内部发生的事情，以及科学家是如何理解免疫系统的真正意义的，然后详细回顾杰森、鲍勃、琳达和梅瑞狄斯的故事，也许能让读者理解得更加清楚。

这个故事始于一只鸡、一条狗和一只海星。

---

[1] 这里出自金凤花姑娘与三只熊的故事，金凤花姑娘依次去三只熊的家里做客，发现第一只熊家的椅子太软，第二家的太硬，只有第三家的椅子正好。——校译注

第二部分

免疫系统与生命的狂欢

05

鸡、狗、海星与魔术子弹

或许可以说，免疫学研究起源于一只鸡。

故事发生在 16 世纪末意大利北部的帕多瓦大学。有一个名叫法布里修斯的年轻研究员很喜欢解剖——他解剖眼睛、耳朵、动物胚胎，偶尔也解剖人类，不过他却是因为一只鸡才被历史铭记的。

一天，法布里修斯在解剖一只家鸡时，注意到了鸡尾部下方有一个奇怪的区域。他发现了一个囊状的器官，于是把它命名为囊（bursa），这个词与"钱包"（purse）一词同源。从此，这个器官被称为法氏囊。

这件事看似毫无意义，但我们为什么要提它呢？上帝（此时是 16 世纪）为什么会给一只鸡留下一个囊状的"钱包"，却不赋予它相应的用途呢？

不知道法布里修斯是否相信，这小小的器官竟然是理解我们人类为何能够幸存下来的关键。他会不会知道，这简单的发现在将来竟然能够拯救包括杰森在内的数百万人的生命？

事实上，除此之外的许多其他发现，尽管似乎毫无关联，却构成了我们理解免疫系统的基石。

1622 年 7 月 23 日，一位名叫加斯帕雷·阿塞利的意大利科学家进行了一场开创性的手术，他解剖了一只"吃饱喝足且活得很好的狗"。在狗的胃里，他观察到了一种"乳白色的脉络"。这一观察结果与我们对运输红色血液的循环系统的理解并不一致。更奇怪的是，这些乳白色的脉络看起来还含有白色的血液。阿塞利的解剖开启了一段历史上被称为"淋巴狂热"的探索时期，为了研究这种我们了解甚少的叫作淋巴的体液，数百只动物被解剖，甚至被活体解剖。

多年来，人们对这种乳白色脉络的作用依旧不清楚。正如《自然》杂志在几个世纪后所写，阿塞利的发现"被遗忘在角落里长达几十年"。

那么，这个特殊的循环系统究竟是什么呢？

1882 年夏天，意大利西西里岛东北部，埃利·梅契尼科夫正透过显微镜观察样本。梅契尼科夫是一名来自敖德萨的动物学家，在俄国动乱初显时，他和妹妹及其家人一起去了意大利。当时，犹太农民面临着来自政府和当地农民更大的迫害。一次，当地农民甚至谋杀了一个犹太农民。梅契尼科夫把他的显微镜带到西西里岛，也正是在那里，他灵光一闪："我的科学生涯中最重要的事件发生了。"

法布里修斯这个名字将永远与鸡囊联系在一起。而对梅契尼科夫而言，他会与海星幼虫结下不解之缘，因为这是他伟大发现的媒介。

一天，当他的家人在马戏团"观看猩猩表演"时，梅契尼科夫把显微镜对准了透明的海星幼虫。他注意到一些细胞在这小小的生物体中移动，他将这些细胞描述为"游走细胞"。就在此时，启示从天而降。

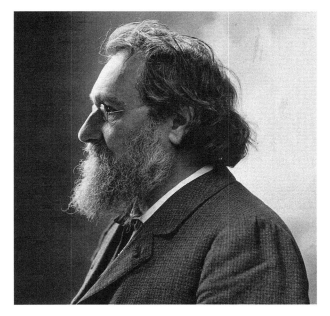

埃利·梅契尼科夫在观察免疫细胞方面，领先他所处的时代许多年
图片来源：英国惠康基金会。

"一个新的想法突然在我的脑海里闪过。我突然想到，类似的细胞可能会在生物体抵御入侵时起到防卫作用。"梅契尼科夫写道。

他想到了一个验证的办法——如果把一小块异物插入海星体内会怎么样呢？在这种情况下，细胞是否会以某种方式蜂拥而至，就像前来救援一样？

　　　我们的住所有一个小花园，几天前我们把一棵橘子树装扮成了圣诞树；我从上面掰下一些小刺，扎入了美丽、透明如水的海星幼虫的皮肤。

那天晚上我兴奋得无法入眠，整夜都在期待着我的实验结果。第二天一大早我就迫不及待地去观察结果并确认，实验大获成功。

确实，有一群游走细胞聚集在异物周围，看起来是在吞噬那些正在入侵、造成麻烦的组织。

这一实验奠定了吞噬细胞理论的基础，我将我此后 25 年的时光都献给了这一领域。

"吞噬细胞"（phagocyte）一词来源于希腊语，可以大致翻译为"细胞中的吞噬者"。

吞噬作用是细胞吞噬发生的过程。（亲爱的读者，恭喜你！你见识了免疫学的语言了——它可以说是人类有史以来所创造的最令人抓狂乃至违背直觉的词语集合之一。）

梅契尼科夫的妹妹为他书写了传记，并概括了他的理论要点——一个科学家花了数年时间才完全接受的理论。她写道："这个非常简单的实验让梅契尼科夫感到震惊，因为它与脓疱形成的现象十分相似，而正是游走细胞导致了人类和其他高等动物的炎症。"在传记中，她将炎症定义为"机体的一种治疗反应，而病症主要表现为中胚层细胞与微生物的斗争"。

换言之：在入侵的那一刻，身体会有一个最初的反应，包括吞噬细胞的聚集，这种过程并不总是愉快的，而这就是我们所说的炎症。

关于梅契尼科夫，有一点我们需要明白：这个人远远领先于他的时代。

・・
・　　　・
・　　　　　・

9 年后的 1891 年，与梅契尼科夫同时代的保罗·埃尔利希——来自柏林的免疫学之父，开启了对"魔术子弹"[①]的搜寻。埃尔利希希望能够阐释所有免疫学问题中最让人捉摸不透的一个：我们的免疫系统究竟是如何识别并攻击像病毒、细菌和寄生生物这样的外来病原体的呢？而像海星体内那样的细胞，又是怎么知道要奋起并吞噬异物的呢？

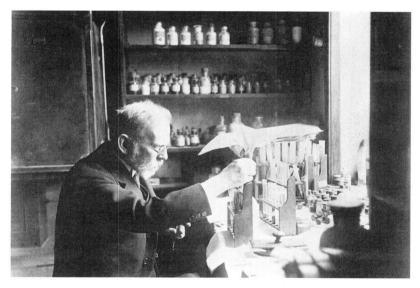

免疫学之父保罗·埃尔利希在实验室
图片来源：英国惠康基金会。

埃尔利希对组织染色的科学技术有一种痴迷。通过这种方法，他可以看到一些化学物质对身体的某些特定部位有"明显的亲和力"，《药理

――――――――――――

① 保罗·埃尔利希提出的"魔术子弹"（Magic Bullet）指在免疫学中通过靶向剂选择性地将药物作用到肿瘤上。——校译注

学》（*Pharmacology*）杂志上的一篇引述历史的文章写道。例如，历史记载，化学物质亚甲蓝似乎能进入神经系统。难道说是神经系统吸引了这种化学物质？

是否存在"魔术子弹"或其他物质、过程，能让防御细胞攻击入侵者呢？

这个问题的答案是如此之宽泛，令科学家困惑了许多年。不过这也说明，这个问题在科学上是对的。

埃尔利希有一个理论，这个理论虽然存在错误，却十分绝妙。他认为，也许人类的防御系统是建立在一个锁–钥机制上的。当某种疾病发生时，体内的某种特殊细胞会与病毒或细菌接触并与之附着在一起。埃尔利希给这些附着物起了个名字，叫作"Antikörper"，用英文说就是"antibody"（抗体）。

他的想法是，抗体会附着在被称为抗原的致病物上。抗体是钥匙，抗原是锁。随后，抗体将摧毁细胞。埃尔利希的理论虽然先进，但也存在一些问题。首先，他认为免疫细胞携带着一系列被称为"侧链"的钥匙，若这些钥匙形状正确，便可以插入锁里。这虽然后来被证明是不对的，但考虑到他当时的技术条件，这仍然是一个了不起的猜测，而他的想法也确实催生出免疫系统语言中最重要的一个词——抗体。

尽管这一发现是那么伟大，但我还是要告诉你，抗体这个名字存在一个明显的问题。它暗含着抗体是"对抗身体"（anti-body）的意思。

这不是我的一家之言。该领域的一些历史学家也认为，免疫学的术语有些复杂，甚至违背直觉。一份对这个术语历史的权威描述写道："这个词存在逻辑上的缺陷。"除此之外，一位免疫学先驱在描述复杂的免疫系统术语时会心一笑，说："你的术语表出了问题。"

这与你在免疫系统科学发展中反复听到的一个主题是一致的。这群科学家——免疫学家，在营销方面真的不擅长。抗体、抗原、巨噬细胞、吞噬作用和胶质细胞等词是绝对不可能出现在麦迪逊大道①附近的任何地方的。

埃尔利希还发现了许多其他类型的细胞，它们具有不同的边缘、形状和看似不同的功能。他将这些细胞命名为嗜碱性粒细胞和中性粒细胞等，而这也丰富了免疫学的独特语言。

那么问题来了，这些细胞属于我们的防卫系统，还是说它们另有他用呢？

随着时间的推移，问题和观察也堆积如山。这也不奇怪，毕竟免疫系统是世界上最复杂的有机系统之一，其起源远远早于人类的演化历程，也许只有人脑的复杂度才能与之匹敌。

免疫系统的起源可以回溯到 35 亿年前，大约是在细菌——第一个细胞有机体出现的时候。利用先进的化学和分子工具，科学家发现，一些细菌似乎拥有精细的免疫系统，能够识别特定的外来威胁并对其进行记忆编码，以便在遭到入侵时能够消除这些威胁。

大约在 5 亿年前，物种分化，脊椎动物演化为具有不同免疫系统的两种亚门。第一个谱系属于无颌脊椎动物，如七鳃鳗和盲鳗。它们演化出了一个与我们人类有着本质上的不同，却几乎同样复杂的防御网络。与人类的免疫系统相比，它们的免疫系统就像是一种使用着不同字母的古老语言，是遗传密码的另一种版本，但仍具有许多与我们相同的防御优势。

①　麦迪逊大道是美国纽约曼哈顿的一条街道，以广告业知名。

两千万年后，也就是大约4.8亿年前，另一个免疫系统谱系也得到了发展。我们之所以知道这一点，是因为鲨鱼这种活化石在那时就已经出现了，它们就依赖于第二种免疫系统，人类也是如此。从最基本的层面上说，我们与鲨鱼以及其他有颌脊椎动物拥有共同的免疫系统。

我们的免疫系统已经存在了那么久，这一事实足以说明它的强大力量，因为演化不会让没有用的功能留存那么久。

这是一支在生命狂欢节里时刻保持警惕、无处不在的维和部队。

06

狂欢节

请想象一个狂欢节——一场完全开放的、来者不拒的盛典。而这，就是你体内的生命正在经历的。

细胞聚集在你的体内，大多数都在它们自己的区域或器官内忙着处理关乎生存的工作。尽管忙碌，但一切都是那么高效、有序——血液在脉动，化学物质在流动运转，身体状态随着运动、温度、思考、情绪、年龄和疾病而改变，无形的生命机器执行着遗传密码中封装的指令。

在这数以亿计的细胞中，保洁员和工人也静静地聚集在生命的狂欢节里，吞噬着碎屑，偶尔有组织被损伤或破坏后，帮助重建和修复脚手架——它们也是免疫系统的一部分。哨兵和间谍亦如此，它们混迹在我们的细胞中，接收信号，与一个又一个分子擦肩而过，同时收集数据，看似被动实则时刻保持着警惕。新生长的组织是癌吗？器官受损了吗？细胞分泌的化学物质是否暗示着身体的某些部位受到了压力、睡眠不足或受到胁迫？

免疫系统一直在狂欢中寻找那些不受欢迎的入侵者。

我们体内的狂欢节是否被病原体（病毒、细菌或寄生生物）造访？

它们或许是我们不小心吸入的，从皮肤伤口进入的，又或许是上完厕所没洗干净沾上的，在地铁上蹭上的，抑或是在揉鼻子时从手背转移来的。与我们体内安分守己的正常细胞不同，这些病原体生来就要穿越边界，深入原生组织，扩散、侵蚀和繁殖。

一旦进入体内，病原体就会与我们的细胞混合、繁殖，形成一个菌落。它会占据派对的一个角落并扩散开来。此时，一个或多个一线免疫系统细胞便能察觉到危险。这些细胞包括中性粒细胞、自然杀伤细胞和树突状细胞等，它们都是消防队员。接下来，人体出现肿胀、疼痛和发烧，即炎症反应。生命狂欢时，一场酒吧斗殴就这样爆发了——但这还算不上一场全面战争，因为它是相对可控的，而你的免疫系统的目标就是保持这种状态。

然而，情况往往是复杂的。

举例来说，当免疫细胞大量出现并吞噬感染时，炎症就会加剧。一些免疫细胞在这个过程中会自毁。另一些则会立即押解俘虏到淋巴结这一防御中心接受评估。在那里，感染的情报会由一群T细胞和B细胞共享。它们可谓免疫系统里最厉害的战士了；事实上，它们也算得上是世界上最高效的生物结构。T细胞和B细胞之所以如此与众不同，原因就在于其高度的专一性。你体内数十亿个T细胞和B细胞中的任何一个，都是为了识别某种特定的感染而通过基因变异而来的。一旦某个T细胞或B细胞找到了其邪恶的另一半，即导致感染的幽灵，它就可以做出先天反应，开展迅速有效的防御，召集经过针对训练的守卫者向特定的抗原反扑。爆炸！内爆！毒气攻击！这下轮到好人吞掉坏蛋了！

听起来是个好消息，对吧？请别高兴得太早。

要维持生命狂欢节的和平并没有那么容易，这其中往往伴随着危险。对于正在生病的人来说，炎症反应可不好玩，它可以把我们置于险地。

免疫反应可能伴随着疲劳、发烧、发冷、不适和疼痛。对数百万人来说，过度的免疫反应本身就是一种慢性疾病。这就是为什么在所有可能的情况下，免疫系统的首要任务是维护和平。过度使用武力的后果往往不好，冲突会造成伤害，狂欢也会被打断，整个派对都会陷入焦虑——生命失去了平衡。

在面对病原体时尽量不过度反应，这是免疫系统必须完成却又几乎不可能完成的使命，毕竟这些病原体也是经过演化磨炼才得以生存的。它们是狡猾的、暴力的，有时甚至是愚蠢野蛮的节日破坏者。

它们在我们出生前就开始了攻击，它们是如此令人讨厌，却又无处不在。

07.

狂欢节的不速之客

　　想象一下，假如你是一个新生儿，那么在产房是免不了要接受注射的。针头会扎进你的皮肤，这是你的防御系统的第一道防线。这种威胁甚至都没有通过狂欢节的嘉宾入口进入——没有通过你的口鼻，而是直接破门而入。钢针从表皮扎入，直达你的组织。虽然注射针头基本上是无菌的，但它还是会引起局部反应，在你的细胞中造成虚拟的恐慌。

　　几个月后，你可能会被家里的猫抓伤，而猫爪可是携带着微生物的。同样，落在你婴儿床上刺穿你皮肤的蚊子也可能携带微生物。于是突然间，世界上最复杂的防御网络被动员起来，展开迅猛的行动。

　　如果你出生在某些发展中国家，你母亲给你喝的水中还可能会有寄生虫。寄生虫会进入你的肠道，在那里定居，或饱餐一顿。

　　这些都只是最简单的场景。我们完全能想象出更多种其他情况，尤其是当涉及一群坏蛋时。它们会把我们当成它们的食物，它们的营养源。

　　请允许我向你们介绍这些反派以及它们所带来的挑战。它们的种类繁多，至少有上千种；它们形态各异，拥有自己的战术和武器。当我试着想象它们的范围时，我脑海中浮现出了《星球大战》原著中的场景——汉·索洛最后在莫斯·埃斯利酒吧与赏金猎人发生的一场激烈的打斗。那里的派对充斥着邪恶和古怪的人物：球根状大脑外露的管乐队成员、长着圆锥犄角的猩猩般的外星人、多刺绿脑袋的赏金猎人等。它们是连环杀手和自杀式袭击者——埃博拉病毒、葡萄球菌、禽流感病毒、肺炎病毒或细菌、梅毒螺旋体、天花病毒、脊髓灰质炎病毒等。

　　作为一个群体，它们被称为病原体，即引起疾病的罪魁祸首。人们很容易把病毒、细菌与病原体混为一谈，尽管其中一些的确是病原体，但并不意味着它们都是。数十亿的细菌生活在我们的体内，与我们和平共处。事实上，根据我所翻阅到的资料，大概只有1%的细菌可能会让你生病。你的体内很可能就有癌细胞，但它基本上不会掀起什么风浪。就像任何一个精彩的故事一样，有些角色总是善恶难辨。

　　但是，如果不进行安检，不收押任何犯罪分子，那么情况将十分危险。

· · ·

　　首先，我们来谈谈细菌。

　　它们可能是最早的生命形式之一，可以追溯到35亿年前。它们能够在早期存活下来的原因是，只要有食物来源，它们就能独立生长。任何一个细菌都是自给自足的小单元。它们很小，你可以把几千个细菌放进一个人体细胞中。但可别小瞧这些小小的细菌，它们不仅可能致命，更有改变人类历史的轨迹、塑造文化、改写时代的可怕的能力。14世纪的黑死病，就夺去了30%甚至更多欧洲人的生命。黑死病，或者说鼠疫，是由人类已知的最致命的病原体之一——耶尔森氏鼠疫杆菌引起的。它是一种由跳蚤传播的细菌，以1894年发现它的人亚历山大·耶尔森命名——如你所见，你应该对你发现的东西保持警惕。除此之外，这里还有一些你不想感染的细菌，包括大肠杆菌、沙门氏菌、破伤风杆菌、葡萄球菌和梅毒螺旋体。

接下来，就轮到病毒了。

细菌已经够小的了，但一个细菌里仍可以容纳数千个病毒。

病毒中有一些是危险的，包括流感病毒、埃博拉病毒、狂犬病毒和天花病毒。病毒面临的一个挑战是，它们往往只有在首次侵入细胞并接管细胞自我复制的机制后，才能够繁殖和生长。

有一个关于病毒起源的理论可以解释它们的性质。细菌或许是最先出现的生命，然后才是其他更复杂的细胞。后来，一些细菌通过随机突变和演化，一点一点地将部分遗传物质抛弃，其中一些细菌形成了不那么复杂的生物体，并找到了一种感染细胞（包括哺乳动物细胞）并靠其生存的方式，于是，病毒存活了下来。另一种理论认为，病毒是从我们人类自身新陈代谢掉的细胞中剥离并演化而来的，它们找到了一种依靠我们人类细胞生存的方式。

可以说，我们这个时代最著名的病毒是人类免疫缺陷病毒，即 HIV，它属于一个特殊的病毒类别——逆转录病毒。这些生物体有能力入侵细胞，并将自己整合到我们的 DNA（脱氧核糖核酸）中，与我们混在一起。不难想象，从无数自身细胞中辨别外敌，对免疫系统来说是多么棘手的工作。与此同时，还有一个关键的问题：我们人类大约有 8% 的遗传物质来自逆转录病毒。这意味着，我们和这些病毒是混在一起的，它们是我们的一部分。从这一点上讲，它们不仅可能是有用的，甚至是必需的。胎盘就是一个例子，根据某些理论，它可能就是由逆转录病毒演化而来，帮助在母亲和孩子之间传递分享物质。

最后，寄生生物。

寄生生物比细菌还要复杂，而且它们的体形更大。

它们是真核生物，往往被称为寄生虫，这是一种通俗的叫法，指还没有进化到植物或动物的生物体，包括一些蠕虫。加州大学旧金山分校的分子病毒学家埃里克·德尔瓦特向我介绍它们时，把它们称作"生命之树上的细小分支"。

寄生生物有时是致命的，如疟疾孢子虫、昏睡病锥虫以及在不卫生的条件下有巨大风险的贾第鞭毛虫。寄生虫像黑死病一样，可以通过其蛮横专行的能力塑造人类历史。疟原虫就是这样一种寄生虫，它在血液中迅速分裂，基本上可以占据整个循环系统。

细菌、病毒和寄生虫，这些不速之客具有一些重要的共同点。

那些最愚蠢的生物非常渴望繁殖，并常利用我们的身体来提供营养或复制，这使得它们最终会杀死我们——它们的宿主。从它们的角度来看，在理想情况下，它们会先感染我们，然后经由我们传染给其他人，不断地从一个人传到另一个人身上。但是它们很可能做不到这一点，所以它们会不停地自我复制，直到与我们同归于尽。①一位免疫学家告诉我：

① 经过演化，大多数细菌能与人体共存。

"它们毫无节制的做法是很愚蠢的，这会害死我们大家。"

它们的另一个共同点是机动性。它们比其他细胞更容易在我们体内移动和穿过屏障。事实上，许多细胞很满足于待在它们生命狂欢节所在的区域或器官中，但病原体突破了屏障。例如，细菌那个叫作鞭毛的小尾巴，其上的小马达可以令它们骤然加速。具体来说，当沙门氏菌与食物一起被我们吞下时，它可能会利用这条尾巴驱动自己冲破肠道内壁，进入人体。它们天生就是侵略者。

下一个挑战，同时也是一个很大的挑战，就是这些生物体的高度可变性。

细菌和病毒复制非常快，细菌可以每20或30分钟繁殖一代，而有些病毒更快。每一次增殖都可能发生基因序列的改变、突变和移动，这些变化会使我们身体不认识原来的病毒或细菌，不知道如何防御这些外敌。

而人类孕育新一代的生殖周期大约是 20 年。面对变化速度要快得多的生物体，我们几乎不可能在与它们的军备竞赛中取胜。

我们可以这样想象，细菌分裂得如此之快，如果不加以控制，它们可以在四天内占据我们的整个身体。而我们自己的细胞分裂相对较慢，每个细胞一天之内只能产生大约 16 个新细胞。[①]这个数学结果似乎对我们不利。

一个人的身体怎么能应对如此多的威胁，包括那些可能目前根本不存在的威胁呢？想想看：我们的免疫系统需要应对的不仅是病原体增殖产生的快速突变，还有可能是来自太空的蛋白质生命。

这个难题被一系列简单的数学问题放大了，毕竟我们的基因数量有

———————————————

① 人体不同细胞更新速度差异巨大，但一般说来，成熟体细胞的分裂速度小于细菌。

限。在 20 世纪 70 年代，学界认为人类基因组中包含大约 10 万个基因。但后来我们了解到的数字实际上要小得多，可能是 1.9 万或者 2 万。

　　既然如此，我们该如何保护自己呢？

　　"上帝有两个选择，"杰森的癌症医生告诉我，"他可以把我们变成 10 英尺高的粉刺，也可以赋予我们对抗 10 的 12 次方种不同病原体的能力。"潜在的敌人的数量是万亿级的。

　　为什么是粉刺呢？因为粉刺里充满了白细胞，这些都是免疫细胞（我稍后会详细说明）。简而言之，你可能是一个巨大的免疫系统，但除此之外，一无所有；或者，你可能拥有某种神秘的力量，拥有人类的所有其他特征，比如拥有大脑、心脏、器官、四肢，但仍然能够神奇地对抗无穷无尽的病原体。

　　"这也是免疫系统如此重要的原因。"杰森的医生如是说。

　　我这本书中的很大一部分内容就是关于这种神奇的魔法——为什么我们没有成为一个巨大的粉刺，也能够生存。

　　与此同时，除了敌人的多样性和可变性，我们的免疫系统还面临着其他一些基本的挑战。

　　其中一个挑战与心脏有关。这个如此强大的中央循环系统能将血液快速地泵向全身，但同时也存在着风险。血液从头流到脚只需几秒钟，如果病原体进入血液，那么这种情况会很快发展成败血症——一种足以致命的血液感染。因此，免疫系统的一个主要作用正是防止我们的循环系统被感染。

另外，免疫系统之所以基本结构复杂，原因在于它要保护一个具有生长和治愈能力的生物体。组织必须不断再生，来替换受损或衰老的细胞。拿产房的简单例子来说：当疫苗穿刺婴儿的皮肤时，身体必须能够替换掉那一小块皮肤。当皮肤被刺破或被猫咬时也是如此。否则，我们就会像雨中的沙丘一样，一点一点地退化、被腐蚀。

为了治愈，我们的细胞必须分裂、增殖。这听起来很理所应当，也很简单，但这对免疫系统来说却是不稳定因素，因为它必须允许新的组织生长出来，同时还要非常小心地提防坏细胞那些腐朽、缺失、错误的突变，也就是癌症。

直到近些年，我们才了解到免疫系统有助于细胞分裂，可促进愈合和重建组织。但在帮助重建身体的过程中，免疫系统可能很难识别出坏的或突变的细胞，这些细胞看起来很像我们的细胞，其中大部分的确来自我们自身，但也有一部分是外来的。如果我们的免疫系统不能分辨这些区别，或者被癌症以其他方式欺骗，从而忽略了阻止恶性细胞分裂的信号，随之而来的就是癌细胞不受控制、野蛮的生长，破坏正常组织的结构和功能，免疫系统最终也会沦为恶性肿瘤的保护伞。

免疫系统的使命就像是在深渊之上走钢丝，险象环生。

生存取决于明辨敌我。免疫系统必须应对三大挑战：敌人的可变性、中枢循环系统在几秒钟内便能将血液输送到全身的高效性，以及治愈的需求。

免疫系统必须在不过激的情况下完成这一切，以免在这个过程中误伤我们。它的运作是如此微妙，它在维和部队帮助下所取得的成功是如此高效，简直像是魔法一般。

在免疫学过去 70 年的发展中，我们一直在努力探究敌人的阴谋是如何得逞的，我们的防卫力量又是如何破解这些阴谋的。这段惊心动魄的探索之旅，从对免疫系统粗略的概念性理解开始，已经发展到了分子水平上。正因如此，我们现在才能用药物介入这个优雅的守卫机器，调控你的健康问题。

为了解释这一切是如何作用于你的健康状况的——当然也包括杰森、琳达、梅瑞狄斯和鲍勃的健康，我将用接下来的大量篇幅，讲述这个科学发现的故事。简单来说是这样的：科学家对 T 细胞和 B 细胞产生了一个理论，于是开始把这些宏观的概念性知识，通过救命的疫苗和移植应用于实践，之后，这些富于想象力和创造力的免疫学家得以钻研免疫系统的细节，以及由这些小齿轮绘成的免疫机器的蓝图。于是，他们理解了炎症是什么，知道了构成我们通信网络的分子是什么，这些我之后都会进一步细讲。每一次的科学进步都会带来应用上的进步，比如通过复制我们的防御细胞来制造药物，而这又会推动另一次伟大的科学飞跃，比如数年前才发现的第二类免疫系统。

你可以把免疫学家想象成探险家或者寻找金羊毛的阿尔戈英雄。他们出航得越远，越冲破表面现象，越不满足于概念和理论，越深入细节，我们就越健康，活得越久。他们的发现拯救了上亿人的生命，也正在影响着你的生活和健康。

下面不妨和我一起，从英国的一个挤奶棚开始，回顾一些重要的发现，理解其伟大的意义。

08

神秘的器官

1941 年，战争的阴云笼罩着世界，而疾病也在侵袭着杰奎琳·米勒的身体。她原本是一个苗条美丽的 17 岁少女，有着健康的肤色和深色的头发，但止不住的咳嗽让她的喉咙疼痛万分，她只能随身带一个痰盂，用来收集她病变的肺部咳出的血痰。四年来，她一直在与肺结核做斗争，但病情仍在不断恶化。

优渥的家境对她的病情似乎没有太大帮助。杰奎琳的父亲是一家法中银行的经理，在上海保有一处居所，所以在纳粹侵略法国后，他们一家可以从欧洲逃难至此。他们匆匆乘车前往意大利，幸运地登上了最后一艘离开的里雅斯特的客船。来到中国后，这家人住进了一座现代的圆柱形五层洋房里，有 24 名仆人。杰奎琳的弟弟雅克·米勒如此回忆说，他们过着"像国王一样"的生活。雅克·米勒出生在法国，当时才十岁，谁能想到往后的岁月里，他竟在免疫学领域取得了重大发现。

1941 年圣诞节前的几个月里，杰奎琳的咳嗽越来越严重。雅克观察着，听着，试图理解这一切。他告诉我："我无意中听到医生对我母亲说，他们对怎么根除传染病几乎一无所知。"雅克如今已年近八旬，但他那聪明的大脑几乎没有因为年龄变得迟缓。

他回忆说，那时，他看着自己的姐姐，头脑中一直困扰着一个问题。"我和另一个姐姐住在同一个房间里，我们和杰奎琳住在同一座房子里，但我们从未生病。这是为什么呢？"

肺结核是由一种细胞表面呈蜡状的细菌引起的，它通常会入侵肺部，且具有传染性。与杰奎琳接触密切的弟妹没有感染肺结核，是因为他们没有接触到病菌，还是他们战胜了它，抑或是由于他们的基因不同，所以他们本身就不容易受到感染呢？为什么一种外来的生命形式能够占据这个女孩的身体，在她体内肆意增殖，而她的防御系统却像（"二战"中的）波兰和法国军队一样，任由敌人踩躏破坏而无力抵抗呢？

所有的重要问题都需要时间来回答，但眼下最紧迫的是，能否为杰奎琳做些什么。

他们尝试了很多可笑而痛苦的原始方法。在战争爆发，也就是他们搬到中国之前，他们一家曾在瑞士的一个结核病治疗中心待过一段时间。瑞士人治疗这种疾病的方法是将空气注入胸腔，导致肺部塌陷，以期粉碎细菌，然后让肺部休息一段时间，令其恢复。当一家人在到上海后，杰奎琳的父亲带她去乡下兜风，这样她就可以呼吸到新鲜的空气了。与此同时，在这位父亲徒劳地帮助女儿时，他还在以自己谨慎的方式对抗法西斯，偷偷地帮助法租界的法国人，登上离开中国的船去往英国。

那年 12 月，杰奎琳的病情急转直下，雅克回忆说："她瘦了很多，看起来像一具骷髅，一具尸体。我觉得很可怕。"

圣诞节那天，杰奎琳离开了人世。

三年后，在美国新泽西州，研究人员成功分离出链霉素，这是第一种可以杀死结核菌的抗生素。这项发现诞生于美国罗格斯大学的一间实验室，项目负责人塞尔曼·亚伯拉罕·瓦克斯曼也因此于 1952 年获得诺贝尔奖。

雅克说："姐姐哪怕能再多坚持两年，也许就能得救了。"

的确，杰奎琳去世的时间正处于医学和免疫学的转折点。那时的科学界已开始对疾病展开反攻。如今回过头来看看曾经发生了什么，并探索当年艰难危险的发现历程，是非常有意义的。

例如，在1900年，每10万名患者的主要死亡原因是肺炎和流感，其次是肺结核和胃肠道感染。心脏病和癌症虽然都榜上有名，但排名靠后。而在此前一个世纪，即19世纪初首次出版的《新英格兰医学杂志》列出了一项关于死亡原因的研究。该研究调研了942名死者，其中近1/3死于肺结核，近50名是死于母亲腹中的胎儿，死于斑疹伤寒的人数略少，只有5人患有癌症，此外还有一位死者，医学上对其无能为力，因为他是被闪电击中身亡的。

据美国国家"二战"博物馆统计，大约有6 000万人死于第二次世界大战：1 500万人死于战场，平民伤亡占死亡人数的大部分。死亡总数大约占1940年全球总人口的3%。

我们或死于疾病，或互相残杀，科学和社会都在努力解决这些问题。但是免疫学在这一点上却没有帮上什么忙，仿佛一潭死水，停滞不前。免疫学家对我们的身体如何保护自己有很多假设，但由于我们的技术相对原始，我们的内部系统在很大程度上是未知的。这一领域随时可能爆发学习的热潮。

雅克·米勒于1956年从医学院毕业，成为伦敦南肯辛顿地区切斯特·贝蒂研究中心的一名研究人员。这个机构更代表了一个时代。在这里，许多研究人员关注癌症，部分原因是，当人们从数千年来夺取无数人生命的传染病的魔爪中存活下来时，却有越来越多的人死于癌症。

研究癌症还有另一个原因。广岛和长崎的原子弹爆炸导致白血病的发病率飙升。炸弹的辐射让细胞以可怕的速度变化，并破坏DNA，使新细胞发生突变。越多的细胞发生变异，就越容易产生癌症，而这对免疫系统来说是非常难以防范的。科学家们用一个实验数据库来研究这个可怜的新群体——爆炸受害者。对癌症的关注并不仅限于日本，原子弹爆炸在全世界范围内都催生了这类研究。

米勒博士对T细胞起源的发现，可以间接归功于对小鼠辐射和白血病研究所取得的科学进展。

● ∶ ⋅ .

小鼠！小鼠！小鼠！之所以重复三遍，是因为它们值得人类纪念，免疫学之所以能够在这段关键时期开花结果，要归功于动物实验，尤其是小鼠实验。免疫学家、病毒学家和其他研究者对许多啮齿动物进行了研究。以白血病为例，研究人员对许多小鼠进行辐射，用来研究哪些小鼠在什么情况下会患上癌症。这个首先在小鼠身上被实践的设想，可以用来帮助那些在长崎和广岛遭受可怕辐射的可怜灵魂。

当时，这一研究也得到了一些与设想无关但奇怪的结果：一小部分小鼠自发患上了白血病——无论它们是否被辐射过。科学家注意到，这种自发的癌症与一种叫作胸腺（thymus）的叶状小器官有关。

这个名字来源于单词 thymos，意思是"疣状赘生物"，直白地说，它基本上可以理解为一个肿块或肉瘤，总之就是增生物。胸腺有两面，大体上形似树叶或蝴蝶翅膀，位于胸骨上方。

长期以来，人们一直认为胸腺毫无价值——对人类生命完全、丝毫没有价值，简直就是在浪费空间。它就是神秘的演化残余，或是上帝在造人后没有完全清理干净的废物。

那么，接下来发生的便是典型的免疫学探索过程——充满意外、构思精妙的实验以及争议。

20 世纪 50 年代末，雅克·米勒博士被派往位于伦敦郊外的办事处，那里几乎不能被称为实验室。他在一个只容得下一辆车的车库那么大的棚子里工作，实验鼠则被养在马棚的笼子里。

因为之前有人在实验中发现了一种新的白血病，所以米勒博士的第一个实验就是重复这个实验。首先，要从患有白血病的小鼠身上提取癌细胞，制成细胞悬液，然后将其注射到另一只没有患白血病的小鼠身上。而癌症就像病毒一样，在新的小鼠身上扩散开来。

随即而来的转折是，只有当将白血病癌细胞滤液注射到新生的小鼠而非成年小鼠体内时，这种方法才有效。可是，为什么只有新生的小鼠才会因此患病呢？米勒博士有了一个回答这个问题的好主意。

米勒博士回忆说："我做了此前没人做过的事。"

米勒博士成了移除小鼠胸腺的专家。他不是第一个这样做的人，但他做的实验比别人多，并且尝试了各种实验顺序的排列方式。在某个重要的实验中，他给一只小鼠注射了另一只新生小鼠的白血病癌细胞悬液。不久，他便摘除了该小鼠的成熟胸腺，并移植上一只幼鼠的胸腺，该小鼠很快就患上了白血病。事实上，成年小鼠在任何时候，只要被换上不成熟的胸腺，就会患上癌症。"如果我分别在成熟小鼠胸腺切除术后的一个月、两个月、三个月、六个月分别更换其胸腺，它们都会患上白血病。"米勒博士说。

这个现象奇怪又有趣，但它有什么特别的意义吗？这是否意味着，相比于前人所知，胸腺在健康方面其实发挥了更重要的作用呢？

米勒博士在偶然间得到了启示。要知道，他从刚出生一天的小鼠身上取下胸腺，移植到成年老鼠体内，那么必然会留下一组无胸腺的小鼠。它们是科学的牺牲品，原本会被处理掉，但米勒注意到它们并没有正常地死去，而是疾病缠身并痛苦地死去。它们病得很重，很不寻常，它们的体重在减轻，身体在萎缩，这看起来很奇怪。米勒说："当这种现象发生时，你就会想要解剖它们，一探究竟。"他发现这些小鼠都被严重感染了，整个肝脏上布满了病变，像是得了肝炎。

这样，米勒博士就有了两个有力的数据论点。其一，胸腺不成熟的小鼠会得白血病。其二，没有胸腺的小鼠似乎对疾病毫无抵抗力。

据此，米勒博士提出了一个大胆的假设：胸腺具有极其重要的意义。之后，他又采取了一个关键步骤来证明这一点。尽管他认为结果是显而易见的，但这仍不失为一个好主意。他取了两只小鼠来进行实验——一只小鼠在刚出生的时候就被摘除了胸腺，另一只小鼠的皮肤则被移植到了第一只小鼠身上。

米勒博士这么做是因为人们早就知道，健康的免疫系统排斥外来组织，毕竟那不是自己身体的一部分，因此皮肤移植通常会失败。他推测，没有免疫系统的小鼠无法识别移植到自己身上的外来皮肤。也就是说，如果没有免疫系统，新移植的皮肤就不会被攻击。

米勒博士希望通过在没有胸腺的幼鼠身上植入外来皮肤，来证明免疫系统和胸腺之间的联系，而在此之前，胸腺被认为是毫无价值的器官。他后来这样描述他的实验：

"实验结果非常惊人。老鼠没有排斥这种皮肤，"他说，"新移植的皮肤上长出了浓密的毛发，为了说服自己，我甚至给一些老鼠同时移植了四种不同颜色、不同品系的其他小鼠的皮肤。"他又补充说："所有的移植都没有受到排斥，而接受移植的小鼠看起来就像它们的背上披着拼布被子一样。"

米勒给小鼠做了一系列血液测试，有点儿像你去看医生时可能会做的那种，但要更原始。没有胸腺的幼鼠的测试结果显示，只有一个细胞核的白细胞显著少于正常情况下的数量。这些细胞已有了名字，叫作淋巴细胞（lymphocytes）。

米勒博士认为，这些细胞一定来自胸腺，故称之为"胸腺衍生细胞"。

于是，这类细胞就根据胸腺的英文名称"thymus"的首字母"T"，被命名为了 T 细胞。

50 多年后的今天，米勒博士在讲述这个故事时仍然非常兴奋。我能从他的描述中听出他的惊讶，但在他解释接下来发生的事情时，语气中的自豪感与挫败感也在暗流涌动。1961 年，在英国免疫学会的一次会议上，米勒展示了皮肤移植小鼠的幻灯片，但没有得到科学界的认同。他的发现遭到了不少非议：他使用的小鼠品系不好；马厩里的病菌不知何故感染了老鼠，使实验结果发生了偏差；无论他在小鼠身上得到了什么结论，都不适用于人体。

米勒博士在顶级杂志《柳叶刀》上发表了一篇短文——《关于胸腺是具有免疫活性的小淋巴细胞发育器官的大胆假设》。这是他的高光时刻。这个小小的叶状器官，曾被认为在很久以前就绕过了演化进程，纯属浪费空间，没想到竟是免疫系统的核心。

这个发现无疑是巨大的，但也是片面的，因为米勒博士并不知道胸腺究竟是如何工作的。当然，答案终究会揭晓。但现在你至少了解了现代免疫学的第一个谜题，以及T细胞被发现的故事，意识到T细胞是生存的关键。

米勒博士认为他已经找到了免疫系统的主要参与者。"我以为这是唯一的免疫细胞，"他谈到T细胞时说，"它可以做任何事情。"

而在这一点上，他大错特错了，但没有多少人注意到这一点。尽管与世隔绝的免疫学领域有在同辈中享有盛誉并获得诺贝尔奖的天才，但大多数免疫学家没有得到广泛的赞誉；在很大程度上，大多数严肃的科学家对免疫学并不感兴趣，这里也没有为他们提供用武之地。对于医学生来说，这也是一个容易被忽视的话题——"医学课本（对它）只有一两页的介绍，"美国国立卫生研究院过敏和传染病研究所所长安东尼·福奇博士说，"它还没有准备好融入主流科学界。"

总之，免疫学才刚刚起步。

09.

B 细胞的由来

让我们把时光倒转至 1951 年，一个八岁的男孩带着罕见和令人担忧的病史，出现在贝塞斯达^①的沃尔特·里德综合医院。在之前的 18 个月里，这个男孩至少患了 18 次肺炎以及其他危及生命的感染。虽然他能够抵抗一些感染——毕竟他还活着，但他的身体似乎在很大程度上无法有效地执行免疫防御。

在沃尔特·里德综合医院为这个小男孩看病的医生后来成了免疫系统领域的一位杰出人物，他就是奥格登·布鲁顿上校。布鲁顿医生为寻找抗体做了一项检测。当时，人们有一种较为宽泛的概念性理解，就是抗体参与感染的识别和定位。值得强调的是，抗体是帮助检测和识别部分疾病的关键。带有抗体的细胞在你的生命狂欢节里巡逻，寻找它们的宿敌。当这个生病的孩子来到沃尔特·里德综合医院的时候，虽然抗体的具体机制还没有被研究得非常透彻，但这一概念已经建立起来了。因

---

① 贝塞斯达是美国马里兰州的一个地区，也是美国国立卫生研究院（NIH）的总部所在地。

此，布鲁顿医生利用了当时最先进的技术手段来检测抗体。与血液的其他成分相比，抗体的电荷相对较弱。因此，这项测试包括将血液置于电场中，分离出一种叫作丙种球蛋白（γ球蛋白）的成分，抗体就包含于其中。

这个八岁的男孩并没有多少丙种球蛋白，也就是说他的身体并没有产生抗体。这是原发性免疫缺陷首次被发现。美国国家医学图书馆出版的一本布鲁顿的传记中写道："它的发现和黄热病的发现同样重要……对医学界有着划时代的重要意义。"这个男孩的案例和测试结果告诉研究人员，当抗体不存在时，就很可能会发生可怕的事情。

可让人不解的是，尽管这个男孩没有抗体，但他仍有白细胞，并且能够抵抗一些病毒，他的胸腺也是完整的。

这个难题令科学家困扰不已。免疫防御的主要构成到底是什么呢？

免疫学家对人体防御力量的核心来源产生了严重分歧。一个阵营认为抗体是免疫活动的中心。他们认为抗体是一种物质，更是一种过程，是一种帮助机体攻击外来威胁的化学反应，它被称为抗体介导免疫。但另一些人却认为T细胞才是所有免疫反应的中心。这种理论被称为细胞介导免疫，这意味着T细胞才是生命狂欢节的执法者。

最终，还是百年前法布里修斯发现的关于鸡的秘密帮助解决了这场争论。

1952年，就在那个男孩出现在沃尔特·里德医院前一年，美国俄亥俄州立大学的一位年轻科学家正看着他的教授解剖一只鹅。这位科学家后来写道，他看着教授摘除囊袋，问道："那是什么？它的功能是什么？"

"好问题，那么就由你来找出答案吧。"教授如此回答道。这位科学家记下了教授的建议，"开始了研究"。

他推断，法氏囊——鸟类尾部似乎已经退化的器官——在雏鸟出生后的前三周发育得非常快。两年后，也就是 1954 年，一名研究员发现，切除法氏囊的鸡之所以对疫苗无应答反应，是因为这些鸡产生的抗体数量非常少。

没有法氏囊，就没有足够的抗体。

这样说来，法氏囊也不像是一个退化的器官。种种迹象表明，至少在鸟类中，抗体可能来自法氏囊。但是，人类是没有法氏囊的。

这个谜团将在一定程度上由马克斯·库珀博士来解开。他和米勒博士一样，也是由痛苦的历史现实塑造出来的医生。他的传记不是一个小插曲，而是整个免疫系统故事的一部分。

库珀博士于 20 世纪 40 年代至 50 年代初在美国密西西比州的农村长大。他住在一个小镇上，在那里他会做各种各样的零活——给学校看门，在药店当柜员，在油田里送报纸。他的父母是那里为数不多受过高等教育的人，所以对于年轻的马克斯·库珀来说，镇上最受尊敬的人就是医生——"社会金字塔的顶尖处"，他回忆道。他也下定决心努力成为一名医生。

后来，他到杜兰大学医学院求学。正是在那里，在毕业前的最后一年，他遇到了一个有消化问题的病人。这名男子是一名受人尊敬的火车列车长，这列火车往返于芝加哥和新奥尔良，隶属于巴拿马有限公司。

　　这位患者住在新奥尔良慈善医院的"有色人种"病区，因为那时候医院仍存在种族隔离的情况。库珀医生对病人进行了检查，然后向一位资深医生，也就是主治医生，做了汇报。

●　·
·
·

　　"布朗先生的主诉是——"他刚开始说，主治医生就打断了他的话。

　　"谁让你把这个黑人称为布朗**先生**的？"医生反问道，"是你爸教你把这个黑人叫布朗**先生**的？我们杜兰人是不会这么叫的。"

　　"我明白了，先生。"库珀医生回应道，但后来，他一辈子都在后悔当时没能反驳主治医生的种族歧视。

　　1960 年，美国白人的平均寿命约为 70.5 岁。而非白人，作为政府统计的另一大类人群，其平均寿命只有 63.5 岁。统计结果受很多因素影响，包括环境以及环境与免疫系统的相互作用。关于这一点的科学解释将在后面介绍。同样值得注意的是，女性的平均寿命（75 岁）比男性（66.5 岁）更长，这种差距在白人和非白人群体内是一致的。

　　库珀医生开始思考人与人之间及其免疫防御之间的区别。正如你所知，文化、环境、歧视、所有影响着个人和社会身份的因素、不同的社区划分、看待自我和他人的不同方式、观念等，都是免疫系统管理我们身体的核心，也是我们如何定义和管理我们的社会的核心。

●　·
·
·

　　到了 20 世纪 60 年代中期，雅克·米勒发表了他关于胸腺的开创性著作。在明尼苏达大学，库珀博士被刚刚兴起的有关免疫系统的争论所吸引，并对一种罕见的疾病产生了兴趣。它被称为威斯科特-奥尔德里奇综合征（Wiskott-Aldrich Syndrome），这些病人患有严重的免疫缺陷，且非常痛苦。

库珀医生说："这类患者会起热病性疱疹，如果其机体不能有效控制，就会恶化为大面积感染，甚至导致死亡。"通常，患者会在三年内离世。

库珀开始研究尸检报告。他又一次发现了这个谜团：患者体内的白细胞（淋巴细胞）很多，抗体却很少。胸腺似乎在工作，但整体来说，整个免疫系统并没有在工作。

就在那时，他意识到了问题所在，"淋巴细胞有两种谱系。"换言之，T细胞并不是唯一一种淋巴细胞。免疫系统不仅与胸腺相连，一定还有其他更多的参与者。

一条线索来自鸡。没有法氏囊，鸡体内的抗体就少得多。为了找到答案，库珀博士和他的同事在鸡身上做了实验，他们发现，一组免疫细胞来自鸡的法氏囊，另一组来自胸腺。所以现在看来，鸡身体上两个似乎没有任何作用的部分可以被视为产生免疫细胞谱系的关键。

但是人类可不是鸡（真是多谢提醒啊），我们没有法氏囊。那么我们的抗体可能来自哪里呢？

另一个线索来自丹佛用小鼠（还能是其他什么动物呢？）做实验的研究人员。他们发现，小鼠即使失去胸腺，也仍然可以进行一些免疫防御，而这种防御似乎来源于小鼠的骨髓。

其中一名研究人员认为来自胸腺和骨髓的细胞是协同工作的。这名研究人员认为，也许来自胸腺的细胞能以某种方式产生抗体，但只有在来自骨髓的细胞的帮助下才能产生。

研究人员补充说："目前的分析方法并不能解决这些问题。"

让我们把目光重新聚焦在雅克·米勒身上，是他把最后的碎片拼在了一起。

·　·　·

"这很难描述，"米勒博士在澳大利亚通过电话告诉我，"对你来说，这是很难理解的。"

"试试看吧。"

"这是一个非常非常经典的实验。"

他描述了他将T细胞和B细胞联系起来的开创性实验。但这里我就不赘述了。这个实验确实非常复杂，它涉及两种不同品系小鼠的杂交——匹配和混合骨髓和胸腺组织，以寻找免疫系统细胞的来源。

米勒博士的发现"改变了免疫学的进程"！他在给我的一封电子邮件中这么描述，这并不是吹嘘，而是事实。(当时其他科学家对这一课题还有许多其他重要贡献，这也是事实。)

米勒的复杂实验证明，一组免疫系统细胞来自胸腺，另一组来自骨髓。这些类型的细胞之间存在的差异决定了它们之间的关系。T细胞源于骨髓，之后转移到了胸腺，在那里发育成熟。它们似乎是非常有权威的细胞，可以直接对抗疾病或感染。

B细胞则起源于骨髓。这些细胞就是米勒博士所说的"抗体形成前体细胞"，它们已经准备好以某种方式武装起来对抗疾病了。但似乎B细胞需要一些指令和额外的信息才能发挥作用。这些信息似乎来自T细胞，它们在指挥其他细胞如何攻击。

B细胞来自骨髓并产生抗体；T细胞在胸腺中成熟，既可以战斗也可以指挥行动，它们是士兵和将军。

　　至少当时是这么认为的。它有很多正确的地方，但也缺失很多信息，或者说，缺失的部分要更多一些。

　　米勒博士绞尽脑汁为这两种谱系的免疫战士取一个好名字，但他想不出任何特别聪明或有用的字眼。然而几年后，我们发现它们的名字来源于一个我们现在看来显而易见的联系。B细胞来自法氏囊（bursa）或骨髓（bone marrow），而T细胞来自胸腺（thymus）。米勒博士后来写道："从那之后，免疫学期刊的文章几乎没有哪篇不提及T细胞和B细胞的。"

　　这很美妙的，也具有理论性。一个T细胞，一个B细胞，多么名副其实。那么问题来了，它们是如何工作的？如果它们协同工作，它们又是如何沟通的呢？

10

T细胞和B细胞

现在，你已经知道T细胞和B细胞的名字的由来了。但是，人类想要真正理解T细胞和B细胞的使命仍然需要花费几十年的时间。我们对它们的认识几乎每年都会有所更新或得到细微的更正。长期以来，从概念上讲，T细胞和B细胞被认为是免疫系统的核心，有一些人甚至认为它们是免疫系统的唯一组分。

事实证明，它们都是必不可少的，当然，免疫系统的运作也相当依赖另一类强大的杀伤细胞，以及一系列通信和监视系统。

那么，T细胞和B细胞的本质到底是什么？它们在你体内究竟扮演着什么样的角色呢？

还记得1622年加斯帕雷·阿塞利在解剖狗时发现的"乳白色的脉络"吗？这些白色物质正是由白细胞组成的，其中一些是T细胞，另一些是B细胞——当然，其中也混杂着一些其他种类的细胞。

从广义上讲，白细胞与我们大多数人所认为与"血液"有关的红细胞在很多关键方面存在着差异。首先，红细胞是红色的，而不是白色的。其次，这两种细胞的轮廓也完全不同。红细胞看起来像美丽的圆圈，上面刻着优雅的纹路；白细胞则酷似布满尖刺的棒球，这些尖刺中很多其实是受体，它们负责发送和接收信号。这些白细胞是信息的中心，同时也可能是凶狠的杀手。

白细胞对你的生存至关重要，它们与运输氧气的红细胞对生命来说同等重要。T细胞和B细胞是这个生命系统最特殊的部分。当你面对复杂、不寻常的细菌或病毒时，它们的存在就显得格外重要，这是因为这些B细胞和T细胞具有惊人的靶向性。这些细胞能够制造针对某种特定疾病的杀手。在你体内的白细胞海洋里，总有细胞能与感染你的病原体相匹配。保持你健康的关键之一就是相应的T细胞和B细胞能够及时响应疾病，并与之靶向结合，然后复制出上万个精准的守卫者来扫除这些入侵者。

假设现在是流感季节，你正在飞机或公共汽车上，或者你在你的工位上工作，这时有人咳嗽，虽然你距离感染者有足足5英尺远，但美国疾病控制与预防中心（后简称为疾控中心）会认为，这点距离还不够远，他们认为，流感通过打喷嚏或咳嗽传播的距离为6英尺。或者，你也可能因为触摸不久前才被病原体携带者接触过的扶手而感染流感。一个吻、一个拥抱、一个握手，都有可能传播疾病。不难想象，当你擤了鼻涕，病毒就有了一个温暖舒适的繁殖场所。

当你接触到病原体后，免疫系统会立刻发现入侵者，但在科学发现史上的此时，免疫学并没有真正理解所谓的第一次接触是什么样的。谜底总是姗姗来迟。

让我们重新把目光转到流感、你、T细胞和B细胞上。当你第一次被感染时，你的身体会出现一系列普遍性的反应。正是在这段时间里，你优雅的防御系统正在等待你的T细胞和B细胞产生强有力的反应，这可能需要5~7天，这是因为有着相应抗体或受体的B细胞和T细胞必须与病原体接触，牢牢锁定目标，才会产生守卫者。很多时候，最好的情况是在你患病几天后，免疫应答就开始了。需要再次强调的是，在此之前并不意味着你的身体没有任何防御措施，只是没有像 T 细胞和 B 细胞那样精准的防御机制而已。

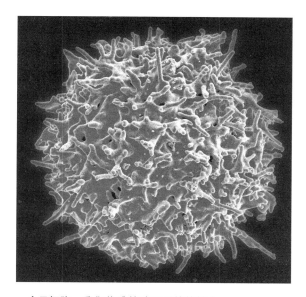

一个 T 细胞，我们优雅的防卫系统的核心
图片来源：美国国立过敏和传染病研究所/美国国立卫生研究院。

我们现在知道，T 细胞和 B 细胞能够以非常独特的方式找到它们的猎物，而这些特征本身对于理解免疫系统的复杂演化历程是至关重要的。

在 T 细胞表面，一些尖刺能够识别病原体的标记。然而，在大多数情况下，T 细胞并不能直接识别病原体。它们是通过媒介来实现这一点的，我将在后面的段落中详细介绍。现在，简单而言，T 细胞会收到警报，提醒它们危险的入侵者来了。当这种情况发生时，T 细胞将扮演不同的角色，有些是步兵，有些是将军。将军可以派遣其他 T 细胞到前线，或者将B细胞送入战场。

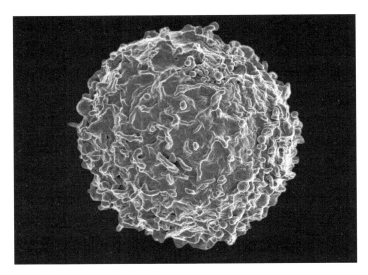

一个B细胞，起源于骨髓

图片来源：美国国立过敏和传染病研究所/美国国立卫生研究院。

B细胞还可以利用一种特殊的受体（B细胞抗原受体，BCR）更直接地识别病原体并"召唤"出抗体。抗体是具有非凡能力的蛋白质分子，也是免疫系统的核心。[1]

BCR位于B细胞表面。它们又像天线，又像钥匙，帮助识别病原体。BCR如同天线一般接收信号。每一种BCR都是经过微调的，只接收

---

[1] 英文原书多处混淆了BCR与抗体这两个概念，中文版经学者指正，已做相应修改。——编者注

一种信号。事实上，每一种受体都非常特殊，以至于我们体内数十亿个白细胞中的大多数，其表面都有独特的受体。因此，与大多数天线不同的是，抗原受体不能接收任意信号。它只能识别一种信号，其演化至此，就是为了识别某一种有机体。

这些细胞表面的受体通过直接接触的方式发现与之匹配的有机体——撞到或接触到这些有机体。这些白细胞穿过我们的身体，穿过我们体内喧嚣的狂欢节，它们四处游荡、流动、横冲直撞，数年之内都不会掀起大风大浪，直到某一天，砰！它们撞上了只有它们才能与之结合的化学结构。

与B细胞表面受体结合的，就是抗原。在结构上，B细胞表面受体与对应的抗体几乎一致。抗原与抗体（或BCR）配对，两者相互结合，就像锁和钥匙一样。

如果你感染了细菌，试图通过你身体传播的病原体便成了一种特定的抗原。在你的体内，有一个B细胞发现抗原，或者与之结合，然后消灭它，又或者引发一系列其他防御措施。

在科学家知道所有这些细节之前，T细胞和B细胞的一个共同且必要的特征就已经很突出了：它们可以学习。这些细胞具有高度的适应性，因此它们被称为适应性免疫系统。

这种适应能力合理解释了生命的功能性发展，这也是人类历史上最重要的拯救生命的发现之一。下面，让我们一起走进疫苗的故事。

11.

疫苗

　　疫苗相当于免疫系统的新兵训练营。接种的疫苗可以指导和培育免疫系统，有效地训练T细胞和B细胞，并给它们配备一份速查表。合适的疫苗可以使你的身体能够更为快速地应对疾病，否则，无论是天花还是小儿麻痹症[①]，都可能是致命的，或者说在某些方面是毁灭性的。

　　这并不是说，我们优雅的守卫系统在没有疫苗的情况下不会对这些疾病发起进攻，但考虑到免疫系统需要时间来识别这种病原体并开始组织士兵进行反击，这种进攻很可能是不够的。而在这段等待的时间里，生命很可能就会消逝。也就是说，找到合适的疫苗事关重大。从这一章我们可以知道，免疫系统是具有学习能力的，但要教好它，也并非易事。

　　疫苗领域最著名的人物之一是爱德华·詹纳，正是这个英国医生研制出了天花疫苗。不太为人所知的是，詹纳博士的发现是建立在各种试图阻止天花和天花病毒传播的实验基础上的。根据疾控中心的说法，天花似乎从埃及时代就已经存在了（带有脓疱疤痕的木乃伊就是证据）。

---

① 小儿麻痹症是脊髓灰质炎的俗称。——编者注

· ·
· · ·
·

天花通过打喷嚏、咳嗽或与患者密切接触等方式在空气中传播，约有 30% 的感染者因此死亡。天花的致命性与它以及相关的病毒对免疫系统的破坏有关。一旦感染天花，你体内的某种求救信号便会被阻断，而这种信号原本能够召集杀手免疫细胞，令其发挥作用。（我将不再赘述疾病如何欺骗免疫系统，因为它在很大程度上与免疫学如何拯救了杰森有关。）

在詹纳博士做这项工作之前，控制天花的工作被称为人痘（天花）接种（variolation），这一名称正来源于该病毒的名字。如果你认为现代的疫苗接种让人不舒服，那么这种曾经的预防措施就更糟了。疾控中心的一份历史记录中写道："天花脓疱中的物质被转移到从未患过天花的人体内，他们要么是把这种物质剐蹭到了手臂上，要么是通过鼻子吸入的。"尽管天花接种可能令人不快，但它确实降低了一些人患上这种疾病的可能性，不过，它不足以阻止天花的流行蔓延。

对当时的医生和科学家来说，这表明免疫系统似乎能够做出一种在日后发挥相应作用的反应。免疫系统可以从某处获得一张速查表，该表既有助于快速识别问题，又能指示其如何立即清算敌人。然而，天花接种通常不起作用。在大多数情况下，免疫系统不足以对抗天花。

不久后，医学迎来了一个转折点。

故事发生在 1796 年英格兰的格洛斯特郡。这是一块在史书中常被提及的神圣土地。詹纳博士注意到，挤奶女工虽然有脓疱，但似乎没有染上天花这种致命的疾病。于是，他把一名挤奶女工身上的牛痘接种到一名八岁男孩身上。这个男孩活了下来。不知何故，这种牛痘株能够引发免疫系统防御天花。世界上第一种疫苗诞生了！

然而，即使在那时，科学家也明白，免疫系统的学习能力意味着：

要教好它并不容易。事实上，研制疫苗的努力往往以失败告终。这种混合物看起来必须是完美的，即使微小的变化就可能使接种无效。研究人员发现，成功的疫苗一方面足够引发免疫系统的强烈反应，另一方面也很弱——用科学术语来说就是减毒——以免引起像感染本身一样严重的后果。错误的组合隐藏着危险，那时，疫苗非但不能提供有效的保护，反而可能致命。

而这正是脊髓灰质炎疫苗在最初的大规模试验中所发生的情况。

第一次有记录的脊髓灰质炎疫情暴发于 1894 年的佛蒙特州，有 132 例感染者，其中 1%~2% 的人最终瘫痪。

脊髓灰质炎病毒通过口腔进入人体，并在咽喉和胃肠道生长，之后迅速进入血液。它最终能攻入神经系统，附着在神经细胞上并成功入侵。然后，病毒便会接管神经细胞的生产过程，它们会在一小时之内复制数千倍。接着，它们会杀死细胞并继续感染其他细胞。想象一下，当一个接着一个细胞变暗时，生命的狂欢节将笼罩在怎样的阴影之中。

20 世纪 30 年代，两位科学家对手竞相为根除小儿麻痹症做出了艰苦的努力。一位是在纽约大学工作的加拿大人莫里斯·布罗迪博士，另一位是费城天普大学的约翰·科尔默博士。而我接下来要讲的故事，饱含他们的失败，甚至灾难。

这两位相互竞争的科学家有着类似的想法。他们用脊髓灰质炎病毒感染猴子，并试图用其神经组织制造出人类疫苗。布罗迪将液化的猴子组织与甲醛混合，希望能"灭活"病毒。理论上讲，它足以引发免疫反应，但不足以造成实际感染，可情况并非如此。耶鲁大学的博士和历史学家约翰·保罗撰写的一篇历史文章称，布罗迪的疫苗在 3 000 名儿童身上进行了测试，但"出了问题，而且布罗迪的疫苗从此再也没有被使用过"。《纽约时报》的一篇历史文章则更加明确地指出：这些孩子都瘫痪了。

尽管科尔默博士采取的方法略有不同，但仍然得到了同样的结果。他取了猴子的神经组织，将其与化学物质混合并冷藏，试图使其减毒。在保罗博士的记录中，它被称为"名副其实的女巫精酿"。这一次，有更多的儿童受到了感染。在保罗的书中，科尔默博士据报道曾在 1953 年的一次公共卫生会议上说："这一次，我希望地板能打开，把我吞下去。"

1952 年，正如《时代》杂志所报道，迄今为止最严重的一次疫情感染了 5.8 万美国人，并造成了 3 000 人死亡，2.1 万人瘫痪。《时代》杂志描述道："家长们被一些传闻搞得忧心忡忡，生怕孩子突然出现抽筋和发烧的症状。由于担心传染，公共游泳池被弃之不用。年复一年，小儿麻痹症使成千上万的人入院就医、坐上了轮椅，或者送到被称为铁肺[①]的噩梦般的呼吸罐中。"

众所周知，小儿麻痹症之谜的答案是被乔纳斯·索尔克揭开的。他出生于纽约市一个俄罗斯裔犹太移民家庭，后被任命为匹兹堡大学医学院病毒研究实验室主任（他也在纽约大学和密歇根大学做过研究）。他的疫苗利用甲醛和矿物质水弱化并"灭活"了脊髓灰质炎病毒，但这些病

---

① 铁肺是一种辅助呼吸的设备，曾广泛用于小儿麻痹症和重症肌无力患者的治疗中，现已由更先进的插管设备等所取代。——校译注

毒仍然可以被免疫系统识别、被当作教学用具学习。哒嗒！小儿麻痹症的感染风险一下子就少了一半。

美国迅速生产并火速分发这些疫苗。但这个看上去幸福的结局却被蒙上了一层阴霾。第一批量产的疫苗的生产出了问题。加利福尼亚州的卡特实验室作为该疫苗的主要生产商之一，于1955年为20多万名儿童接种了疫苗，但在几天之内就出现了瘫痪的不良反应报告。不到一个月，这一项目就被终止。调查显示，卡特生产的疫苗已导致4万例小儿麻痹症，造成200名儿童不同程度的瘫痪和10名儿童死亡。

后来，这些问题得到了解决，脊髓灰质炎，也就是小儿麻痹症，在美国几乎被根除，最终在世界范围内也几乎绝迹。我们从中得到的教训是：鉴于人体内微妙的平衡，取代免疫系统进行干预并非易事。疫苗是朝着这个方向迈出的第一步，尽管我们并不真正了解它们的动态变化。在没有充分了解其机制的情况下，我们依然找到了一种有效的工具。

同样的发现过程也适用于第二种神奇的免疫系统同盟军——抗生素。

抗生素可以说比疫苗更重要。事实上，据美国国立卫生研究院的一份期刊上发表的历史文章所述，抗生素"可能是医学史上最成功的化学疗法形式"。"在这里，没有必要重申它们挽救了多少生命，以及它们对控制传染病做出了多大的贡献。要知道，在人类存在的大部分时间里，传染病都是导致人类发病率和死亡率的主要原因。"从广义上讲，抗生素主要是利用人类细胞与细菌细胞间的差异而发挥作用的；例如，细菌细胞具有细胞壁，而人类细胞则没有，而抗生素能够阻止细菌构建这样的铜墙铁壁。

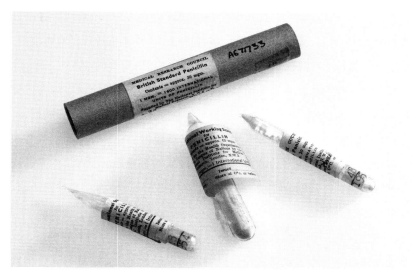

早期的青霉素试剂，它改变了世界
图片来源：伦敦科学博物馆/惠康收藏馆。

　　1928 年在伦敦大学圣玛丽医院，抗生素制剂研发成功，这一之后享誉全球的发现正是基于这样的机制。当时世界处于短暂的和平状态，苏格兰人亚历山大·弗莱明医生对此很欣慰，因为在第一次世界大战期间，他在军医队见证过战争是多么残忍。

　　这一偶然的发现源自一个培养皿，里面盛满了弗莱明正在研究的链球菌。一天，他注意到一件奇怪的事情。盛有致命病原体的培养皿中的一个区域的细菌突然消失了。更近距离的观察表明，它被霉菌杀死了。1945 年，弗莱明在传记中写道："霉菌在自身周围形成了一个没有细菌的圆圈。"为什么诺贝尔奖会授予弗莱明呢？

　　因为正是他将这种源自霉菌的药物命名为盘尼西林，也就是青霉素。

　　疫苗促进我们自身的反应，而抗生素则从外部导入反应，这对我们的日常健康来说是一个非常关键的区别。当你引入外力时，就破坏了自然秩序。即使你的目标是保护生命，即使成功了，也并不意味着这个过程没有重大风险。就抗生素而言，这些可怕的杀手不仅杀死了有害细菌，它们也攻击好的东西，包括对你的健康和幸福至关重要的细菌。

如果你服用过抗生素，而且出现了腹泻，你并不是个例。因为抗生素杀死了帮助你消化的肠道细菌。它们正在你的肠道内造成真正的损害，即使它们清除了可能导致你的生命狂欢节结束的病原体。稍后，我将深入探讨肠道微生物组对你的日常和长期健康的重要性，但在抗生素首次出现并成为神奇药物的时候，以下这个概念更为基本：从感染中活下来，才能再多战斗一天。

现在，我们要感谢弗莱明医生，我们才不至于因为手上的伤口、战场上的小伤、耳道感染等送命。抗生素不仅延长了生命，而且让许多现代外科手术得以实施，如膝关节和髋关节置换手术，提高了人们的生活质量。如果没有这些神奇的药物，这些手术极有可能引发感染。此外，抗生素还被用于保持牲畜健康，对于增加食物供应大有帮助。

但是疫苗和抗生素并不容易获得，至少无法高效获得。因此，从古至今，我们的身体必须承担绝大部分的工作。

此外，出于知识和实践的考虑，开创这一领域探索的免疫学家决心更深入地研究这台免疫机器——它究竟能否让人类的生命不断延长呢？这意味着我们必须回答所有问题中最重要的问题：我们的身体是怎样抵御这么多潜在的威胁的？我们如何才能在充满着无限威胁的世界中生存？

12

无限机器

想象在一个假期,你和你的家人到一个你从未去过,甚至你的父母或祖父母也从未去过的国家旅游。天气好极了,正在美丽的湖边徒步的你,情不自禁地跳入水中。此时的你并不孤单,水中游动着寄生虫,也许包含一种叫作贾第鞭毛虫的寄生虫,它能从你的口腔或尿道钻进你的身体。这种寄生虫对你来说是完全陌生的,更可怕的是,它也许对你所接触过的每个人来说,都是全新的挑战。这种寄生虫可能已经在这种环境中演化了几十万年,所以它不同于你以前接触过的,或者你居住地区内的任何一种寄生虫。

那么,你的T细胞和B细胞是如何对一种它们从未见过、预料过,也从未接种过相应疫苗的病原体做出反应的呢?而你,或你的医生,又是如何绞尽脑汁地应对这种未曾预见的情况的呢?

这就是一个无限问题。

多年来,这一直是免疫学中最大的未解之谜。

当然,免疫系统必须在不损害身体其他部分的情况下消除威胁。如果免疫系统能一并杀死身体的其他部分,那么这个问题的解决方案就会很简单。用核武器摧毁整场生命的狂欢固然直接又粗暴，但这显然是行不通的，因为我们还要生存下去。因此，免疫系统必须专门对付这种威胁，同时也要让我们的大部分机体远离战事。

多年来，学界提出了一些善意的、深思熟虑的理论，但它们在解释为什么身体可以对几乎任何东西都能产生免疫反应方面还是有些牵强。这些理论很复杂，而且名字令人生畏——诸如"侧链理论"和"模板指导假说"。

这就是利根川进提出他的见解时的现状。

· ·
· ·
·

利根川进，1939 年出生于日本港口城市名古屋，在战争期间长大，这一点和雅克·米勒一样。幸运的是，他的父亲常有工作调动，所以利根川进成长于小城镇，但如果不这样的话，1944 年 5 月 14 日那天，他可能就命丧名古屋了。那天，美国派出近 550 架 B-29 轰炸机夷平了这座城市主要的工业基地，摧毁了城市的大片区域。

15 年后的 1959 年，京都的一位教授告诉当时很有前途的利根川进，他应该去美国，因为日本在分子生物学研究生培养方面是欠缺的。当时，一个明显而值得注意的现象逐渐成形：免疫学及其最伟大的发现其实是一种国际性事务，它们是由世界上最优秀的人才互相合作取得的，在这种情况下，国界便成了阻碍。

利根川进最终来到了加州大学圣地亚哥分校位于拉荷亚"这个靠近墨西哥边境的美丽的南加州小镇"的实验室。在那个多元文化的天堂，他先是在林正树的实验室学习，然后转至罗纳托·杜尔贝科的实验室，并最终获得了博士学位。杜尔贝科博士出生于意大利，拥有医学学位，"二战"时应征入伍，在那里他与法国人作战。后来，当意大利法西斯主义倾覆时，他加入了抵抗运动，与德国人为敌。（最终，他来到了美国，并因使用分子生物学方法展示在某些情况下病毒如何导致肿瘤发生于 1975 年获得诺贝尔奖。）

　　1970 年，拥有博士学位的利根川进遭遇了移民难题。他的签证将于1970 年年底到期，他将被迫离开这个只待了两年的国家。后来，他在瑞士巴塞尔免疫学研究所找到了一份工作。

　　大约在这个时期，新技术的出现令科学家们得以分离出生物体遗传物质的不同片段。这项技术可以"剪切"遗传物质片段，然后将它们进行对比。众所周知，如果一个研究人员取出一个有机体的基因组，无论怎样反复剪切，照理说最终都会得到完全一致的遗传物质片段。

　　这听起来可能很简单，但它是定义有机体遗传结构一致性的关键所在。

　　利根川进发现了不寻常之处。

　　当时他正在剪切从 B 细胞中获得的遗传物质片段。他首先比较了未成熟 B 细胞中的片段，即仍在发育中的免疫系统细胞。可以预见，遗传物质相同的部分产生的片段也相同，事实上也的确如此，这与之前的认知是一致的。

　　但当他将成熟 B 细胞的相同遗传物质部分产生的片段进行比较时，结果却完全不同。这与先前任何细胞、有机体的研究结果都截然不同。其中的遗传物质发生了变化。

　　"这是一个重大的启示，"耶鲁大学学者鲁斯兰·梅济托夫说，"他发现，这也是现在公认的，抗体编码基因是不同于其他正常基因的。"

　　抗体编码基因是不同于其他正常基因的。

是的，我用了特别的字体来强调这句话。你的免疫系统那令人难以置信的能力，实际上来自遗传物质的重组。当你的免疫系统形成时，它会把自己打乱成数百万种不同的随机组合。这可以说是基因的"大爆炸"，它在你的体内产生了各种各样的守卫者，旨在识别各种各样的外来生命形式。

所以，当你跳入一个充满陌生寄生虫的外国湖泊时，你的身体中很可能存在一个能识别这种生物的守卫者——这简直不可思议。

是时候庆祝下面的光辉时刻了！

当利根川进进一步探索时，他发现了一种描述未成熟B细胞和成熟B细胞之间差异的模式。两种细胞拥有相同的关键遗传物质，但有一点区别尤为显著：在未成熟的B细胞中，关键的遗传物质与一系列其他遗传物质混合在一起，隔离开来。

当B细胞发育成一个功能齐全的免疫细胞时，许多遗传物质就会丢失。不仅如此，在每个成熟的B细胞中，丢失的遗传物质是不同的。起初，B细胞里有着大量不同的遗传编码信息，但成熟后，它们将包含独一无二的基因链。

这是个复杂的过程。我希望你继续读下去：在描述人体的奇妙之处时，这部分和其他部分一样深刻和重要。亲爱的读者，请坚持下去！

研究人员最终找到了一种简便的方法来定义基因物质的遗传学变化

的本质，他们在抗体中标记了关键的遗传物质，并用三个首字母为之命名：V、D和J。

字母V代表可变性（Variable），V片段的遗传物质来自数百个基因拷贝。

D代表多样性（Diversity），D片段的遗传物质来自几十种不同的基因拷贝。

而J片段则来自另外6个基因拷贝。

在未成熟的B细胞中，V片段、D片段和J片段是分开的，它们之间的距离相当大。但随着细胞的成熟，除了V片段的一个随机副本、D片段和J片段，它们中间的所有遗传物质都丢失了。当我开始理解这一点时，我的脑海中出现了一条绵延数英里的遗传物质线。突然，三个随机的碎片向前走了一步，其余的便消失了。

这些基因片段组合在一起，聚缩进一个细胞，通过数学的力量排列组合，创造了数万亿种不同且独一无二的遗传密码。

或者也可以这样比喻，我们身体随机产生了数亿个不同的钥匙，或者说抗体，每一个都与某个病原体上的锁相吻合。许多个抗体结合在一起，至少对我们来说，它们是陌生的遗传物质，这样它们的锁永远不会暴露在人体中。一些抗体所对应的病原体甚至还未出现在这片宇宙中。我们的身体里装满了十分稀有甚至难以想象的锁匙，它们对应着还未出现但某一天可能出现的邪恶实体。为了预防未知的威胁，我们的免疫系统演化成了一台无限机器。

数年后的1987年，诺贝尔奖委员会在给利根川进的颁奖词中写道："利根川进的发现解释了抗体为何具有如此丰富变化的基因层面机制。除了让我们对免疫系统的基本结构有更深层次的了解外，这些发现对改进不同种类的免疫疗法也有重要意义，例如疫苗的强制接种和器官移植的排异反应抑制。另一个重要的领域是那些个体免疫防御系统攻击身体自身组织的疾病，也就是所谓的自身免疫性疾病。"

最后这几句话——关于自身免疫和移植——为理解我们身体的防御带来了一个巨大挑战：如此强大的系统是如何避免攻击我们身体的健康部分的呢？我们如何才能通过器官移植和药物来治疗自己，同时又不会使我们强大的抗体系统排斥对我们有益的东西，即使这些东西一开始看起来很陌生？

哪些会被当作异源的，哪些又算是自身的呢？

13.

移植

20世纪70年代初的一天，一家人来到了美国明尼苏达州罗彻斯特的梅奥诊所，他们的婴儿患有一种神秘的病症，表现为看起来像麻疹的皮肤损伤、严重的腹泻和发烧。这对父母之所以如此害怕，有一层更深的原因。他们之前有过一个男孩，和这个孩子有相同的症状，但他在几周内就死了。第一个孩子死后，被发现体内既没有B细胞，也没有T细胞。

这家人把他们的第二个孩子带到梅奥，寻求著名免疫学家马克斯·库珀博士的咨询。他是帮助解释了T细胞和B细胞的存在，但他能救这个孩子吗？

"他们希望我们给出建议，"库珀博士回忆说。他感到一种极强的责任感，但缺少科学依据让他做出判断。他提出，他们可以从男孩的母亲身上取出骨髓，然后注射到男孩的骨髓中，看看结果会怎样。

骨髓是成熟细胞、干细胞的家园，包括成熟的免疫系统细胞。母亲的免疫系统能挽救她的儿子吗？

没有太多证据告诉他们会发生什么。"我们只有一个粗略的路线图。"

库珀博士回忆说。移植手术需要消灭外来疾病，同时又不引起男孩自身脆弱的防御系统对母亲免疫细胞的排异反应。库珀的理论是，男孩的身体不会排斥他母亲的免疫细胞，毕竟他们有这么多共同的遗传物质。

库珀在诊所附近的明尼苏达大学通过电话监督医生用一根长针从母亲的臀部取出细胞，然后注射到患病的男孩体内。12 天后，男孩开始发烧，并出现了类似麻疹的病变，腹泻也复发了。这个男孩最终还是离开了。

尽管库珀博士在他的职业生涯中做出过许多杰出的工作，但这个具有免疫缺陷的男孩让他毫无防备，留下了永久的遗憾。男孩自身无法抵抗这种疾病，而他的病情最终可能因为引入了母亲的外来细胞而变得更糟。

"如果我们什么都不做，这个男孩肯定会死，但是一想到是我自己扣动扳机的，这还是非常可怕的。"库珀博士回忆道。

为什么不能用一个人的免疫系统去代替另一个人的呢？想象一下，如果能从一个健康有活力的人身上提取 T 细胞和 B 细胞，将它们注射到一个无法抵抗疾病的人身上，将是多么优雅而简单的事。

或者我们可以说，能够将一个人的健康皮肤移植到一个伤员溃烂的腿上是多么好的一件事啊！为什么我们的身体部件不能互换？

我在这里提出移植的想法有两个原因。其中一个原因是，它有助于解释器官互换所带来的挑战。另一个原因是，它显示了免疫学家不断深化的科学探索与他们工作的实际意义之间的相互作用。每一次的探索发现，都出现了更多拯救生命、改善生命的手段和药物，这很好理解。随着 20 世纪的发展，真相逐渐揭露，现实中的应用不断发展，这两者也在相互促进。免疫系统的阿尔戈英雄也在向更深处探寻，希望找到宝藏和工具，并把它们投入使用。很少有例子能像器官移植一样生动地说明这一点。

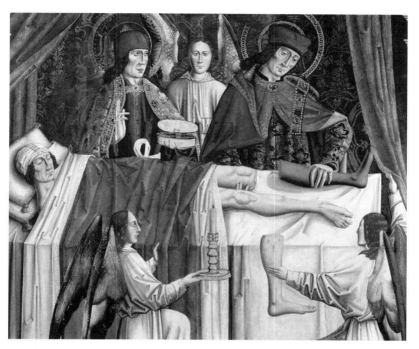

圣·科斯马斯和圣·达米安，移植的守护神。他们并非绝对可靠

移植的想法长久以来一直是一幅具有致命诱惑力的图景。我们从其高度的复杂性也可以窥见，基本的平衡是物种生存所必需的。人类保持着惊人的相似之处，但又从根本上存在多样性。相似性是必要的，它使我们得以一起工作和交流，即分享资源、想法和食物。但我们又必须具有足够多的差异才能拥有多样化的能力，包括对抗不同威胁的先天能力。简单地说，如果我们每个人的防御系统都是一样的，那么一种致命的疾病就足以消灭所有人。

同一性和个性之间的紧张关系注定了我们有得有失。它使我们不能轻易交换我们身体的某一部分——比如，互相交换腿或者免疫系统。事实上，能完美保护某个人的一个防御系统，对另一个人来说却可能是致命的。

或许我们可以从更为广泛的移植历史中，找到能够解释我们机体防御网络特殊性的关键线索。

· ·

这段历史包括两个天主教圣徒的传说，双胞胎兄弟圣·科斯马斯和圣·达米安，在他们看来，他们是 3 世纪的奇迹创造者。圣徒们曾报告说，他们把一条完整的腿从一个人身上移植到了另一个人身上。宾夕法尼亚大学的克莱德·F. 巴克博士和马萨诸塞大学的詹姆斯·F. 马尔克曼博士所著的丰富而精彩的移植史中也记录了这个奇迹。这在这两位当代医学届的顶级移植术专家看来，是一次"成功"的早期移植案例。

他们给"成功"这个词打上了引号，因为腿移植——这个所谓的奇迹实际上是一场可悲的失败。（事实上，这两个自称创造奇迹的兄弟并没有成功地把一个人的腿缝到另一个人的身上。这也许就是科斯马斯和达米安后来被封为药剂学的圣人，而不是移植学的圣人的原因吧。）

这么多个世纪以来，关于移植手术成功的故事不胜枚举，比如用皮瓣来替代缺失的鼻子。这两位移植专家在他们书写的历史中写道："奇迹传说展示了几个世纪的草率观察和自欺欺人。"这些事听起来相当荒诞，像是护发品销售员的伎俩。

当然，这些尝试没能成功其实与免疫系统有关。

当谈到历史时，马尔克曼告诉我说："移植是免疫学的父母和兄弟姐妹。"移植和免疫学是兄弟姐妹，因为无论是移植皮肤还是免疫系统，只要身体将移植器官视作"陌生人"而排斥，就无法成功。移植也是免疫学的父母，因为身体无法接受人类或动物组织，是我们身体中某些东西在排斥和攻击看起来如此相似的组织的最明显、最早的迹象之一。

这样一条线索将带领我们去探寻优雅的守卫系统的力量和精准度。

人们试验了各种移植，但无一成功。人类肾脏移植实验失败了，犬肾移植实验失败了，这个领域的伦理道德也遭到了质疑。

然而，在一位动物学家的努力之下，我们终于有了突破。

彼得·梅达沃——后被封为彼得·梅达沃爵士，是牛津大学的一位动物学家，曾在"二战"时被征召为烧伤士兵做整型手术。梅达沃爵士试图将捐赠者的皮肤移植到被炮弹炸伤和烧焦的受害者身上，但一切似乎都是徒劳。结果总是残酷的。即使是失败的移植，在刚开始的几天或几周内看起来也像是成功了，这是因为皮肤没有像肾脏或其他内脏器官那么多的血管和血流。血流载着免疫系统细胞，它们需要更多时间到达这里，然后才开始排斥新移植的皮肤。

"皮肤会附着在那里，看起来很好。"马尔克曼博士说。开始的时候，士兵和梅达沃博士会感到一种审慎的乐观。"可随后移植的皮肤就会发酸变臭。它曾经看起来那么美好和快乐，但最终总是会失败。"

这样的战场和临终故事总会让我认清关于科学和科学家，尤其是免疫学家的残酷现实。伟大的发现常常是通过对病人的实验，在死亡的边缘完成的。病人往往会配合，他们同意冒险尝试，愿圣母玛利亚保佑，以获得活下去的机会。"启示"（revelation）会让人孤注一掷，它诞生于绝望之中，这种绝望不仅来自科学对拯救生命的宏大追求，还来自人类内心的极度煎熬，使人甘愿成为一只豚鼠。在我身上做实验，这样我就不会死。当我看着杰森在死亡的边缘，把自己的生命交到一位善良、有见识的肿瘤学家手中时，我终于明白了这一点。

第二次世界大战结束后，梅达沃博士继续开展他的移植工作——在兔子和人类身上同时展开。他尝试在兄弟姐妹之间进行皮肤移植。据推测，免疫系统不太可能排斥具有相似基因的组织，比如兄弟姐妹的组织。然而，你能相信有时候这样做的情况反而更糟吗？举个例子，一位女士在煤气炉事故中被烧伤，她被带到一家诊所，接受了一位兄弟姐妹的植皮手术。几周后，发生了排异反应。在某些情况下，医生会进行第二次植皮，但结果令人惊讶：排异反应发生得更快，从两周变成了一周。

换言之，免疫系统在第一次排斥同胞组织时似乎更加深思熟虑，但一旦新的皮肤被认定为"外来物"后，排异反应就会变得更加迅速。这一现象表明免疫系统具有很强的学习能力。第一次，优雅的守卫者花了一些时间来评估新移植的皮肤是否为外来皮肤，并建立了排斥它的机制，但第二次，因为这些机制已经存在，守卫者便显得迅猛而无情。

最终，梅达沃将注意力转向牛的移植。他不知道，在大西洋的对岸，移植科学的一项重要发现诞生于 20 世纪 50 年代，同样是在牛身上完成的，这要特别感谢一头非常强壮的赫里福德公牛。这头公牛生活在威斯康星州，在那里，它潇洒不羁，挣脱了束缚，与一头已经被更赛公牛受孕的母牛交配。这头母牛则生了一对异卵双胞胎，分别属于不同的父亲。

关于这两只小牛有一件怪事。尽管它们有着不同的父亲，但它们的血脉却极其相似。事实上，每只小牛身上都流淌着对方父亲的血液。当小牛还在母亲子宫里时，它们以一种意想不到的方式发生了嵌合。

这一切引起了威斯康星大学一位免疫学先驱雷·欧文的注意，他很好奇为什么子宫里的小牛能接受对方父亲的血统，而不是排斥它。毕竟，对方父亲的血液很可能被正在发育的小牛当作外来物质。欧文提出，这些神秘的奶牛的交配结果可能包含着成功移植和免疫系统耐受性的关键秘密。

回到大西洋的对岸，梅达沃博士等科学家也在研究双胞胎牛方面取得了类似的进展。他们发现，无论是异卵双胞胎还是同卵双胞胎，皮肤移植的成功率都很高。我们越来越清楚的是，在生命早期，正是血液体系——即使它包含异卵双胞胎和异父兄弟姐妹的不同基因亚型——为免疫系统识别异体和自身做好了准备。于是在 1996 年，美国遗传学会发表论文称："免疫耐受性的新科学诞生了。"

之后，梅达沃博士继续研究其他物种，最终成功完成了第一例肾脏移植手术。（梅达沃博士厌倦了在大型动物身上实验，而且总是感到不舒服，据说他曾说过："谢天谢地，我们终于可以远离那些牛了。"）

在生命的狂欢节里，器官衰竭虽不常见，但也并不罕见。肝脏、心脏、肾脏和其他器官都会遭受疾病、超负荷运转，也会因饮酒、吸烟等行为而受伤，更不用说衰老所带来的不可避免的磨损了。所以很明显，如果唯一可行的移植来自双胞胎，这将极大地限制挽救生命的可能性。幸运的是，我们的医学早已经超越了这一点。

移植手术的最终成功不仅要归功于相应药物的发现和其他抑制免疫系统的方法，还要归功于早期的艰难曲折的实验。如果刚刚的表述还不是很明显的话，可以再总结一下，关于移植最基本的想法是减少身体防御机制的反应，这样它们就不会把新移植的器官当作异物来攻击了。正是这一点扩大了移植匹配的可能性。

在早期的器官移植中，为抑制免疫系统人们一般会使用放射疗法，但是这种方法失败了（病人死亡）。后来，人们尝试使用类固醇类药物。[类固醇这类药物在谈论我们优雅的防御系统和令其保持平衡的努力时非常重要。我稍后会介绍类固醇类药物的原理以及它们在琳达和梅瑞狄斯的故事中所扮演的重要角色——在讲述自身免疫性疾病这部分时我将举这两位的例子。一种特殊的药物——环孢霉素（Cyclosporine）改变了游戏规则。这种批准于1983年的药物，能够阻断T细胞接收进攻信号。]

你可能也会想到，使用免疫抑制药物无疑是有利也有弊的。如果你服用此药时意外发生感染，你将面临免疫无应答和严重疾病的风险。而如果你需要一个新的肾脏来维持生命，将这种药物结合其他更先进的治疗方法却可以阻止T细胞对新肾脏的全面攻击。

多亏了牛[1]，人类的生命得救了。根据器官共享联合网络（United Network for Organ Sharing）的数据，2017年美国有近3.5万例肺、心脏、肾脏、肠道和其他器官的移植手术，但没有一例是同卵双胞胎之间的移植，更不用说兄弟姐妹之间了。最佳的移植配型是建立在许多基础上的，包括血型和抗原相似性。即使移植成功，接受者也可能终生需要进行免疫抑制。

当然，还有另外一种类型的移植手术，正是它最终挽救了杰森的生命。这种手术被称为骨髓移植，涉及将一个免疫系统移植到另一个人体内。这恰恰是库珀博士想攻克的难题。

20世纪50年代，这类移植的可能性大大增加，因为一项发现解释了一个人接受或排斥异体组织背后的化学机制。在一位法国免疫学家和

---

[1] 原文为Holy cow，是日常用语中的感叹词，根据上下文，作者在这里一语双关。——校译注

其他人的努力下，让人产生排异反应的抗原被分离了出来。它们被称为同种抗原——同一物种内的抗原。如果两个人的骨髓不匹配，意味着其中一人的同种抗原会引发另一人的抗体反应，从而引发防御性攻击。同种抗原的发现者最终赢得了诺贝尔奖。这一进展使得医生能够通过排除可能发生组织排异的候选者，提前测试哪对移植配型可能是最合适的。这一用来描述同种抗原的特定免疫学术语叫作人类白细胞抗原（简称HLA）。

斯坦福大学的一位免疫学家向我解释说，这一发现"极为重大"，这一点毋庸置疑。它是身体如何看待"自体和异体"这个问题的核心。

数十年后，人们基于这项技术让杰森获得了姐姐的免疫细胞，这帮助他战胜了自己的免疫系统已经无法对抗的癌症。

但无论如何，从发现同种抗原到杰森的骨髓移植，其中历经了许多过程。其中的一大步是由一名兽医领步的，他帮助我们明白了我们（以及我们的免疫系统）是如何理解和识别自身的。他发现了免疫系统的指纹密码。

14

免疫系统的指纹

作为获得过诺贝尔奖的免疫学家，彼得·多尔蒂是一个有趣的人。

1962 年他从澳大利亚一所兽医学院毕业，最初专注于研究脊椎动物（比如羊和人类）是如何控制感染的。他对研究充满了热情，即使在他 70 多岁后，当我有幸采访他时，他仍能滔滔不绝。毫无疑问，他是一个充满幽默感、热情洋溢的人。他告诉我，他十几岁的时候读过赫胥黎、萨特和海明威，他深受启发，但也感到困惑。用多尔蒂自己的话来说，他是一个"要么大展宏图，要么彻底溃败"的人。

在 2005 年出版的《诺贝尔奖中奖指南》（*The Beginner's Guide to Winning the Nobel Prize*）一书中，他幽默地回忆起自己天真的青春期。他写道："我当时决定做一个实干家，而不是哲学家，并下定决心学习兽医科学专业，从事研究工作。那时我只有 17 岁，如果我更成熟一些，可能会做出完全不同的决定。"

我们聊天时，多尔蒂博士绘声绘色地向我解释，虽然在他钻研免疫系统的时候，世人已有了许多发现，但未解答的问题也不少。事实上，那时依然有不少人不愿意相信有 T 细胞和 B 细胞两种主要的免疫系统细胞类型。多尔蒂告诉我："这个事实已经很明显了，但一些老顽固因不得不直面复杂性而心生恐惧。他们会说 B 和 T 是胡扯（bullshit）的首尾字母。"

随着各位免疫学先驱的不断推进，人们担心新的研究结果是否正确，或者对其有所抵触，都是可以理解的。其实，每一次进步都会面临这样的情形，与此同时，这些突破的进展和步伐正在加快。正是在这种情况下，科学家找到了开启更精准的治疗、护理和咨询的杠杆和旋钮。在把目光转到杰森、鲍勃、琳达和梅瑞狄斯前，接下来的几章将会带领你潜入免疫学的深海，加入科学家们超越思想的旅程中，理解让你的身体产生反应、对你健康负责的那些分子与系统。当我们再次浮出水面时，你就能更清楚地看到免疫系统在你的生理和心理的各个方面所扮演的重要角色了。

· · ·

1970 年，多尔蒂在苏格兰爱丁堡大学获得博士学位，他当时主要研究羊脑炎症（脑膜脑炎）。后来，他回到澳大利亚，并将先前的工作应用于小鼠。随后，他与一位瑞士访问医学家罗尔夫·辛克纳吉合作，并由此开启了一次具有历史意义的合作。这位瑞士科学家以老鼠为实验对象，擅长测量收到指令反击病毒时的 T 细胞的浓度。

脑膜炎是一种脊髓内膜的感染，这两位科学家用一种能引起脑膜炎的病毒感染小鼠，然后他们看到 T 细胞聚集在被感染的细胞周围，释放出它们的狂怒。大部分实验是在试管中完成的。首先，老鼠会被感染，然后两位科学家将受感染的细胞与从椎管中分离出的 T 细胞混合。

多尔蒂博士告诉我："从一开始，脑源性 T 细胞就造成了最具毁灭性的杀伤。"

"作为研究疾病和死亡的人，"他补充道，"我们很高兴！"

通过进一步的实验，两人意识到了这场大规模杀伤的本质：T细胞不只是消灭随机的感染，它们的目标是被感染的小鼠细胞，这意味着被消灭的细胞一部分是异体的，一部分是自身的。这很有趣，但或许也是显而易见的。这意味着T细胞在诊断细胞内部的疾病，而不仅仅是识别游离的病毒。

接着，关键时刻到来了——这是"一个意想不到的发现"，诺贝尔奖委员会在1996年的颁奖辞中写道（为表彰其1974年发布的工作）。"即使T淋巴细胞对某种病毒有反应，它们也不能杀死被该病毒感染的另一个品系的小鼠细胞。"

换句话说，免疫系统能够辨别出一个细胞是自体被感染的细胞，还是异体的细胞。免疫系统只会杀死感染病毒的自体细胞。一个人具有的优雅的防御系统并非仅关注感染；它关心的是这个感染是否伤害到了私人领地。我这里用不同于正文的字体是因为这是一个关键的科学见解。

如果你把镜头拉回来，在脑海中上演一场身体内部日常景象的电影，那么这两位科学家发现的就是"杀手"T细胞在你的体内四处漫游，辨别是否有其他细胞正在制造我们身体组织和器官正常健康运行的假象，或者，是否有细胞已经受损——发生感染、癌变等。这些T细胞通常被认为相当于职业杀手，不过这项工作证明，T细胞有更广泛的功能。它们携带着特定的"受体"，使它们在攻击前会先进行确认。

T细胞首先会判断受到攻击的是不是你。这个概念被称为主要组织相容性复合体（Major Histocompatibility Complex），或简称MHC——又来了一个免疫学术语，这对你理解免疫学或许可以说是雪上加霜，难上加难。

　　MHC的最终结果是，它允许T细胞在生命狂欢节里漫游，以避免杀死多尔蒂所说的碰巧在附近的"正常人"。"刺杀行动是精确的，局部的，而且目标非常明确！"

　　"MHC是我们免疫监视系统的核心组成部分，"多尔蒂说，"这是自我识别的关键。"

　　MHC是所有人类基因中最具多样性或多态性的一种。每个人都有大致相同的MHC基因，但它们也都略有不同。它们是免疫系统的指纹。

　　这也是一个人区别于世界上其他人的关键标志之一。

　　这个不同寻常的概念引出了我在研究这本书时遇到的最有趣的科学理论之一。这一理论与择偶偏好、近亲通婚及MHC有关。

　　有研究表明，MHC基因会让人散发出独特的气味，而这种气味是影响人们选择伴侣的一个因素。如果一个人的MHC与另一个MHC太相似，MHC将会起到排斥作用。但如果MHC导致的气味差异足够大，那两人可能就像磁铁一样，相互吸引。

　　这一点从多个角度来看都很重要。首先，它体现了对一定程度多样性的无意识驱动，因为差异性较大的配偶往往能给后代提供更多样的能力。与此相关，它也创造了一种可能性，即免疫系统的起源不仅是为了让我们远离病原体，也是为了帮助我们选择与自己相似但又存在差异的伴侣。事实上，MHC也可能是乱伦变得令人厌恶的部分原因。

　　最后，从更宽泛的角度来看，MHC符合繁衍的需要，尽管二者表面上并无关联，但免疫系统是如此的原始和基本，在演化上必然与之共鸣。这个问题至今无人能够确证，但这是一个可能的理论，位于德国弗莱堡的马克斯·普朗克免疫生物学和表观遗传学研究所的儿科医生兼研究员托马斯·伯姆博士向我这样解释。

他告诉我,随着人类的发展,"我们必须确保我们不会因为同质化而走向灭亡。而MHC正是一种理想的预防机制"。

在2006年的一篇论文中,伯姆博士写道:"我提出,这种评估遗传个性的机制最初是用于性选择(sexual selection)的,后来才被纳入免疫防御系统。然而,至于这个原始系统究竟是为对抗自我反应可能性而启动的暂时性机制(后来被MHC取代),还是直接演化成MHC,目前还不清楚。"

尽管这一理论中有一部分仍是猜测,但它说明了一种可能,即免疫系统是人类存在的基础,是物种的一部分本质。

·   ·
· ·
·   ·

我之前提过,T细胞和B细胞和免疫系统的其他核心方面,已经存在了约5亿年,我们优雅的防御系统的基础可以追溯到地球上其他颌类脊椎动物的演化时期——这包括许多类别,如鲨、鳐和魟等。库珀博士已经成为免疫系演化方面的权威,他解释说:"它们有和我们相似的免疫系统、胸腺,可以制造T细胞。"

即使演化令生物走上陆地,使它们(或我们)成为两足动物,让我们转变了交流方式并有了制造现代工具的能力,但免疫系统在很大程度上仍保持不变。如果你想要寻找一个不同的免疫系统,(至少在这个星球上)你需要回到一个遥远的生物分化节点,在那个时刻,有颌的脊椎动物从无颌的脊椎动物中分离了出来。

这告诉我们,虽然两类免疫系统会有所不同,但某些防御功能似乎对生存来说是至关重要的，其中一个功能就是冗余。在 B 细胞和 T 细胞这两种系统中都有许多分子和细胞，包括一些蛋白质，它们做着几乎相同的事情——无论是在攻击、诱导攻击还是在减缓攻击方面。

为什么有这么多冗余？例如，库珀博士曾问过，为什么同时需要 T 细胞和 B 细胞？难道一种特殊化细胞还不够吗？难道其中一个系统就无法顺利演化到足以保护我们的程度吗？库珀博士指出，除了一个基本的证据外，这些问题的答案仍然难以捉摸：如果它们不是同时必要的，它们就不会同时存在——"我们不会保留那些没用的东西"。

然而，总的来说，科学家们正在逼近真相、深入细节，甚至超越了光学显微的极限。每一次的进步都意味着曾经根本不敢提出的疑问，有了被探索的机会。请让我举个例子：发烧是什么？

你认为你知道什么是发烧，对吧？我也这样以为。发热时身体会变热。但其实这是一个比表面上更深刻的问题，如果能够阐明这个问题，无疑会让我们对免疫系统的理解进入一个新的层次，即免疫系统有一个巨大的、几乎无与伦比的通信系统。这有助于解释，当你的身体遭遇入侵时，防御信号为什么可以如此快速有效地传送，以便在必要的时候，召集全身免疫系统的卫士。

发烧也有助于解释炎症。我曾认为炎症是一个相当浅显易懂的概念，然而事实并非如此。

炎症是什么？

发烧是什么？

曾有一位固执的科学家痴迷于研究兔子发烧，而正是他发现了曾被人们认为是无法企及的真理。

15

炎症

20 世纪 60 年代末，一名女子出现在耶鲁大学医院，她高烧严重，并不止一次烧到 40 摄氏度。25 岁左右的她来自加勒比海。她浑身颤抖发冷，十分痛苦，但这根本说不通，因为她并没有发生任何感染。

实际上，她患有一种叫作狼疮的自身免疫性疾病，但当时人们还不知道该疾病会导致这种程度的高烧。除此之外，她没有受到任何外来感染，也没有遭到任何致病菌、病毒的侵袭。她身上没有任何已知可能引起如此高烧的东西。

一般来说，医生会对这个病例感兴趣，但有一个医学生对此格外感兴趣，甚至可以说是痴迷。查尔斯·迪纳雷洛在医学院读三年级，即将成为一名儿科医生。他对发烧非常感兴趣，此时的他，看到了这位病床上的年轻女子。她高烧不退，迪纳雷洛博士的好奇心也丝毫不减。这位患者的病症已经困扰研究人员很久了，但目前还不清楚发烧究竟从何而来，也不清楚发烧的目的是为了消灭感染，还是另有原因。

这个问题一点儿都不简单。例如，人体本没有中央供暖系统，它没有恒温器或产生热量的器官，但不知何故，当受到刺激时，我们的身体，或者说免疫系统，会使体内温度飙升。我们不妨思考一下这种反应的强大与奇特，不妨想象一下整个生命狂欢节的温度剧烈上升的情形。究竟为什么会这样，我们的身体又是如何做到的呢？

迪纳雷洛博士开始了他的研究，其中一项研究在20世纪70年代中期取得了一定成果。当时，我们只了解关于我们身体温度的几个简单事实，而且听起来是不言自明的。

大多数人的体温都稳定在一个相对有限的范围内，成年人的体温约为 36.1~37.2 摄氏度，儿童的体温略高，大约为 36.7~38 摄氏度。迪纳雷洛博士指出，在全天体温波动的幅度方面，"年轻女性比年轻男性更大"。有趣的是，体温在每天下午 6 点左右达到峰值。迪纳雷洛博士称之为低度发烧，但这并不代表你生病了。

发烧时，我们会感到疲倦和发冷，我们全身都能感受到这种强大的神经反应。疾病和发烧的关系是最早的医学观察之一。公元前 450 年，早期科学家就发现了这种联系。

公元 25 年，一位鲜为人知的医学先驱——塞尔苏斯认为，发烧是炎症的少数几种主要症状之一，此外还有疼痛、发红和肿胀。

顺便提一下，尽管塞尔苏斯远远领先于他的时代，但他对各种与发烧有关的疾病的病因还是有一些奇怪的理论。

他的作品在 20 世纪 30 年代中期被翻译出来，以下是部分译文：

在各种各样的天气中，北风会引起咳嗽，刺激喉咙，引起便秘，导致尿量减少，造成打战以及肺部和胸部的疼痛，但它却对身体健康有利，使身体更灵活和轻快。然而，南风会减弱听力，造成感觉迟钝，引起头痛、腹泻；身体作为一个整体会因此变得迟钝、湿气重且虚弱。而其他接近北风或南风的风向也会造成相应的结果。此外，炎热的天气都会使肝脏和脾脏膨胀，使头脑迟钝，结果就是昏厥和血管破裂。而且，寒冷有时会导致肌肉紧张，希腊人称之为痉挛，有时会导致被称为破伤风的寒战，溃疡变黑，发烧颤抖。

疼痛，头痛，疲劳，颤抖，发烧。炎症。

炎症（inflammation），是个以 I（自我）开头的单词。

是的，由于这句话的重要性，我把它单独列了出来。由德国政府资助的卫生与效率研究所给出的关于炎症的定义，总结出了一个非常广泛的概念："炎症——总的来说——就是人体免疫系统对刺激的反应。"

在健康的这一语境下——对杰森、琳达、梅瑞狄斯、鲍勃、你和我来说——炎症是身体对挑战我们健康的事件所做出的反应。这些事件可能是病毒的吸入、碎片的刺入、有害细菌的摄入、熊或猫爪造成的挠伤，甚至是足以伤害我们听力的噪声。当身体受到损害或刺激时，防御系统就会做出反应。

从表面上看，炎症的主要症状包括疼痛、发红、肿胀、功能丧失和发热。这些症状都来自身体内部的活动，目的是限制受损程度，同时修复受损区域。在将话题转回到发烧及其发现之前，我想把发烧纳入炎症这一更广义的概念中。

假设你踩到一根刺，那么你的身体会立即意识到需要做出反应。作为准备步骤，该区域的血管会打开或扩张，使得更多的守卫者能够到达目标区域，而这会导致该区域变红发热。更多的血液、更多的细胞、更多的氧气让血管经历了第二次变化，变得更加通透。于是，其他的守卫者与凝血剂得以进入组织。它们是不同种类的蛋白质，随着其数量的增加，这个区域会产生肿胀。所有上述活动都会导致疼痛，通过这种方式，我们可以认为炎症对行为有着重要的影响，比如令你不再用受伤的脚，给你那优雅的防御系统充足的时间修复皮肤。

炎症反应旨在确保被入侵区域是完全安全的，其能力足以应对比被针刺更危险的情况。事实上，在受伤 24 小时后，组织受到的损伤可能比当时更严重。在此期间，优雅的防御系统会检查、清理和重建足够的物理空间，以确保不留下任何危险，并在周围区域天衣无缝地重建健康的新组织。

另一个日常炎症反应的例子是普通感冒。它通常是由鼻病毒引起的，病毒在鼻子里复制，使你的鼻子成为战场。接着，该区域的血细胞便会动员起来，使免疫细胞更容易进入，而细胞的涌入会不可避免地引起肿胀。此外，血管渗透性增加，导致液体涌入。这也是你鼻塞的原因。

那么，在分子水平上，这种炎症反应是什么样的呢？

它就像是武装袭击、多车相撞、飓风这些灾难一样，我认为这类事件与轻微车祸这种小事不能类比。小事故发生后，警察只需要现身并把大家送回家即可，但当类似刺伤的损害发生时，虽然看起来就像一个轻微的交通事故，但无论多小，我们优雅的防御系统都需要大量信息来调用和修复这片区域，而这就会将多种细胞引入到这场战役。下面让我们来一睹它们的真容吧。

我已经介绍过其中一种关键细胞，它被称为巨噬细胞。这种细胞百年前由俄罗斯科学家埃利·梅契尼科夫观察到，正如我之前描述的，他将异物刺入海星幼虫，通过显微镜观察，看到四处游荡的细胞聚集在受伤的地方。梅契尼科夫观察到巨噬细胞吞噬掉了伤口周围的其他细胞。

一个细胞吞噬另一个细胞，专业术语叫作吞噬作用（phagocytosis）。这个词来源于希腊语phagein，意思是吃。因此，巨噬细胞的意思是巨大的吞食者。这些细胞就像门卫和警察的私生子，它们先吃东西，再问问题。它们会吞食该区域内可能受到损伤或感染的细胞，然后用化学方式消化掉这些被吞噬的颗粒。

这些巨噬细胞源于一大类被称为单核细胞的免疫细胞群。一些单核细胞会变成巨噬细胞，而其他细胞的功能则截然不同。

到目前为止，我主要介绍了T细胞和B细胞。如果你惊讶于免疫系统中其实还有更多的细胞，请别担心，你不是一个人。事实上，20世纪的免疫学家对炎症研究得越多，他们就越意识到，我们的防御系统可以被拆解为许多不同的细胞和受体，它们具有各种各样的功能。尽管直到20世纪80年代末才得以实现，但这些事实最终迫使他们重新定义了我们免疫系统的本质。

与此同时，一些零星的发现也意义非凡，它们对确定不同类型的细胞及其对人体防御的作用至关重要。

例如，我提到的巨噬细胞属于一类单核细胞。后来，在20世纪70年代中期，拉尔夫·斯坦曼发现了另一种单核细胞，给科学界带来了一项重磅成果。

"在科学领域，一个人发现并开辟一个新的科学领域，在此领域的研究前沿耕耘40年，并亲眼看见自己的努力转化为新的医疗干预措施，这是一件罕见的事情。斯坦曼对树突细胞（dendritic cell）的发现改变了免疫学。"

　　这就是诺贝尔奖对拉尔夫·斯坦曼博士工作的介绍开场白。1973年还是一名医生和研究员的他，试图填补看起来越来越复杂的免疫系统的一个细节，他用电子显微镜发现了一个不寻常的细胞。这种细胞长着树枝般长长的触手，因此得名 dendron，这个单词在希腊语中是树的意思。

　　斯坦曼博士及其合作者推测这些细胞在免疫系统中发挥着关键的作用，并证明了这一点。

　　通过一系列的实验，他们发现这些细胞在与外来细胞或有机体接触时，能够刺激或诱导 T 细胞和 B 细胞产生强烈的反应。

　　斯坦曼开始研究这些树突细胞是如何工作的。他指出，这些像树一样的细胞在向免疫系统细胞呈递抗原方面发挥了关键作用。例如，它们可以让 T 细胞查看其受体是否适配被呈递的抗原。

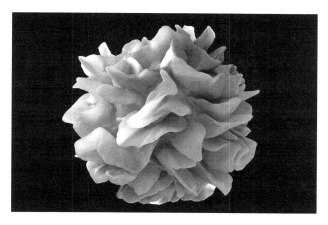

艺术家对树突状细胞的建模
图片来源：美国国立癌症研究所/美国国立卫生研究院。

　　在现实生活中，当你的身体被外来有机体入侵时，树突细胞会将该有机体的一部分撕扯并呈递给士兵和将军，以确定是否有必要进行攻击。

树突状细胞在生命的狂欢节里四处游荡，擦过熙熙攘攘的来宾，将其身份信息交给T细胞。如果一种抗原被认为是外来的，它就会导致严重的响应，即所谓的混合淋巴细胞反应（Mixed Leukocyte Reaction, MLR），这是一种T细胞、B细胞和其他免疫细胞参与的主要炎症反应。

一些科学家最初否认了这一发现。这与人们的普遍认知有所不同甚至完全相反，传统观点认为巨噬细胞是一种前线免疫细胞，在很大程度上区别于全能的T细胞和B细胞。然而，越来越多的证据表明，T细胞和B细胞正在得到其他细胞极大的帮助，甚至依赖于其他细胞。事实上，T细胞和B细胞，也就是淋巴细胞，只占白细胞总数的40%。

单核细胞大约占5%。

白细胞大部分是由中性粒细胞组成的，它们既是间谍，又是刺客。

梅契尼科夫最初观察到的细胞正是中性粒细胞，他随后进行了深入的研究。中性粒细胞占我们白细胞的一半以上，50%~60%。我们现在知道，它们在身体上的工作有点儿像冷战时期的间谍——一个致命的间谍，这个间谍会静静地观察和倾听，寻找麻烦，偶尔卷入暴力之中。中性粒细胞的旅程始于骨髓，这些守卫者们在那里出生，再进入血液循环。中性粒细胞可能会在组织或器官中停留一段时间，寻找病原体，如果没有发现异常，就会返回到血液中，继续监测和嗅探。它们能捕捉到病原体的气味或化学物质的释放。

当它们"嗅探"到这样的物质时，中性粒细胞就会从血管中挤进出现感染的组织。中性粒细胞被这种感染吸引，开始吞噬入侵者，然后中性粒细胞会释放出一种叫作酶的化学物质，它可以消灭病原体。这是一件暴力的事情，它让中性粒细胞耗尽自身，好比一只用掉蜂针的蜜蜂。中性粒细胞开始溶解，形成可消化的细胞块，这些细胞块可以被更具清洁功能的细胞清理掉。

在生命的狂欢节里，中性粒细胞是第一位响应者。

我之前提到的美国国立卫生研究院过敏和传染病研究所所长、当代最有影响力的科学家之一安东尼·福奇说："如果你的手擦伤了并发生了感染，最先到达伤口的细胞便是中性粒细胞，巨噬细胞也会随后到达。"他的故事最终与鲍勃·霍夫的故事紧密交织在一起。霍夫曾与艾滋病毒做斗争，打成了平局。

另外两种守卫者在体内的浓度要小得多，它们是嗜酸性粒细胞（不到白细胞总数的 5%）和嗜碱性粒细胞（不到 2%）。二者被统称为粒细胞[①]，这个名称反映了它们的功能。这些细胞含有微小的酶颗粒，可以消化和消灭病原体。

此外，20 世纪 70 年代的一项实验涉及另一种免疫细胞——自然杀伤细胞。这一发现很有趣，它让我们对免疫的基本构成有了更广泛的理解。在科学的叙述中，T 细胞和 B 细胞一直占据首要地位，但这种说法越来越站不住脚。

1975 年《欧洲免疫学杂志》上一篇题为《小鼠体内的自然杀伤细胞》的论文，开启了这个故事。然而，它描述的却是一个似乎没有意义的实验。

---

① 粒细胞还包括中性粒细胞。

这项研究的对象是在无菌环境中长大的小鼠，它们的免疫系统从未受过挑战。因此，这些老鼠的免疫系统不可能有机会学习并对特定的威胁做出反应。

研究人员从这些无菌小鼠的脾脏中提取细胞在试管中培养，并引入癌细胞——准确地说，是白血病细胞。

然而，最奇怪的事情发生了，试管中居然发生了免疫反应——脾脏的免疫细胞发动了攻击。仅凭这一点并不足以颠覆之前的认知；毕竟，免疫细胞也有可能带有可识别外来物质的抗体。但奇怪的是，这次攻击并没有涉及任何B细胞或T细胞。这一免疫反应不如B细胞和T细胞的攻击那么具有靶向性，这些"新"细胞以一种原始且普遍的方式迅速大量繁殖，似乎更符合条件反射式的攻击，而并非像克隆选择学说假设的那样。

这样的免疫反应与以往的观察不同，可能非常重要。但问题是，这些反应究竟是什么呢？

科学家将它们称为"自然杀伤细胞"。它们似乎与T细胞和B细胞属于同一个家族，但行为却截然不同。

"自然杀伤细胞在被发现时并没有得到太多的认可，"加州大学伯克利分校（之后提到该校简称伯克利）一名该领域的专家戴维·罗莱说，"许多研究T细胞的人都对它们不屑一顾，认为它们无关紧要。"

这篇论文的作者们也承认这一结果有些奇怪。在总结中，他们说，小鼠脾脏细胞的"自发"攻击"是由尚未明确的小淋巴细胞造成的"。

就像人体本身与外来物质做斗争一样，科学家们难以吸收新信息的一个原因是，科学也难以与看似陌生的想法和平相处。抱有根深蒂固理论的科学家和思想家拒绝接受会挑战T细胞和B细胞突出地位的研究结果，仿佛这些新发现是外来组织或致病菌一样。一个想法，一个模因，

都可以引发一种类似自身免疫的过度反应。尽管这种过度反应在一开始
具有保护作用，但最终被证明这其实事与愿违，它让我们更难发现真相。
（而且，免疫学最终为这种细胞命了名——自然杀伤细胞。这一名称很好
理解，也描述了细胞的实际功能。如此一来，麦迪逊大道上的广告公司
大概也会对这样的命名表示欢迎吧。）

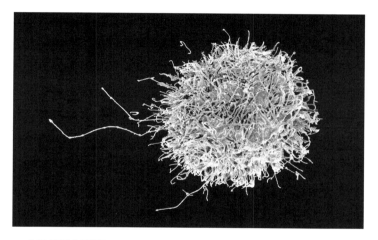

一个自然杀伤细胞
图片来源：美国国立过敏和传染病研究所/美国国立卫生研究院。

这些新细胞是如何串联成一个完整的故事的？其中的相互作用又是
什么样的呢？

"我们无法把这些点联系起来，"福奇博士说。所有的一切是如何协
同工作的呢？

部分答案来自20世纪70年代中期关于发烧的研究结果。一名出现在
耶鲁大学，高烧不退的加勒比女性促成了这一发现，查尔斯·迪纳雷洛
博士对此也十分着迷。

16.

发烧

"在温度计问世之前的几个世纪里，发烧是一种疾病的主要征兆，"1978 年，迪纳雷洛博士改变了免疫学的世界，他写道，"直到过去三十年，疾病引起体温升高的机制才被阐明。"

迪纳雷洛博士将相关研究追溯到 1943 年，那时，一位移居美国的苏联科学家发现，给兔子注射脓液可引起其发烧。事实证明，脓是中性粒细胞的碎屑，这些细胞在身体遭到入侵的第一时间就会奔赴战区。它们会杀死周围的一切，并与之同归于尽。当你看到脓液从你的身体渗出时，你看到的实际上是这些死去的细胞。

1943 年的那篇论文假定这把火是中性粒细胞烧起来的。这虽然是错误的，却是一个开端。

为什么要用兔子作为实验对象呢？兔子是很好的科学实验对象，因为它们可以在一定程度上被训练，而且其行为变化相对容易被观察到。

早期，人们发现给兔子注射脓液会引起发烧，这是寻找确切的发热过程的第一步。20 世纪 50 年代到 60 年代，有关这一过程的证据越来越多。例如，兔子在发烧时通过收缩血管来保温，这样它们的耳朵就会变冷。（你在发烧时是否曾打过寒战呢？）"兔子变得安静了，也不动了。"迪纳雷洛博士在描写免疫学发展史时写道。"这项观察结果促成了一项发现，"他补充道，热原"是一种睡眠因子"。

1967 年，科学界有了一个惊人的发现。发表在《新英格兰医学杂志》上的一篇论文报道了在不同于中性粒细胞的血细胞中存在致热源的证据。这种似乎与发烧有关的化学物质来自单核细胞，而不是来自首先响应的杀手细胞。可以理解的是，早期的科学家其实很难梳理出这些细胞。那么致热源到底来自中性粒细胞还是单核细胞，这二者又有什么区别呢？

这基本上就是迪纳雷洛博士在耶鲁大学医院观察到一名女子发高烧时的背景了。她本不应该发高烧的，因为她没有感染。这个病例非常引人注意，而且他本来就对发烧很感兴趣。"我说：'该死的，我要搞清楚这个分子到底是什么。'"他回忆道。他的目标是解开发烧之谜。

• · •

查尔斯·迪纳雷洛博士——别叫他查理——在波士顿郊区长大，用他的话说，那里到处都是意大利人、犹太人和爱尔兰人。他的祖父母是来自意大利本岛和西西里岛的移民。他的母亲高中没毕业，父亲是蓝领工人。如你所知，查尔斯发奋图强，最终考入了耶鲁大学医学院，并在毕业时获得了优秀论文奖。而那篇论文正是关于发烧的。

那时越南战场正硝烟弥漫，作为一名医学院的学生，他和医学院的同学们面临着同样的选择：要么报名参加政府的研究，要么就得冒着战地直升机派去救治被地雷炸伤的士兵的风险。选择没有那么简单，但对许多医生来说，他们觉得美国政府有意保护他们远离战区。迪纳雷洛博士选择去做研究，最后在美国国立卫生研究院工作。不仅如此，他还凭借自己的努力，进入到一个非凡的地方：美国国立卫生研究院的 10 号楼，伟大的科学圣殿，实验与探索的威利·旺卡[①]工厂。

坐落在园区中的这座巨大的平面红砖建筑，就是世界上最大的临床研究中心，这里有众多患者，也云集了许多科学家。合作是这里的关键词。它代表了美国政府和总统德怀特·D. 艾森豪威尔对科学的承诺。从 1950 年到 1960 年，美国国立卫生研究院的预算从 5 300 万美元增长至 4 亿美元。尽管一些共和党人出于对日益膨胀的政府的警觉而对此提出异议，但这笔资金在很大程度上是两党合作的结果，这与今天美国的情况可不一样。历史将证明，美国国立卫生研究院的科学产出将拯救许多人的生命，毋庸置疑，也包括杰森的生命。

10 号楼为癌症、艾滋病、自身免疫性疾病、流感和其他疾病的患者播下了救命的种子。这里所做的工作展现了基础科学这一广泛领域的力量，它旨在理解核心概念，而非开发某一种治疗特定疾病的特定药物。基础科学更加分散，它饱含信念和失败——许多项目都失败了，但所有努力都将为许多重大疾病提供治愈的希望。

迪纳雷洛博士的实验室位于 10 号楼里令人印象深刻的第 11 层，当时那里的免疫学研究正在蓬勃发展。11 层空间有限，并不会给人留下什么深刻的印象，而且有些杂乱，但那里的头脑所蕴含的力量却不可小觑。那里的每一个角落都坐着一位饱含热望、聪明、有创造力的思想家。

迪纳雷洛医生很容易辨认，因为他的指甲缝里总是有一点儿兔子的粪便。这是在使用兔直肠温度计时粘上的。

"我开玩笑的，"他告诉我，"不过事实的确如此，我的指甲里确实有

---

① 威利·旺卡是罗尔德·达尔的小说《查理和巧克力工厂》(*Charlie and the Chocolate Factory*) 中的主人公，巧克力工厂的主人。

兔子粪便，而且已经有 20 年了。"

· · ·

　　那是 1971 年，他的第一项任务带着点儿官僚主义。他必须说服其他研究人员和他的老板（一位名叫谢尔登·沃尔夫的杰出人物），允许他寻找致使身体发烧的分子。有人对此表示怀疑。比如，迪纳雷洛博士能完全确定他过滤掉了其他所有分子吗？除此之外，他能百分之百地保证导致发烧的不是一种外来物质或一种感染吗？

　　请体会一下这个问题的深刻性。长期以来，人们一直认为发烧与感染有关。相比之下，迪纳雷洛博士想要证明的是，发烧并不一定得有感染，而且从他在医学院目睹的患有狼疮的女性案例可以推出类似的结论——我们自己会产生导致发热的分子，并不一定由外部因素导致。

　　最终，他实现了继续进行这个项目的愿望，但他紧接着遇到了一个非常实际的问题。该从哪里获得白细胞呢？迪纳雷洛博士告诉我："每天从哪里获得数十亿的单核细胞呢？那时项目变得严肃起来。这是重要的一步。"他很会讲故事，我可以感觉到情节变得紧张起来了。我再简单提醒一下：单核细胞大致等同于巨噬细胞，它们的区别在于单核细胞是不成熟的巨噬细胞。[1] 当这些细胞从骨髓中出来时，它们在几天内都是单核细胞，直到扩散到组织中，它们才会变为巨噬细胞。为了简单起见，同时又不失准确性，我只想说，迪纳雷洛博士怀疑巨噬细胞参与其中，但他需要大量巨噬细胞来进行实验。

　　就在那时，迪纳雷洛博士发现了献血车。

---

① 单核细胞被认为是巨噬细胞和树突状细胞的前体。

车停在NIH的停车场，是为了试验一项新技术——为癌症化疗患者输血小板。为了获得这些血小板，需要使用大量的血液，而车里的人正好对白细胞不感兴趣。

"每天下午晚些时候，我都会去那里取一些白细胞，把它们装在血袋里带走。"

兔子是白色的、毛茸茸的。迪纳雷洛博士说："我对待它们就像对待我的孩子一样。"他会训练每只兔子两周，这样当它接受操作时就会比较平静。他说："几周后，它们就准备好了。"

为了准备注射的环境和巨噬细胞，迪纳雷洛博士对周围的环境做好一丝不苟的清洁工作。"我像远离瘟疫一样远离任何可能引起发烧的细菌产物。我不能冒任何被污染的风险。"他知道，如果他的同事怀疑发烧的原因是抗原或细菌，他的实验就得停止。

迪纳雷洛博士从献血车上取下了被当作"废弃物"的白细胞。他将这些免疫细胞与死葡萄球菌感染混合，以刺激巨噬细胞的反应。然后，他把这种混合物注射到兔子身上，他知道这个实验会引起他那些毛茸茸的朋友的反应。

在讲述这个故事的时候，他停顿了一下，似乎被自己奇怪的痴迷震惊。"纯化这种分子花了六年时间。如果你问我是什么驱使着我，为什么不放弃它转而去做一个简单的项目，我会告诉你：动力来自我观察到的兔子的生理变化——一只兔子一动不动，它的耳朵变得冰凉。10分钟之内，就产生了可怕的剧烈反应。我必须知道这个分子对大脑有什么影响。"

然而，六年的征途进行了四年，就被打断了。他必须履行自己的承诺，成为麻省总医院的首席儿科住院医生。

他于 1975 年回来了。那时，随着新技术和新方法的出现，世界范围内的免疫学正在迅猛发展。其中一项涉及放射性标记，可以帮助识别、纯化或筛选出单个分子。在 10 号楼，两层楼下的 9 层，有一个很擅长这种技术的人，他的名字叫作克里斯蒂安·安芬森。他已经在 1972 年获得了诺贝尔奖。迪纳雷洛博士询问安芬森是否愿意帮助解决导致兔子发烧的问题。

他们离答案越来越近了，他们已经瞄准了一个纯化的分子，并把它与污染物和其他分子隔离开来。然而，1977 年的一天，奇怪的事情发生了——这个分子消失了。

· · · ·

而正是在这一刻，启示来临了。当分子消失时，迪纳雷洛博士意识到，这种导致发烧的分子被纯化得如此好，以至于你看不到它的存在。同样重要的是，他发现尽管这种分子的含量几乎可以忽略不计，但它仍然可以让身体发热。只需要很少的这种物质就能引起身体的重要反应，这一点的重要性难以言喻。

"这可能是我职业生涯中最重要的一段陈述。"他说。用专业术语来讲，他发现每千克体重只需要 10 纳克的这种物质，就足以导致发热。换句话说："这比之前任何人预测的都要少，仅仅为它们的千分之一。这一结果非常令人震惊，这个分子非常强大。"

而这种分子来自单核细胞，一种类似巨噬细胞（吞噬废物和病原体）的免疫细胞。根据现在的研究来看，这种分子似乎具有更广泛的功能。迪纳雷洛博士称其为一种白细胞自燃剂。

福奇博士回忆道："他意识到，'哦，天哪，这可不是来自中性粒细胞，而是来自单核细胞'。"福奇博士当时在 11 层与迪纳雷洛博士一起工作。当福奇博士把这个故事讲给我听时，他自己的声音也因兴奋而提高了。作为一个局外人，我没有立刻体会到他的兴奋之情，毕竟与免疫学家对话还是有些困难的，但情绪的爆发显然还是很容易感受到的。

迪纳雷洛博士于 1977 年发表了他的第一篇论文。他的成果最初受到了抨击。"德国人写了很多论文反驳它，"他说，"他们说'他的身体肯定混进了污染物'。"

然而，慢慢地，真相开始变得清晰起来。

事实上，在 1979 年于瑞士埃尔玛廷根举办的第二届淋巴因子工作坊上，与会者最终接受了这个概念，并决定给这些所谓的中介物起一个新名字。从此，白细胞致热原便被称为白细胞介素（Interleukin）。Inter 来自"通信手段"（means of communication）的词根，而 Leuk 源于希腊语，意为白色，如白细胞（Leukocyte，字面意思为白色血细胞）。

从广义上讲，白细胞致热原是一种中介物、沟通者。

白细胞介素–1 标志着第一个白细胞介素诞生了。迪纳雷洛博士应该被称为它的助产士。有了这些知识，你就足以获得免疫学学士学位了。

但是，故事并没有就此结束。也许最重要的部分还没有到来，这使得迪纳雷洛博士成为一个颇具争议的人物。

20 世纪 70 年代中期的一个周六上午，在 10 号楼的 11 层，迪纳雷洛博士正和另一位科学家一起研究他纯化过的分子。他们想看看白细胞介素–1 是否对较大层面的免疫系统有影响。除了刺激发烧，它还有什么其他作用吗？

简单地说，这个实验包括给一只兔子注入一种已经失活的人类病毒，刺激白细胞介素产生，然后将这种产物注射到老鼠体内，观察其T细胞的反应。为了测量反应，他们进入"计数室"，当测量特定的分子或细胞时，测量放射性标记的机器会发出咔嗒声，就像盖革计数器一样。

"我们每隔两次计数就会观察一下T细胞是否被激活。突然，计数器失控了，咔嗒咔嗒响个不停，仿佛科幻电影中的场景。"迪纳雷洛博士回忆道。房间里的另一位科学家是研究小鼠和T细胞刺激的专家。迪纳雷洛博士说，当他们看到计数器失控，显示T细胞大量增加时，"兰尼对我说，'你到底给了我什么？这比我见过的任何情况都要活跃一百万倍。'"

这意味着什么呢？

在最基本的水平上，这意味着白细胞介素–1不仅能引起发烧，还能引起T细胞的反应。

所以，那又如何呢？

考虑到主流免疫学仍在关注T细胞和B细胞的重要性，尤其是还有很多科学家认为T细胞是免疫联盟的总司令。但现在看来，结果却恰恰相反，反而是巨噬细胞在刺激T细胞。

迪纳雷洛博士说："从1976年到1979年，我都不敢发表这一成果。人类单核细胞产生的分子怎么可能既在兔子身上导致发烧，也在老鼠身上引起淋巴细胞反应呢？这对免疫学家来说就是异端邪说。"不过，迪纳雷洛博士的观点最终将被证明是正确的，它深入到我们理解免疫系统的核心，关乎我们如何管理甚至操纵免疫系统——比如杰森、梅瑞狄斯、琳达和鲍勃的病例。

这一探索纪元还在进行，它涉及几十个重要分子的发现。这些分子显示了我们优雅的防御系统具有的超凡的复杂性，也让我们对其交叉重叠的职责有了一定认识。这一切告诉我们，科学的奇迹就像小说一样令人惊叹。现在，是时候让闪电侠登场了。

17

闪电侠

在 20 世纪 60 年代的漫画《闪电侠》(*Flash Gordon*) 中，宇宙飞船上的医生使用了一种名为干扰素的神奇药物治愈了一位濒临死亡的病人。闪电侠虽为虚构，但这种药物却是真实的。干扰素这个概念在漫画出版的几年前才诞生，当时一名瑞士科学家和一名英国科学家在用病毒和雏鸡做实验时，观察到了一些有趣的事。

科学家从一枚鸡蛋中提取了一种病毒，并通过酸浴杀死了这些病毒。他们把这种"死掉"的病毒注射到另一枚鸡蛋中，之后再加入活病毒。结果，活病毒没有生长，因为死病毒干扰了活病毒的增殖。

干扰素由此得名。

科学家们的理论是，健康细胞从灭活病毒那里破译了抑制生长的信号。这是否意味着细胞已经发出了某种信息：这是一个不适宜居住的环境，所以不要在这里浪费资源了吧？不过此时，科学家们还不清楚干扰素是如何工作的，甚至不清楚它的本质到底是什么。

免疫学界对这样一种观点越来越着迷：干扰素可能会隔离和限制信息收发系统。这一重要观点认为，我们只需使用某种天然物质，便可以对抗疾病。目前，人们的另一种选择是利用外来物质合成药物，但这样的话，就总是会引发副作用，因为它会刺激免疫系统，并引发炎症。或许我们可以想想化疗的骇人之处，可怕的毒素虽能攻击肿瘤，却以伤害自身正常细胞为代价。

请想象一下，如果有一种无害的死病毒——完全自然无毒的混合物——能够被用来阻止致命的活病毒就好了。随着微生物技术的进步，这种可能性所蕴含的希望也越来越大。科学家们发现了干扰素的一个关键特性，它能激活相关基因，令细胞产生能攻击病毒的化学物质。也正是在 20 世纪 70 年代，干扰素被确认是一种有着若干亚型的蛋白质。或许之后它将会具有广泛的适用性。

事实证明，确实如此！

尽管它目前已不再是一线治疗手段，但曾经有一段时期，以干扰素为基础而研制出来的药物市值高达数百亿美元（一度居于领先地位）。像肝炎等疾病，以前就需要注射干扰素和利巴韦林混合制剂。干扰素正是通过向免疫系统发送攻击病毒的信号来增强人体自身防御能力的。

但是要达到这个目的（让我们把时间快退），科学家们需要纯化干扰素。这是一个关键的步骤，与纯化白细胞介素这样的挑战没有什么不同。这时，免疫学界一直存在的一个特殊人物登场了：一名女性。

她的名字叫凯瑟琳·佐恩，她为打破科学界中存在的性别障碍，增强女性在长期由男性主导的领域的话语权，做出了巨大贡献。1966 年，在仁斯利尔理工大学，她是班上化学专业唯一的女学生。在这所著名的理工学校里，她也是为数不多的女性之一——她说自己就像"一只珍禽"。同学们似乎对此并不担心，包括她未来的丈夫，但那些手足无措的男性教师可就不一定了。"他们中的一些人甚至都不会正视你。"她回忆道。

最终，她的优秀证明了一切。在毕业典礼上，她获得了化学专业优秀学生奖。

到了 20 世纪 70 年代中期，科学界终于有了变化。

1976 年，佐恩在约翰·霍普金斯大学获得了生物化学博士学位，之后被美国国立卫生研究院录取，到 10 号楼 9 层加入了克里斯蒂安·安芬森的实验室——正是那位向迪纳雷洛博士提供分离白细胞介素的化学技术咨询的安芬森。

迪纳雷洛博士在 11 层研究兔子，而 9 层的佐恩的实验动物则是绵羊。实验室不能养绵羊，因此它们被养在马里兰州普尔斯维尔的一个农场里，距离贝塞斯达的 10 号楼大约 45 分钟的车程。这是一个名副其实的动物园，有老鼠、绵羊、猴子，没错，还有兔子。每隔几天，就会有一名运送人员带着已经死亡的人类病毒从 10 号楼驱车送往农场。

在农场，兽医将部分纯化的干扰素注射到绵羊体内，之后，再从绵羊身上提取包括白细胞在内的血浆。他们的想法是，绵羊血浆中含有针对干扰素的抗体，而这些抗体可用于纯化干扰素。一旦干扰素被纯化，佐恩和她的同事，包括加州理工学院的合作者，就能对干扰素进行测序。

他们花了四年时间，终于在 1980 年发表了一篇论文，描述了干扰素的纯化形式，令操作、测试这种物质并将其转化为药物成为可能。最终，研究人员确定了三种类型的干扰素：α 干扰素、β 干扰素和 γ 干扰素，很久之后，还确定了 λ 干扰素。

完全理解这些干扰素的角色需要花费很长的时间。但我们不妨先来看看 α 干扰素（包含 12 种相关蛋白的家族）这种微小却强大的分泌物的重要性和作用。

佐恩告诉我："这是我们的身体应对外来病原体、病毒或肿瘤的第一步，也是第一道防线。"

我能猜到读者此时也许会露出困惑的表情，对着书或者电子阅读器皱起了眉头。之前不是明明已经介绍过第一道防线是其他的细胞或物质吗？

你的疑惑没错，你也没有遗漏什么。真实的情况是，免疫系统的功能存在重叠，有时第一道防线是冗余的，有时第二道防线是冗余的。这个生命狂欢节是来者不拒的鸡尾酒会，如果不能尽情放肆、包罗万象，那么它将毫无意义。当然，还有其他令人抓狂的事情。一些演员会使用不同的策略，在晚会上表演，而这些常常是交叉发生的。

不仅如此，佐恩解释说："很多不同的细胞类型都能产生干扰素。"

比如，一种病毒钻进你的鼻子或者滑进你的喉咙后，会与健康细胞发生相互作用。当细胞检测到与外来病原体一致的分子后，在微小的细胞内，一种类似超级计算机的处理过程便开始了，随后则会导致蛋白质的变化，进而分泌 α、β 和 λ 干扰素。当然，细胞也可能会死于入侵，但在它屈服之前，会设法通过蛋白质的变化来产生干扰素。这样一来，周围的其他细胞就能发现干扰素的存在。

"链式反应就这样开始了。"佐恩解释道。

它可以覆盖一个独立的区域，比如一个器官，也可以在几个小时内扩散至全身。一个接一个的细胞开始接收信号并产生干扰素和其他能保护细胞的蛋白质。一旦开始，干扰素就会像它的名字一样，诱导产生能干扰病毒自我复制能力的蛋白质。

不过，副作用也随之而来。

佐恩解释说："当干扰素被分泌时，你会感到不舒服。它会引起疼痛，你会感觉很糟糕。"你的行为正在被改变——不是被病毒直接改变，而是被它引起的反应改变。病毒入侵是一件很普通的事情，人体早期的预警系统会引发一连串的炎症反应。这也会让你感觉很糟糕，就像我之前描述的那样，又累又疼又热。你的速度会被拖慢，这其实对你的身体十分有益，因为这样能把你身体的资源用于对抗病毒，而不是用于工作或慢跑。你的防御系统需要调用你有限的能量。

你的免疫系统在一定程度上可以让你照顾好自己。简单来说，你的虚弱感是一个撤退的信号，最终让你的身体痊愈。但事实证明，实际情况要比这复杂得多。这也是即将提到的琳达和梅瑞狄斯这两位自身免疫性疾病患者的故事具有启发意义的地方。有时免疫系统会反应过度，而另一些时候，通过产生患病的感觉来减少炎症却是有益的。关于这方面的更多内容，请接着往下读。

有了更多核心科学的支撑，她们的故事变得更容易理解，也更有意义。干扰素是一大类可以促进免疫系统活动的化学物质。这组化学物质向我们通报几乎所有疾病的情况，包括我们对疾病的反应。

现在，是时候谈谈细胞因子（cytokines）了。

细胞因子是细胞分泌的一种物质，它能刺激其他免疫细胞的活动。它是一个信使，可以由干扰素或其他免疫系统成员派出。在生命的狂欢节里，当一个外人闯入这个聚会时，免疫细胞可能会向另一个细胞发送大量的细胞因子——通信的脉冲信号。

这很好地证明了免疫系统具有一个电信网络，就是这样。我们的防御网络正在向全身发送信号。以发烧为例，信号被送达大脑里的下丘脑

（温度调节的神经区域中心）。随后，该信号会在身体内传播，号召其他细胞刺激发烧。干扰素的工作原理与此类似。

免疫系统的通信网络在功率、速度和覆盖范围上都能与这个世界上发明的任何一个通信网络相匹敌。（请留意，硅谷的同学们！）单核细胞在我们身体的星系中发出信号，它不需要电线就能做到这一点，而且距离要比实际的细胞大几百万倍。

"这些通信基本上是无线的。一个细胞不需要接触另一个细胞。"福奇博士如是说。该系统"具有可塑性、灵活性，而且极其复杂"。

"它就像是一台超级计算机。"

我们有必要停下来想一想，自20世纪50年代末米勒博士发现胸腺不仅不是空间的浪费，更不是上帝丢弃的东西以来，免疫学已经取得了多大的进步。T细胞由胸腺产生，B细胞的起源是骨髓，它们在构成淋巴系统的管道和血管中流动，并在淋巴结和淋巴组织中聚集。这些地方就像指挥中心或监视中心一样，消防队员在那里时刻准备着。当T细胞被树突状细胞激活时，它就表现得有如士兵和将军，散播出细胞因子；B细胞利用BCR与抗原连接，就好像它们是寻找锁的钥匙。巨噬细胞、中性粒细胞和自然杀伤细胞则在体内游荡、鉴别、探索以及杀戮。这些网络通过信号、化学传输或过程连接起来，会受到干扰素和白细胞介素的刺激，还会引起强烈的副作用，比如发烧。

从概念上讲，这是一种让你保持健康的级联反应。这一系统会追踪寄生虫、病毒、细菌和恶性肿瘤。它不停地工作，应对我们从未注意到的小威胁、让我们因不适而躺下的中等威胁以及无数可能会杀死我们的大威胁。从历史的角度来看，我描述的是一个复杂的系统——至少与米勒博士那个时代的科学理解相比是这样的。

有了科学和相应的技术，我们有能力去发现许多不同的分子和细胞因子。在免疫学的概念里，曾经只有T细胞和B细胞，但突然间，我们发现居然还有一系列分子正在监控着生命的狂欢节。这些成分的发现揭示了它们作为整体的意义，其中有些成分参与识别和攻击外来入侵者，但也有许多成分在监控我们自己的免疫系统，以确保它不会反应过度。这些成分便是白细胞介素，简称IL。它们在生命狂欢节里漫步，检查外来人员，相互监督。

例如：

IL–1 会引起发烧。

IL–2 可以促使T细胞生长。

IL–6 可以促使B细胞生长。

IL–2 和IL–6 作用效果强烈，但也容易造成误伤。这些白细胞介素的问题在于，它们的数量可能变得过于丰富，信号过于激进，导致身体的攻击过于凶猛，这就叫作自身免疫。即使你从未经历过梅瑞狄斯和琳达等人所面临的那种剧烈的慢性折磨，你在自己的生活中肯定也感受过免疫系统过于活跃所带来的影响，例如，当你从沙发上站起来走走的时候会感到疲劳，或者明明没有外伤，却感到了不知名的疼痛。

如果不加以控制，自身免疫的威胁甚至可能是致命的。这就是为什么我们的免疫系统演化出了制衡系统。事实上，很多白细胞介素是抗炎的，它们是免疫系统的制动器，而不是加速器。

事实上，一些能促进炎症的单核细胞也有抑制炎症的亚群。例如，我们现在知道IL–1 家族有几十个成员，其中很多是抗炎的。这种关键的免疫系统蛋白至少有三分之一的变异是用来阻止免疫系统产生炎症的。

"在使用抗生素之前，这些炎症性细胞因子有助于杀死感染。"迪纳雷洛博士说。细胞因子现在仍然发挥着这一作用，可细胞因子是如何知道要停止工作的呢？如果它们不停止工作会发生什么呢？"如果你不能产生抗炎性细胞因子，你就会死于轻度炎症。"

这就是免疫系统的强大之处。轻微的炎症，如果完全不加控制，是可以致命的。迪纳雷洛喜欢这样的类比——免疫系统把身体变成了一个警察国家。"你需要炎症来抵御入侵者，你需要警察。但是如果警察太粗暴了，他们就会造成伤害，杀害无辜的人。"

福奇博士滔滔不绝地向我讲述着有关免疫系统的知识，而所有这些关于蛋白质的发现也为此提供了证据。我们的免疫系统真的是一台超级计算机。

福奇博士准备重新定义它的目的。

18

和谐之道

　　故事发生在 1980 年，后来成为免疫学领域最耀眼的明星之一的福奇博士，当时还只是科学界一颗冉冉升起的新星。自 1972 年以来，他一直在探索如何处理他所谓的"异常"免疫系统反应，即免疫系统攻击自己身体的情况。

　　他在研发抑制免疫系统攻击自身的药物方面做了大量开创性工作。他说："我们必须用抑制剂使免疫系统平静下来，但不必对免疫系统过度抑制，否则人体会很容易受到感染。"

　　在这段时间里，福奇博士并没有对这个问题给出很好的解释，但他帮助定义了免疫学的一个新身份。多年来，领域内一直将免疫系统视为"攻击、寻找和摧毁"的主体。

　　但福奇博士发现，这只对了一半——事实上，这远非一个完整的定义。

　　从本质上讲，免疫系统所做的并不是简单地寻找和摧毁，而是在寻求一种平衡，是在攻击、消除真正的危险与保持克制以避免其强大的力量伤害自身之间寻求平衡。1980 年，福奇博士为帮助美国国立卫生研究院研究免疫学的这一关键问题，建立了一个新实验室，并称之为免疫调节实验室。

这是值得纪念的时刻，自此，免疫系统的故事变成了关于内稳态的故事——一种和谐或稳定的状态。这也是我们的防卫系统如此优雅的原因。我们的免疫系统是精确而微妙的，它旨在保持平衡、维护和平，并尽可能减少对我们和我们周围环境的破坏。

这种平衡对我们的健康至关重要，你很快就会在鲍勃、琳达、梅瑞狄斯和杰森四个人的生活中再次见证这一点。

在此之前，我将先为你介绍三位智者以及一项将免疫科学转化为康复医学的发现。这对于长期不透明的免疫学世界来说十分实用，这也是一个转折点，让几十年的科学研究成为挽救生命的治疗方法。

19.

三位智者与单克隆抗体

土耳其出生的免疫学家和历史学家谢菲克·阿尔坎写道:"这是一个改变了科学和医学的故事。"而这一发现如今也被用于诊断和治疗"类风湿关节炎、癌症"等多种疑难杂症。

现在的我们离谜底越来越近,免疫学的拼图正趋于完整,我们的探索也正在转化为应用,为现实世界提供解决方案。可以说,没有任何发现比单克隆抗体的发现更为重要。每一位读者或其家庭成员都可能在某个时刻接触这一科学宝藏。因此,掌握这部分知识是很有用的,它能帮助我们了解,在将来的某个时刻,为了延长或拯救我们的生命,可能会注射到我们身体里的是什么东西。

故事是这样开始的:一个丹麦人,一个阿根廷犹太人,还有一个德国人,走进了研究实验室……

三位智者中的第一位,尼尔斯·杰恩是位丹麦免疫学家,他是自己所处时代的精英思想家之一，同时也是巴塞尔免疫学研究所的创始人。"在他的办公室里，"阿尔坎写道，"有一张长桌，摆着几十本科学期刊；各种语言（英语、荷兰语、丹麦语、法语和德语）的材料他都能阅读。"

杰恩发明了一种抗体分离和计数的方法。

这一发现被称为溶血空斑实验。我会根据温莎大学网站上的资料，列出我所理解的实验步骤——试着体验一下免疫学的复杂性，然后总结一下这令人生畏的内容及其意义。

　　1. 将 2.0 毫升的汉克平衡盐溶液（HBSS）加入小研钵中，通过冰浴降温。

　　2. 将小鼠置于一个装有乙醚浸润过的棉签的密闭小罐，用过量的乙醚处死小鼠。

　　3. 从罐子里取出死去的小鼠，将其放在纸垫上，用 70% 浓度的酒精擦洗其腹部后切开。随后，切下脾脏，并确保多余的脂肪和组织被切除……

　　4. 将脾脏放入 2.0 毫升冷却的 HBSS 中，切成小块。用杵研磨这些小块，直到形成均匀的细胞悬液。

　　5. 把粗棉布放置在一个小漏斗中过滤悬液，去除大的细胞团块。最后用 5.0 毫升冷却的 HBSS 冲洗滤布上残留的细胞。

当然，这一实验的复杂性不止于此。（它最终还会涉及离心；更多的盐浴；冲洗过的小鼠脾脏细胞被置于载玻片上，并用石蜡包封，孵育；最后，我们可以在显微镜下观察结果。）

最终，我们在显微镜下观察到形成的斑块，从而得到抗体的数量。

这是一个巨大的进步。为什么这么说呢？当你感染病毒时，你的身体会产生抗体来对抗它。因为杰恩和其他人的发现，医生经常使用这项抗体分离测试来了解我们对抗的病毒类型，我们对抗病毒的效果，以及我们的免疫系统和病原体之间的战斗强度。

第二位智者是来自阿根廷的塞萨尔·米尔斯坦。为了研究抗体，他想出了一个巧妙的方法来制造大量抗体。他产生抗体的策略包括将B细胞与癌细胞配对。这一发现取得了惊人的效果，尽管癌细胞罪行累累，但它们仍具有重要的科学价值：癌细胞会不停地生长。它们就像是身体的杂草。米尔斯坦将一个B细胞与骨髓瘤细胞结合，创造了一个具有癌细胞增殖周期的B细胞谱系。这样一来，米尔斯坦就得到了一个充满抗体的培养皿，大量珍贵的守卫者便可以被用来研究、实验。

1973年，米尔斯坦来到巴塞尔，就这一过程做了一场学术报告，台下就包括第三位科学家，德国人乔治斯·科勒。

简而言之，科勒将杰恩和米尔斯坦的技术结合在了一起。他从小鼠和绵羊中分离出单个抗体，然后制造出无数的副本。

这是科学家第一次成功分离出能产生某个特定抗体的细胞，并将其无限地复制。而且，这项技术亦令研究人员得以用抗体区分许多不同的细胞类型。这相当于制造出了细胞生物学家所见过的最强大的显微镜，因为它能让他们区分细胞类型，确定哪些细胞含有哪种抗体，以及不同的细胞中各有多少抗体。

作为最初的基本步骤，这揭示了很多问题，例如B细胞远比人们最初认为的更加多样化。事实上，B细胞表面有成千上万种BCR。

一旦分离出来，这些抗体就可以用于研究。例如，如果知道哪种特定的抗体对哪种特定的病原体有反应，我们就能弄清楚致命的疾病是如何攻击我们的，弄清楚自体、异体之间的相互作用是如何发生的。

福奇博士告诉我，这一变化令免疫学发生了深刻的转变，使一个直到 20 世纪七八十年代还很艰深晦涩的领域变得实用起来。他说："突然之间，免疫系统对更多的疾病产生了重要影响，超乎你的想象。比如癌症，自身免疫，自身免疫缺陷，过敏。"他的意思并不是说免疫系统产生了一种新的效应，而是说如今科学家们清楚地认识到，这种效应在任何地方都非常强大。

这些被分离和扩增的抗体被称为单克隆抗体。它们正在改变你的生活，就在现在，此时此刻。建立在单克隆抗体基础上的药物已成为 21 世纪初药物的主要来源。这些药物的年市值接近 1 000 亿美元。它们的作用是通过增强或减弱——视情况而定——某种特定抗体的能力，使身体更好地抵御威胁生命的风险，比如癌症，或者弱化我们优雅的防御系统的能力，使免疫系统表现得不那么具有攻击性，造成自身免疫。

这些药物包括琳达和梅瑞狄斯都尝试过的、试图平复她们躁动的免疫系统的修美乐、类克，已经拯救了无数癌症患者的易普利姆玛，和救了杰森的纳武单抗。在接下来的故事中，你将以一种近距离的方式看到这些神奇药物的发展和疗效。总的来说，这些药物的目的是相对精确地控制免疫系统，是分子水平的调控，而不是采用以前药物的焦土战术。

在这里我想提醒各位想象一下化疗和免疫疗法这两种癌症治疗方法的区别。在传统的化疗中，毒素被注入体内，在理想情况下只破坏那些快速分裂的细胞，比如肺部肿瘤细胞，但事实上毒素同时也损害了许多健康组织。这是一场众所周知的消耗战。生命的狂欢节必须要比肿瘤和治疗更加持久才行。纳武单抗或者易普利姆玛的治疗机理，便是在分子水平上解放免疫系统，令其攻击癌细胞，这是对身体的天然防御机制的利用，而非向身体注射漂白剂杀死所有活体。

．·
·　·
·

这是无疑一个复杂的过程。那么，在免疫学的故事里，我们究竟居于何处呢？

在人类历史上的大部分时间里，感染，甚至是轻微的感染，在夺取人们生命时往往遵循某些可怕的规律，如开放性伤口，食用生肉，偶然吸入另一人呼出的流感病毒，肺炎病原体通过手接触被擦在鼻子上。几个世纪以来，科学家们在理解这些感染，研究我们的身体是如何进行抵抗的方面迈出了小小的一步。这些科学家来自世界各地，这一点值得注意，因为它彰显了超越国界和文化的合作对我们的生存而言具有着多么强大和根本的价值。

·　·
·　·
·

我们在疫苗和抗生素方面取得了重大突破。这些帮助我们在没有真正了解免疫工作机制的情况下生存了下来。我们或多或少有些盲目地往身体里喷药；它们有时有用，有时则无效，而我们往往并不知道为什么会这样。但我们也开始循序渐进地深入研究，尤其是在 19 世纪中叶。

T 细胞来自胸腺，似乎在防御中起着重要作用，但具体如何起作用，我们还不清楚。

同样，来自骨髓的 B 细胞也发挥了巨大的作用，并且似乎与 T 细胞有着必不可少的相互作用。

　　一位曾在圣地亚哥做过研究的日本科学家（利根川进），之后在瑞士的一项发现解释了免疫学中的大爆炸理论：我们的DNA在母体子宫内重新排列，并形成数百万种抗体，这些抗体能够结合并攻击上万亿种不同的抗原。

　　一位澳大利亚兽医（多尔蒂）与一位瑞士移植科学家合作，发现T细胞能够区分外来物和自身。

　　随后，一个俄国人发现（也是最后一个重大发现，在我们对优雅的防御的探索史中出现得出奇得晚），我们有不止一个免疫系统，而是两个。

20

第二套免疫系统

我们如何才能让身体不将食物视为一种外来的入侵呢？毕竟，香蕉不是人类，面包也不是，更不用说费城芝士牛排（费城本地人请恕我直言，这甚至可能不算是食物）了。当我们吞咽食物后，食物会进入胃和肠道，在那里酸会把食物分解，然后营养物质就会被释放到身体里——它们是微小的异物，却对我们的生存有着巨大的价值。那么，我们的身体如何区分哪些是外来物哪些是真正的危险呢？免疫学家认为他们已经回答过这个问题了，比如抗体和抗原的关系是受侦测者MHC控制的。

即使是在搜捕艾滋病毒的过程中，也有这样一种假设，即这种行动完全是由T细胞和B细胞控制的"适应性免疫系统"实现的。

科学此时是错误的。要回答香蕉或芝士牛排的问题，科学需要另一个基本信息。需要再次强调的是，这一重要发现来自一个科学家的国际村。

· · ·

鲁斯兰·麦哲托夫1966年3月出生于乌兹别克苏维埃共和国。18年后，他在大学里过着一种循规蹈矩、安守本分、渴望自由的共产主义公民的生活。

他说："每年秋天，我们都要到棉花地里待上几个月。这是强制性的。如果不那样做，你会被大学开除。这里的生活条件十分原始。有一次，我因为在田地里读课本而被系主任'逮个正着'。"

他读的是生物化学课本。

"他说，'我要取消你的助学金。'"

这是个坏消息，但更糟糕的消息是战争。大一下学期，麦哲托夫应征入伍。他被剃了光头，随后被送去了一个广场。新兵们被分成 30 人一排，他们将被随机挑选奔赴阿富汗（1979 年，苏联出兵阿富汗）。"我之前的两队人，以及我之后的两队人，"他告诉我，"许多人没能回来，而那些回来的人也不正常。"

当他回顾阿富汗那场决定命运的战争时，他认为，摇摇欲坠的共产主义政权对外国事务的敌意有点儿像一种自身免疫性疾病。"你试图摧毁你认知中的非我，却同时摧毁了很多自我。"他说。"这有点儿像自身免疫，"他补充道，"这正是中东正在发生的事。"

政治和文化防御系统失控，高度敏感，没有检查就做出反应，以至于它们无法判断什么应当维系、保留——什么会保持稳态，以及它们将亲手毁灭什么。

麦哲托夫服完兵役后，回到了大学，对科学产生了广泛的兴趣，而不是只对免疫学情有独钟，这似乎也为他带来了一个巨大的突破。经过多次面试，他被选中前往美国学习。他激动地说："这是一个难以置信的奇迹。"

"我不敢相信我竟有如此运气，只差最后一步了。"然而，某天一个人打电话给麦哲托夫并告知他需要通过一个培训，并要求在一个公园里见见他。"回想起来，我总是在想：我当时怎么就没觉得这听起来有多可疑呢？"

他去见了那个西装革履的人，但他却"看起来很模糊"。"当我试着回忆的时候，怎么也想不起他的容貌。我能想起其他的一切，除了他的脸。"

他们谈论了许多方面，那个人要求几天后再见面。麦哲托夫回忆起来，当他们再次见面时，这位官员试图唤起这名学生的爱国主义情怀，说："你想帮助你的国家，对吗？""我在想：'噢，该死。'那时我才意识到他来自克格勃。"

这个人知道麦哲托夫的一切——他的成绩，他对篮球的热爱。但这个人并没有威胁他，只是解释说，麦哲托夫需要在美国收集机密信息，然后传回国内。他将成为苏联过热的免疫系统的一个受体。他将成为一个T细胞，在美国做监视的工作。他回忆当时被告知："'我们会教你在晚上如何溜进大楼。'"那听起来有点儿像詹姆斯·邦德。"这确实令人有些兴奋，但其他东西都糟透了。我试着解释我的想法，'我想要学习，而不是当一名间谍'。"

"第二天早上，我接到了国际事务办公室的电话。他们说：'你的文件丢了，你哪儿也去不了。'"

他一直忠于自己，这让他付出了沉重的代价。

之后，好运再次眷顾，或者说，这是一个在时间上和空间上的名副其实的随机突变，它导致了科学的进步。科学的火花在离麦哲托夫数千英里远的长岛北岸点燃了。1989年，耶鲁大学免疫学家小查尔斯·詹韦博士在纽约冷泉港的一个研讨会上发表了演讲，他大胆地提出要阐明"免疫学的肮脏的小秘密"。

他所指的秘密是，免疫系统基本上只是围绕T细胞和B细胞的支配地位建立起来的。这就是适应性免疫系统，我想我用不着再重复它在免疫学中根深蒂固的历史了。

但詹韦博士遇到了一个十分重要的问题，这个问题非常简单，以至于此前一直被忽视。T细胞和B细胞是如何知道去攻击哪些细胞的呢？

你可能会认为，这个问题已经有了答案。毕竟，抗体和抗原已经被发现，它们之间的相互作用也得到了广泛的研究。人们认为树突状细胞向T细胞提供信息。学界的假设是T细胞和B细胞知道去攻击什么，因为它们会识别抗原。还记得这些吗？它们是病原体上的标记，也就是标签。

詹韦博士对学生们问他的一个问题感到困扰：无害的外来物质上难道没有抗原吗？我们吃的香蕉的营养成分怎么样？我们吸入的无害细菌呢？毕竟，我们周围有数十亿的细菌，而且很多都不是致命的。据推测，这些细胞或有机体都具有抗原。我们优雅的防御必须评估它们，而不是攻击它们，让它们单独存在，甚至将它们整合起来。

麦哲托夫向我解释这个简单的逻辑："我们知道免疫系统如何对待抗原，但我们不知道它是如何对待感染的。抗原和感染不是一回事。"他告诉我这个故事是因为詹韦博士在2003年不幸因癌症去世。（《纽约时报》上关于他的讣告中写道，他"常被称为先天免疫之父"。）

在冷泉港研讨会上，詹韦博士提出，T细胞和B细胞能够识别抗原，很多抗原，但它们自己并不知道该去攻击哪一个。

"它们会说：我获得了一些东西，但我不知道它是什么。这是你自己的胰腺还是一种恶性病毒？"麦哲托夫向我解释道。是香蕉消化后的营养物质还是艾滋病毒？"他们看不到抗原的本质。它可能来自我们自己的细胞，来自食物，或其他一些与我们皮肤接触的东西。但并非所有东西都具有传染性或者致病。"

他说，T细胞和B细胞"能精确地检测出某种东西，但代价是无法知道它是什么"。

麦哲托夫从巴甫洛夫的狗身上借用了一个类比来描述詹韦博士发现的问题的本质。巴甫洛夫明白，他的狗一闻到食物的气味就会立刻流口水，但如果它们听到的是铃声，就什么也不会做。当巴甫洛夫把铃声和食物的香味结合起来后，狗就会把铃铛和食物联系起来，自然就流下口水了。

詹韦博士发现，我们的适应性免疫细胞在听到铃声（抗原）时并不会发动攻击；它们需要另一个信号。

· · ·

麦哲托夫回忆说，当詹韦博士提出这个概念时，"他基本上没有得到足够的重视"。"人们认为这只是另一个疯狂的想法。"

无奈的是，詹韦博士暂时还没有任何证据。到底是什么告诉了T细胞和B细胞它们识别出的抗原应该被消灭？是什么让它们放过好东西的呢？

在一般意义上，詹韦博士提出了"共刺激"信号的概念。这就像一名特工，将某种情报从某地秘密地通报给T细胞或B细胞。

让我们回到苏联，此时的麦哲托夫正在莫斯科的一家图书馆阅读各种论文，当时他正在研究另一个课题，偶然发现了詹韦博士的理论。那时，他对免疫学已经产生了浓厚的兴趣，当他读到这篇论文时，受到了非常大的影响，这明确了一个长期困扰他的问题，即人体如何应对外部世界。

"我读到他的论文，纯属偶然。我想：就是它了。它解释了一切。"麦哲托夫说道。在此之前，他虽然觉得免疫学很有趣，但却意识到"它只是一堆毫无逻辑的东西"。

麦哲托夫付了相当于整整一个月的大学学费，把这篇论文复印了一份，这样他就可以反复研究和阅读。那是 1991 年，他对此着了迷。

麦哲托夫在一张大大的软盘上给詹韦博士敲下了一条信息，基本内容就是：我被你的理论深深吸引，这是一些我的看法。

"一周后，他回复了我。那真是个值得纪念的时刻。他开始和我讨论这个理论。我是一个来自莫斯科的无名小卒，而他是一个非常有名的科学家！"

苏联正在经历内爆。在苏联解体后的"法律真空"中，麦哲托夫来到了美国，在圣地亚哥获得了奖学金。1994 年年初，他来到纽黑文，开始为那个他愈加崇拜的人工作。

· · ·

这两位科学家决心要证明只有当 T 细胞和 B 细胞得到全部两条信息后才会行动。即使它们识别到了抗原（一种外来物质，不管是食物还是病毒），如果没有第二种信息，即发出"杀死"命令的共刺激信号，这种识别基本上也是毫无意义的。

那么第二种信号究竟从何而来呢？

在寻找答案的过程中，研究人员在 20 世纪 90 年代获得了一个超级工具，通过计算机和程序，他们可以对看似不可见的东西进行更深入的分析，比如加大在分子水平上对免疫系统探索的广度。麦哲托夫当时使用了单基因片段识别。他无法看到大多数基因的全景，因为人类基因组——人类基因的全部序列——那时还没有被绘制出来。但这项技术使他能够绘制出个体基因的部分图谱。麦哲托夫说：如果你把一个基因想象成一个人，你可能能够绘制这个人脚的样子，然后推测出腿的样子。

一点一点地，你就可以建立一个完整的人类基因图谱。

或者，果蝇也可以作为研究对象。而正是一只果蝇为麦哲托夫和詹韦带来了突破。

他们一直在苦苦摸索一种证明共刺激因子的存在的方法，一种促使T细胞和B细胞行动的信号。后来，他们听了一场讲座，内容是20世纪80年代中期在果蝇身上的一项发现，即带有某种基因突变的苍蝇无法控制真菌感染。这种基因被命名为Toll。

我第一次听到Toll受体①的时候，我以为这个名字是有关高速公路收费站的隐喻。实际上，它来自德语，意思是"惊人的、狂野的、伟大的"。（根据历史记载，一位德国科学家在得知研究结果后，惊呼道："Das war ja toll."②）它通常也被称为Toll样受体。

麦哲托夫和詹韦认为，这听起来即使不令人惊叹，也至少充满希望。他们认为这种Toll样受体可能有助于适应性免疫系统识别攻击对象和豁免对象。它能否解释为什么我们的身体不会攻击香蕉或我们自己的脾脏呢？耶鲁大学的科学家开始寻找人体中果蝇Toll样受体类似物的DNA片段。

他们先是在人体中发现了果蝇Toll样受体的类似基因或基因片段。随即他们做实验，想要证明这一基因不仅是有用的，而且对T细胞向病原体发动攻击来说是必要的。1996年2月的一个晚上，麦哲托夫在电脑上检查实验结果。这是一种技术含量很高的实验，很难描述，而且过程十分专业，并不像好莱坞电影里的场景；但简单来说，他首先要混合一些液体，或使用一些检测手段，再将实验结果进行数字化处理，最后就可以通过电脑得到结果了。

---

① 英文"Toll"有收费站的意思。

② 德语，意为"这太不可思议了"。

但是结果是什么呢？现在这部分正是好莱坞式的东西了。

麦哲托夫和詹韦博士发现了一种基本机制，使人体能够判断自己是否在对付像有害的病毒或细菌这样的病原体。

他们发现的正是在初次接触时所发生的事。Toll样受体就像其他所有关乎我们生存的东西以及免疫学基本概念一样，我们用了许多年才揭开它神秘的面纱。

"我们找到的一些东西为当时只有两个人关心的假设提供了证据，在那个时候，这对我们而言是圣杯，也是梦想的结果。"麦哲托夫说，"那时是晚上八点，大家都知道詹韦博士在家时不喜欢被打扰。但我等不到第二天了。我当即给他打了电话，告诉他结果：'我发现有些基因被诱导表达了。'他知道那意味着什么。"

这一发现为我们理解第二种免疫的概念奠定了基础。它就是所谓的先天免疫（innate immunity）。

先天免疫系统现身去发现病原体，并发动初步但一般的攻击，这意味着攻击不是针对病原体的。它可以阻止坏人，但往往不能全部杀死。因此，我们还需要来自特定T细胞或B细胞的特异性攻击，这些T细胞或B细胞的受体或抗体与细菌、病毒或寄生虫表面或内部的抗原相匹配。

先天免疫系统通知适应性免疫系统：请求支援。集结重兵。

先天免疫系统可以扫描生物体，找到病毒和细菌共有的少数关键识别标记之一。例如，大多数细菌都有游动的尾巴。Toll样受体就负责扫描这些标记。它们要么会寻找一种被称为脂多糖的特殊大分子——可用于革兰氏阴性细菌（如大肠杆菌）的表征，要么会寻找与病毒相关的核酸。

现在请你比较几种情况，一种是你被猫咬了，另一种是你吞下了香蕉。在第一种情况下，猫的唾液滴入你手上的伤口，引发免疫细胞的级联反应，它们穿过扩张的血管，使伤口发红发热。在事发现场的细胞中，包含表面带着Toll样受体的巨噬细胞和树突状细胞。受体可以立即判断进入体内的外来物质是否具有主要病原体的特征。如果一种病原体——比如一种有害细菌——出现了，免疫系统不仅会发动一线攻击，而且树突状细胞（现在我们知道它是病原体）也会开始寻找T细胞和B细胞的旅程，以提供更具有针对性的防御。

相比之下，当你吃香蕉时，食物会向下进入你的胃和肠道。肠道会分解食物，营养物质得以进入体内。当这些营养物质被分解时，它们看起来很像"自身"，因此不会引起免疫系统的注意，或者我们优雅的防御系统会将营养物质的碎片识别为外来物，但看不到病原体的任何特征。于是它们会被身体接纳，被允许在生命的狂欢节里留下来。

Toll样受体的作用代表了人类与外部世界之间的一种关系，这种关系与我们的存在一样古老。它经历了演化的各个时期，人类的遗传密码已经有能力扫描成千上万病原体共有的远古标记。

在2002年的一篇论文中，詹韦博士和麦哲托夫博士这样描述它：

> 先天免疫系统是一个普遍且古老的宿主抵御感染的形式。这些受体演化出了识别由微生物病原体，而非宿主产生的保守代谢产物的能力。对这些分子结构的识别使免疫系统得以区分感染性的非我和非感染性的自我。而Toll样受体在病原体识别、炎症和免疫反应的启动过程中起着重要的作用。
>
> 因此，Toll样受体对微生物的识别，有助于启动对微生物病原体的抗原的适应性免疫应答。

　　我们生来就有原始的检测机制，不仅可以辨别什么是外来的，还可以辨别什么是病原体。作为一线防御，先天免疫系统的分子能识别一大类病原体，并向T细胞发出信号：你刚刚确认为外来物的东西是坏的——去杀了它。

　　随着这一发现的产生，免疫学的主要部分已经就位，但仍有许多东西等待被发现。然而，免疫学突然面临着一场危机，对这一科学构成了一种非常实际的威胁。

　　一场瘟疫正在逼近。

• ∶ •

　　在现代，对免疫学和免疫系统最大的挑战发生在20世纪80年代。或者说，直到那时，末日才显现出来。艾滋病是免疫学史上的一个转折。此前，免疫学的研究主要是在实验室里或以小鼠作为研究对象，都是一些难以理解的语言和零碎的科学——直到这一严峻的考验袭来。

　　所以，我们的故事也要改变视角，越来越多地走出实验室，进入临床，进入病人的生活，进入研究的新时代。在基础免疫学继续发展的同时，一个令人兴奋的新重点是将几十年来之不易的知识应用到更实际的事情上，比如免疫系统与睡眠、压力、过敏、癌症或营养的相互作用，以及人们知之甚少却实际上是自身免疫的症状上。各种各样的医学专业——心脏、肺、肌肉、骨骼等——开始运用20世纪70年代发展起来的工具和知识。因此，免疫学的爆发也随之而来。

　　这一变化是由现代医学所见过的最可怕的疾病引起的。

第三部分

鲍　勃

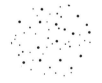

21.

性爱机器

鲍勃·霍夫认为，他是在 1977 年万圣节的夜晚感染了肝炎。他明白，这跟他的生活方式有着莫大的关系。他患有生殖器疣、梅毒和其他各种性病。

作为一个来自爱荷华州的未出柜的年轻人，鲍勃认为性不仅是一种偏好，更是一种自我表达的方式。"我的确极其滥交，"鲍勃谈到了他生命中的那段时光，"我去过美国的每一个浴场。"

他去过明尼阿波利斯市的图书馆、芝加哥的男人之乡、堪萨斯城的棒球场、丹佛的体育馆，还有圣路易斯和圣地亚哥的其他体育馆的公共浴室。20 世纪 70 年代是同性恋群体的出柜潮，许多男同性恋者在那个时期觉醒。鲍勃说："我不是唯一这样做的人。"他们躲在深柜里，在恐惧中生活了那么久，在那个时候，终于可以出来肆意放纵了。

鲍勃是一名高级政府诉讼律师，他经常在全美国各地出差，到处飞来飞去进行无保护措施的性行为。他的妻子是一名空姐，也经常出差，这也让他有足够的机会在家里纵情享乐。华盛顿特区的许多政界人士都住在弗吉尼亚州水晶城。1978 年的一天，鲍勃在那里的健身房锻炼时，遇见了一个叫罗恩·雷西奥的人。罗恩拥有三个博士学位，曾在弗吉尼亚州的一个海军基地工作，帮助给 F–4 幻影战斗机升级。他不负责建造，而是设计，是最需要才华的那部分。

"他看起来就像野蛮人柯南[①]。"鲍勃回忆道。罗恩留着长发，肌肉健硕。两人成了朋友，有一天正好鲍勃的妻子外出，他们便去鲍勃家发生了关系。

可谁能想到，罗恩并不仅仅是鲍勃的性伴侣而已。

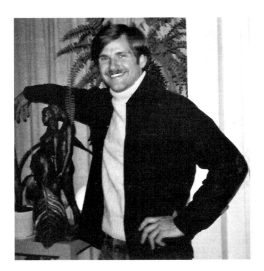

罗伯特·霍夫于 1973 年
图片来源：罗伯特·霍夫友情提供。

接下来发生的事是人类免疫系统经历过的最痛苦的考验之一。这个故事也讲述了人们如何从 50 多年间无数的科学发现中得到一个治疗方法。而罗伯特·霍夫精妙的免疫系统对寻找终结艾滋病的旅程给予了重要的启发。

[①] 美国作家罗伯特·欧文·霍华德创作的小说，讲述了在一个虚构的史前世界，一位名叫柯南的勇士给自己父母报仇的传奇故事。

22

GRID

1980 年 8 月，在丹佛综合医院，医学院的三年级学生马克·布伦万被派到 9 层的特护病房进行定期轮转。多年以后，布伦万医生成了为杰森治疗癌症的医生。而此时此刻，他正在医学院不断完善指导他职业生涯的哲学。他的世界观和当时的其他医生和研究人员一样，是由一种奇怪的新疾病及其带来的浩劫所造就的。

那年 8 月的一天，布伦万医生走进了 9 层一名患者的病房，这名男子患上了一种未知的疾病。他躺在床上，连着呼吸机，无法说话。在布伦万看来，这名男子是在用悲伤和恐惧的眼神与人交流。

另一个医学生告诉马克：他是个好人，我们不知道发生了什么，他可能会死。他的病看起来像肺炎，另外，他是同性恋。

在某种程度上，这是医学训练的一部分；学生们要为临终病人做化验。然而就马克的情况而言，化验已经毫无意义。

"每个人都很困惑。病原体培养检查毫无结果。"布伦万医生回忆道。不过这种疾病看起来像寄生虫病。"但我们没有得到任何确认信息。"

他们在努力地寻找病因。这家伙到底有什么不寻常的地方？他的病症完全解释不通。"我们不知道这家伙是不是吸食可卡因，是否置身于有毒气体或接触过有毒气体附近的其他人。"

布伦万医生还记得，当时他看着那个人，感到的是一种彻底的无助。

类似的故事蔓延至全美各地。

1981 年 6 月 5 日。美国疾控中心公布了 5 名洛杉矶患者的研究病例。他们的病被当作卡氏肺囊虫肺炎治疗，最终有两人死亡。他们所有人都被贴上了"活跃的同性恋者"的标签。加州大学洛杉矶分校的一间实验室报告了这些病例。这间实验室是一个新奇的地方，它的建立是为了将临床工作与免疫学结合起来。加州大学洛杉矶分校的研究人员发现，这些病人"T 淋巴细胞数量严重减少"。T 细胞又出现了。

7 月 3 日，疾控中心发布了第二份报告，通报了洛杉矶、纽约市和旧金山的 26 例病例。

这样的患者从各地涌现，令医生们无比困惑。

同月，1981 年 7 月，在纽约市纪念斯隆·凯特琳癌症中心的一张病床边，一个新手医生——迈克·麦丘恩望着一位 24 岁男子骨瘦如柴的身体，他的症状明显不合常理。

"他的肺变得硬实了。"麦丘恩医生回想。

病人是从康奈尔转来的，他们找不到病因。幸亏有麦丘恩所说的"超级呼吸机"向这名患者失去机能的肺中不断输送空气，他才得以多活了一段时间。这名患者为非裔美国人，有静脉吸毒史。医学上，鉴别诊断一词的基本意思是：在一系列可能的病因中，最可能的病因是什么？

"癌症，癌症，癌症。还有什么别的原因呢？感染？哪种感染呢？"麦丘恩医生说，"我们把一根管子插进他的喉咙，取出来一些东西，放在显微镜下观察。我们看到了什么呢？"

"不是癌症，也不是细菌。"

这是一种叫做卡氏肺囊虫的寄生虫。在显微镜下，它看起来像圆块。麦丘恩的病人肺里充满了这些东西。

但问题是，它们通常没有那么危险。"你的身体里可能也有这些虫子，"麦丘恩告诉我，"但你的免疫系统会抑制它们。"

麦丘恩医生被这样的结果惊呆了。"我回到实验室想：这家伙到底得了什么病？"

然而，那个人在几个星期后还是去世了。

所有患者都濒临死亡。

除了鲍勃·霍夫。

1982 年的年中，鲍勃的电话响了。打电话的是迈克尔·沃德。他是鲍勃的好朋友，也是林肯堡公墓的殡仪员。迈克尔曾是罗恩·雷西奥的情人之一，也和鲍勃上过床。迈克尔的电话带来了一个坏消息，并提出一个请求。他带来的消息是罗恩因为一种不寻常的疾病住进了美国国立卫生研究院的 10 号楼。他的请求是美国国立卫生研究院想要提取鲍勃和其他四名曾与罗恩密切接触过的人的血液。

此时，男同性恋群体中出现了一种新的性传播疾病。这种疾病被称为GRID，即同性恋相关免疫缺陷（Gay-Related Immunodeficiency）。鲍勃·霍夫在一份关于华盛顿特区同性恋群体的报纸《刀锋报》（*The Blade*）上读过相关消息。

他们五人最终来到了美国国立卫生研究院。安东尼·福奇博士领衔的小型精英研究团队负责对他们进行检测，该团队成员包括两位杰出的医师科学家，克利夫·莱恩博士和亨利·马苏尔博士。福奇博士既困惑又担心，还有些着迷。

福奇博士说："我面对这种疾病时说的是，'哦，天哪，我完全不知道这种症状是什么引起的'。但当我们观察患者的免疫系统时，它简直是一团糟。这是一场灾难。"

无法抵抗轻度感染的人开始出现，而这些病毒和寄生虫却是我们其他人轻而易举就能击败的。人类的防御系统被破坏了。

"天啊，如果真有什么疾病是我应该研究的，那就是它无疑了。这肯定是一种感染，但我不知道是什么，"福奇博士说，"它显然是在攻击免疫系统。一种病毒攻击免疫系统，这种情况实在令人难以置信。我们以前从来没有遇到过，我们都不知道我们到底在对付什么。"

"我停下了所有我正在做的工作。"

福奇找到了他要屠的恶龙。或者它真的只是一个风车磨坊①？它是可以被战胜的，还是难以捉摸，虚幻不定的？

当鲍勃·霍夫和其他四个人应美国国立卫生研究院的请求来看望他

---

① 作者在这里借用了西班牙作家塞万提斯的长篇小说《堂吉诃德》中的典故，主人公堂吉诃德曾将风车磨坊幻想成巨人去攻击。

们的好朋友罗恩·雷西奥时，他们先被要求到 10 号楼的礼堂里采血。鲍勃·霍夫的血液测试几乎是一场灾难。医生为了寻找静脉，却在一条动脉上划了一个口子。

"血溅了这位医生一身，"鲍勃回忆道，"他吓得要死。"

抽血的环节像是在盲狙。福奇博士和他的团队其实并不知道他们在寻找什么，也许是血液里的什么东西，或是其他任何可能表明他们正在对付的是什么的线索。福奇博士说，至少，"我们想为未来的研究储存血液"。

抽血后，他们去特护病房看望罗恩。这只曾经的长发大块头如今看起来十分憔悴；他浑身上下都是紫色的病灶，全身都插着管子。除了神秘的疾病，罗恩还有一点引起了福奇博士的注意，那就是罗恩还有一个双胞胎兄弟。他的孪生兄弟能告诉我们罗恩的免疫系统到底发生了什么吗？

那天，罗恩的朋友和情人都震惊地看着他。他们努力不让自己哭出来，因为就像鲍勃说的那样："当这样的事情发生在他身上时，我们也不能幸免。"

这些男人离开病房后，他们去释放了情绪。"然后我们去了格伦家，我们都发生了关系。"鲍勃说。

你没看错。这群人看到他们的第一个朋友将要死于某种可怕的疾病后，就到其中一个人的家里去群交了。

鲍勃坦率地向我吐露，我也在这里分享给各位读者。我问他为什么会有这样的反应，他说："嗯，我们尝试进行安全的性行为。"但他的回答不仅如此，对我来说，这样的对话也具有启发意义——我们根据自我和他人来定义我们自己，免疫系统也试图这样做。鲍勃和他的朋友们拥有彼此，为了证明他们彼此并非只是自己成长过程中的陌生人，他们把性作为一个决定性的特征和标志。

另外，鲍勃告诉我，这些人中有很多都身处华盛顿特区的精英圈子。

那天放纵的人中，有一个曾担任一位总统候选人的竞选经理。鲍勃还说，许多圈子里的人——那天不在——是"共和党梯队的上层"。他本人加入共和党就很多年了。他们遵循让他们感到安全的东西，仿佛他们属于彼此，属于性。

这就是鲍勃一天结束后宣泄情绪的方式。"对我来说，这是我最后一次见到他们这么多人。"

1982 年 9 月 24 日，美国疾控中心发布了一份报告，称其已经收到 593 例"获得性免疫缺陷综合征"（AIDS）的病例。布伦万博士在丹佛以及麦丘恩博士在纽约观察到的疾病现在终于有了一个名字。在已报告的病例中，41% 的人最终死亡。他们中的许多人感染了卡氏肺囊虫，另一些人患有卡波济氏肉瘤或其他最终被证明是由病毒引起的机会性疾病。这些病毒利用了被抑制的免疫系统。对于许多人来说，这样的感染是可以控制的，当然也不会致命。

美国疾控中心的报告中有一句话很关键："疾控中心将艾滋病定义为一种疾病，至少目前可以将其推测为一种细胞介导的免疫缺陷，患了这种疾病的人，其抵抗力会出于未知的原因而下降。"

重复一次：患了这种疾病的人，其抵抗力会出于未知的原因而下降。

当时报告的病例不足 1 000 例。尽管如此，医学界还是注意到了这一点。这些患者的免疫系统非常混乱，以至于无法控制住病毒和其他通常不会造成问题的疾病。这不仅仅是一种疾病，而是许多并发症的集合。换句话说，一些新的东西正在瓦解我们最基本、最优雅的防御系统。

可以毫不夸张地说，一些大思想家将这视为末日的场景。"我们陷入了全面的恐慌。这是一场瘟疫，"一位免疫学家告诉我，"我们以为大家都会死。"

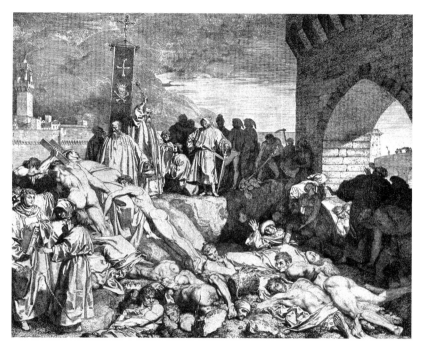

14 世纪的佛洛伦萨被黑死病侵袭
图片来源：惠康收藏馆。

在这里，我想花一些篇幅对其他瘟疫做些描述，表示适当的尊重。

根据疾控中心的数据，1918 年的流感大暴发在全球范围内夺去了5 000 万人的生命，将近 70 万美国人因此离世。疾控中心表示，目前还不完全清楚是什么原因导致这种流感如此致命。它很难研究的部分原因是，光是处理它就可能是致命的。但一个重要的理论是，这种流感之所以如此致命，是因为人类流感病毒——我们已经产生了一些免疫力——与来自鸟类的流感病毒变体发生了结合。这意味着，即使我们与生俱来拥有许多抗体，很多人依然没有抗体能应对这种流感。疾控中心是这样说的：
"流感专家认为，流感大暴发最有可能是由一种流感亚型引起的，人类对
此几乎没有或根本没有免疫力。有证据表明，对 1918 年的流感病毒或其
他小疫情所涉及的病毒，至少目前有小部分人群仍保留着一定的免疫力。"

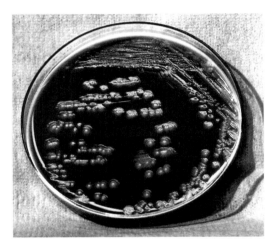

实验室里的鼠疫
图片来源：皮特·塞德尔。

重要的是，并不是所有人都死了，那是因为有些人产生了对应的免
疫力。有些人确实能在他们的免疫系统的无限机器中的某个地方产生合
适的抗体。让我们为多样性欢呼吧！

另一个严重的瘟疫是黑死病，它掳走了上百万人的生命。14 世纪的
黑死病曾导致全球一半人口死亡。《史密森尼》杂志描述了鼠疫侵袭人类
的三种不同方式：通过皮肤，攻击淋巴结；通过血液；通过肺部。鼠疫

之所以具有致命性，是因为这种细菌发生了几次变异，使其难以被免疫系统发现，而且易于传播。以肺型鼠疫为例，我们的免疫系统对它几乎是无能为力的。

除此之外，禽流感也值得一提。1997 年，这种疾病曾让传染病专家胆战心惊。一名三岁的男孩在香港死亡，随后又有 17 人死于在鸟类身上发现的一种可怕的病毒。当美国疾控中心的流感专家福田敬二博士刚刚抵达香港时他认为，这个假设完全不符合常识，但鉴证后却发现，这正是事实的真相。为了避免进一步的污染，当地市场的所有活禽都被扑杀了。

这种流感与其他致命的病毒有一个共同的关键因素。感染者的死亡并不是由流感本身造成的，而是由他们的免疫系统对流感的反应造成的。感染者的免疫系统进入了超强戒备状态，以阻止其所认为的劲敌。大量的炎症爆发了。

"这是一场细胞因子风暴，"福田博士说，"人们死于爆发性的免疫反应。"

在 20 世纪 80 年代早期，我们已经见识过流感了。但 GRID，或艾滋病，或其他名字，却是一种全新的疾病。如果你是一个乐观主义者，那么这里有一个好消息，即这种潜在的瘟疫发生在科学逐渐驾驭免疫系统的时候。

一个巨大的机器已经开始运转，它将改变癌症的治疗方法。这都是因为艾滋病。

"艾滋病是免疫学的'9·11'，"一位发育生物学家告诉我，"我们突然陷入恐慌，所有人都开始往免疫学上砸钱。"

23

一通电话

罗恩·雷西奥，拥有多个博士学位的肌肉男，于 1984 年死于艾滋病。因为罗恩曾服役，海军为他举行了葬礼。他的朋友、曾经的性伴侣鲍勃·霍夫参加了葬礼。这是鲍勃参加的第一个死于艾滋病的人的葬礼。后来，鲍勃到了不能再参加朋友葬礼的地步；那个时候，他已经参加了几十场葬礼了。

在华盛顿特区，"每星期有五六个人死亡，"鲍勃回忆说，"人们每天都会消失。这是一次猛攻。"

1984 年，有 3 454 人死于艾滋病。情况变得越来越糟。四年后的死亡人数是当前的四倍多，这种疾病随后在全球范围内暴发。

鲍勃说，在美国通常男同性恋者死后，他的父母会否认儿子的性取向，并跟他幸存的伴侣撇清关系，也不会邀请其参加葬礼，他的父母也可能会清理房间，不把儿子的东西还给他的伴侣。父母认为儿子是自己的家人，幸存的情人却是夹在他们中间的异类，甚至他们的儿子也是异类，有时连死亡也阻止不了他们关系的疏远。

华盛顿特区著名同性恋群体的成员觉得，这种疏离感正是罗纳

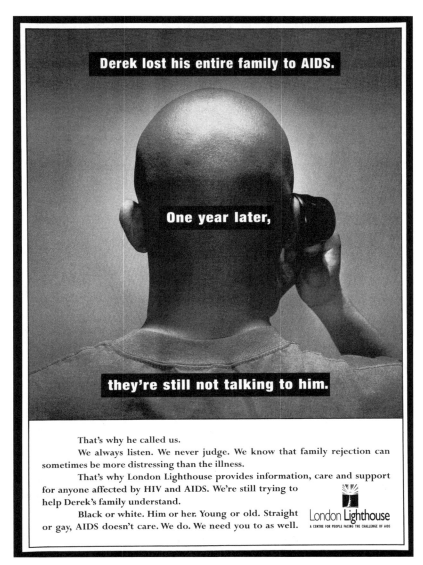

艾滋病夺去同性恋者的生命，社会也开始攻击同性恋者，就好像他们不是同胞，而是异类一样

图片来源：惠康收藏馆。

德·里根总统突然间对待他们的态度。鲍勃认识所有的特工，这些特工又认识里根和第一夫人南希，这些特工知道里根喜欢这个群体，甚至还有人猜测总统的儿子也是同性恋。"我们简直不敢相信他会背叛我们。"鲍勃说。里根政府因为对艾滋病危机反应迟缓而饱受批评。这使得鲍勃，一个来自爱荷华州的共和党人，变成了一个民主党人。男同性恋者生病了，其他人对待他们的方式就好像他们是有毒的一样。

这个群体团结了起来。鲍勃是一名职业律师，有房产证。他试图让男同性恋者在得病之前置办房产，"因为有钱才有话语权"。他想让他们拥有一些力量，一种声音。他和当时的恋人在火岛有一套房子。火岛是纽约市外的一个同性恋圣地，每周都会举办晚宴，有时也会成为他们的避难所。有一次，一个在空军服役的朋友因为他的性取向和艾滋病被开除了，他来到了鲍勃在火岛的家里。那天晚上鲍勃本在楼上的房间里，他突然听到一声闷响，但当时并没有太在意。后来他才发现，这名空军士兵因为极度烦恼悲痛而无法继续生活下去，在吸食了大量可卡因后，"在我的客厅里自杀了"。

1984年的一天，他回忆起曾见过一个叫比尔的人，他是"我见过的最漂亮的男人"。而如今，比尔的体重只有95磅，全身上下都是紫色的病灶。死亡充斥着他的全身，他已在劫难逃。

没有任何治疗方法，所有人都无能为力。在福奇博士的领导下的美国国立卫生研究院的科学家认为他们也许可以使用罗恩·雷西奥孪生兄弟的骨髓——免疫系统细胞的来源——来增强罗恩的免疫系统。他们的想法是取出罗恩的骨髓，因为它似乎无法对付病毒，然后用适配的健康骨髓取而代之。结果没有那么幸运。"病毒破坏了移植的骨髓。"福奇说。它还是带来了死亡。

1984年5月底，鲍勃进行了一次常规的体检。医生发现他有心律不齐的迹象，让他去做进一步检查。这是一次误诊。6 月 8 日，他在政府办公室中通过电话得知这一消息。

"鲍勃，我有一些好消息和一些坏消息。好消息是，我们误判了你的心脏测试。坏消息是，你是 HIV 阳性。"

事情就是这样。

"我并不感到意外，"鲍勃回忆起当时的情景，实事求是地说，"我和其他人一样中招了。我意识到我可能不久于人世，也许只能活一两年。这是死刑，我无能为力。"

"我意识到我和其他人一样。"

但是，他不一样。

24

CD4 和 CD8

总体来讲，有两种方法可以理解和阻止像流感病毒或艾滋病毒这样的病原体传播。一种途径是进行化学、生物学检查并检测免疫系统的反应——抗体，这是一门硬科学。另一种途径是研究疾病或暴发的环境，即流行病学。哪些行为和更广泛的因素可能与这种疾病有关？它是否发生在水质被污染的贫困地区，当地是否有什么特殊的饮食习惯，或是那里的空气质量发生了变化？

它与性有关吗？

在 1981 年艾滋病暴发的前几个月里，福奇博士在流行病学报告中说："这发生在一群性接触非常活跃的男性中间，此后不久，我们发现在注射吸毒者中也出现了这种情况。"

这些有限的信息对免疫学家仍然有很大的价值。这说明他们可能是在对付同一种病毒。这种判断主要基于两个原因：它像病毒一样可以传播，而且重要的是，它不像任何细菌或寄生虫——通常可以在组织中看到。要记住这一点，病毒隐藏在细胞中。即使进行复杂的测试，它也很难被检测到。当病毒从一个细胞转移到另一个细胞时，它确实会从细胞中溜走，但如果你不知道自己在寻找什么，"这简直就像是大海捞针"，福奇博士说。

后来在 1984 年年底，一群医学领域的精英聚集在亚特兰大的疾控中心，这里召开了一场重要的会议。一位名叫杰克·邓恩的与会者这样描述当时的气氛："每个人都在想：搞什么鬼？没有人明白这是在干什么。大家已经恐慌了起来，乱了阵脚。"

一位女士站在拥挤的演讲厅台上，向大约 1 000 名听众讲述令人费解的流行病学。她画了一个两轴的图，y 轴是疾病的严重程度，x 轴是"每周发生的拳交次数"。

这表示，这种疾病涉及组织的撕裂。

"我自己的假设是，病情最严重的人使用了硝酸戊酯。"邓恩说。硝酸戊酯，俗称炮手，能使肛门附近的肌肉更加放松，使性交更容易。鲍勃·霍夫和他的性伴侣们一直在使用它。

"每个人都在试图找出这种疾病的作用机制。"

与此同时，还有一个宏观的数据表明：没有人能幸免。"我将这一时期称为黑暗年代。太可怕，太恐怖了。这是一个无法扭转的过程。"

它究竟是如何渗透进人体并迷惑免疫系统的呢？

在硬科学的研究中，科学家们在第一批病人身上发现了线索。

20 世纪 70 年代是人们对免疫系统进行集中研究的十年，那段时期人们发现了关于免疫系统奥秘和精妙性的重要线索。其中一个线索是 T 细胞比我们之前所了解的要复杂得多，其功能也更多。事实上，在 20 世纪 70 年代，这一点就已经很清楚了，人体内存在两种截然不同的 T 细胞，即核心免疫细胞士兵和将军。

"在这一点上，两种细胞在显微镜下看起来是一样的。"福奇博士说。

当时发现的两种主要的T细胞具备特有的温和性，包括CD4+T细胞和CD8+T细胞。CD4+T细胞被称为辅助性细胞，它们会被其他免疫系统细胞诱导，从而发挥作用；CD8+T细胞则是杀手，它们负责那些脏活儿。或者，如果你愿意的话，可以将CD4+T细胞看作将军，而CD8+T细胞则是士兵。

最初的测试表明，感染了这种综合征的男性体内的CD4细胞的数量急剧下降。鉴于当时人们对免疫系统的了解相对较少，能够知道这一点已经是不幸中的万幸了。

福奇博士指出："奇怪的是，他们的CD4细胞数量在下降，但其中一些人体内的CD8细胞却增加了。"

这看起来有点儿像病人的免疫系统里只剩下为数不多的将军了。

科学界又迎来了一次幸运的突破。这与几年前的一个发现有关，从表面上看，这个发现与艾滋病或T细胞毫无关系，而是关于癌症的。

1965年，一位名叫罗伯特·加洛的医生和先驱科学家来到美国国立卫生研究院，开始着手治疗患有急性白血病的儿童。他在一本杂志的历史栏目中写道："大部分努力都没能成功。"处理临终病例十分艰难——"这是一次鲜活、生动的经历，它让我下定决心，全身心投入实验室研究，与临床医学永别。"

在研究白血病的过程中，加洛博士开始在动物身上观察逆转录病毒。这种病毒会导致某些动物得白血病，这也是他研究这种病毒的原因。但目前尚不清楚是否存在人类逆转录病毒。

加洛博士写道，确立这样一个目标"在当时是不受欢迎的，尤其是考虑到几十年来的尝试和失败"。这种抗击癌症的工作之前也有人尝试过；另外，"几乎没有证据表明"灵长类动物中存在导致白血病的病毒。

无论如何，逆转录酶病毒在动物身上很容易鉴别出来。因此，如果在人类身上也有逆转录酶病毒，那鉴别起来不应该也很容易吗？

那么，究竟什么是逆转录病毒呢？它是一个邪恶的小混蛋，比你平时遇到的病毒更狡猾。

逆转录病毒需要最基本的遗传学解释。DNA是生物的总体规划，它决定了一个有机体的性状和特征。RNA则帮助执行计划。我认为DNA是建筑蓝图，而RNA是总承包商。RNA将计划付诸行动，并指示许多如细胞和蛋白质那样的"分包商"。

逆转录病毒中存在着一个新的、意想不到的转折。

在逆转录酶病毒中，RNA成了病毒般的存在；它承建了病毒的一切。病毒般的RNA被装备了一种特殊的酶，这种逆转录酶会导致一种叫作逆转录的过程，它会把RNA转化成DNA。换句话说，该病毒使DNA指导RNA这一经典遗传过程发生反转。在这种情况下，RNA会先变成了DNA，随后DNA便整合到宿主细胞核中，成为被感染的生物体自身DNA的一部分。因此，这种病毒本质上是利用生物体来复制自己——这样的复制很难被发现。然后，它会以病毒RNA的形式释放到细胞外，去感染另一个细胞，如此循环往复。

当加洛博士参与进来时，这一点已经得到了普遍的理解。他是第一个在人类身上发现逆转录病毒的人。它被称为人类T淋巴细胞病毒1型，HTLV。这是一种感染T细胞的逆转录病毒。我们现在对它的了解比当时所掌握的要多得多。根据位于伦敦的（英国）国家人类逆转录病毒中心的数据，我们现在知道，这种病毒存在于一部分人中，它在世界上某些地区的携带比例高达 1%。该组织指出，大多数体携带这种病毒的人通常多年都不会发病。不知何故，免疫系统会对其进行充分的检查；每 20 个携带者只有一个人会患病。

这种病毒导致的其中一种疾病便是成人白血病。这就是加洛博士一直在寻找的东西，他发现了它与癌症的联系。他还发现了逆转录酶病毒的一个重要标记，这也是我要讲这个故事的部分原因。感染者的 CD4 细胞计数较低。

在那场致命的瘟疫还没有被称为艾滋病之前，最早的研究人员就有了第一个线索。它与一种人类逆转录病毒有一个共同的特征。"人们认为：它攻击 CD4 阳性 T 细胞。有什么东西在屠杀这些细胞，也许罪魁祸首就是另一种逆转录病毒。"福奇博士说。

· ·
· ·

HIV 是导致艾滋病的病毒。关于它如何被发现的故事已经被人们讲过很多次了，而且讲得很好，我不会在此赘述。简而言之，它主要是由法国的加洛博士、吕克·蒙塔尼耶和弗朗索瓦丝·巴雷–西诺西等人发现的，很多不知名的人也做出了重要的贡献。（对于到底谁应该获得这一荣誉，以及加洛博士的工作是否复杂、是否被诺贝尔奖委员会忽视了，存在争议，但这不是本书的讨论内容。）

与此相关的是，一群伟大的科学家发现了这一点，他们的工作是建立在加洛博士对 HTLV 的重要发现之上的，福奇博士说加洛的发现是"必要的条件"。

"没有它，我们对艾滋病就无从下手。"

"接下来的事情发生得很快。"

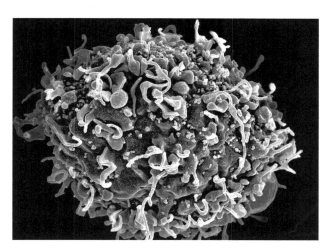

艾滋病病毒的小芽正在感染人类免疫细胞
图片来源：美国国立卫生研究院。

人们开发出筛查这种疾病的方法。你可能会认为这是一个积极的发展步骤，但一开始，它带来的消息不仅糟糕而且可怕。福奇说，多年来，接受治疗的男性都处于生命的最后阶段，但他们的人数相对较少，这表明艾滋病病毒在一定程度上得到了控制。但当科学家和医生开始对看似健康的人进行测试后，他们发现感染其实很普遍。

"令我们惊讶和恐惧的是，我们发现的这些病人只是冰山一角。成千上万没有患病的男同性恋被检测出抗体呈阳性。"福奇博士说。

根据《纽约时报》的报道，1987 年有 16 908 人死于艾滋病，1988 年有 20 786 人，1989 年有 27 409 人，1990 年则有 31 120 人。

HIV 携带者和艾滋病患者是社会的弃儿。

不过，至少还有一个不同寻常的例外。就像魔术一样。

25

魔术

1991 年 11 月 7 日，迈阿密大学的医学生斯蒂芬·米格莱斯正一边熨烫衬衫，一边看当时世界上最伟大的运动员之一的"魔术师"埃尔文·约翰逊在电视上发表特别声明。这位魔术师当时穿着一套深色西装，一件白衬衫，一条略带红色的灰色领带。

"因为我感染了艾滋病病毒，我将不得不从湖人队退役。"

后来取得博士学位的米格莱斯和许多人一样被震惊了，但他对此事的兴趣可能也更大。米格莱斯医生后来在艾滋病病房工作，试图用相当于创可贴的东西来阻止有史以来最致命的病毒之一。

米格莱斯医生还有一层更沉重的负担：他要出柜了。对他来说，这不是一件容易的事，因为他成长于一个西班牙裔的天主教家庭。

"我知道我是个什么样的人，但我还没有绽放出完整的自我。如果你们愿意接受我的话，我就可以。"他向家人坦白了，但事情进展得并不顺利。当时，他的父母极度震惊，悲痛欲绝。

他看着病房里的人死去。"我试着做真实的自己，我看到我周围的人出柜并为自己感到骄傲，但也因此而死去。那是一个可怕的十字路口。"

魔术师约翰逊的公开声明对米格莱斯医生来说意义重大。"他更主流。"米格莱斯医生说，但这还不是全部，"你了解到的大多数艾滋病患者都是名人，而且看起来都奄奄一息。魔术师有点儿不同，似乎很强大。他看起来很不错。"

当然，他很幸运。就在魔术师宣布后几天，皇后乐队的摇滚主唱弗雷迪·莫库里宣布他得了艾滋病，并不幸于 1991 年 11 月 24 日离世。

在魔术师公开声明的四年后，美国食品和药品监督管理局批准了一种叫作沙奎那韦的药物。这是第一种蛋白酶抑制剂。蛋白酶是 HIV 中的一种酶，当病毒离开它感染的细胞核时，它就会帮助病毒成熟。如果这种酶被抑制，病毒就不会成熟，也就不会传播。如此一来，免疫系统就能保持完整，病人也不会死亡。

"对于艾滋病患者来说，这是这么多年来最有希望的消息。"时任美国联邦政府内阁成员、卫生与公共服务部部长唐娜·沙拉拉如是说。

这种抑制剂隶属于一项宏观战略，该战略旨在对艾滋病病毒"生命周期"的各个节点实施打击，从而战胜艾滋病。例如，第一个主要药物是于 1987 年批准的叠氮胸苷（Azidothymidine，AZT）。AZT 能够干扰相关的酶，使逆转录病毒无法将 RNA 转化为 DNA。

伴随着药效，AZT 的副作用也显现了出来。它可能会让一种关键的免疫系统细胞——中性粒细胞的数量减少。它也会使携带氧气的红细胞减少，从而导致贫血。

AZT 和蛋白酶抑制剂的共同作用，令 CD4 细胞数量显著增加。（从专业上来讲，用药后每毫升血液中 CD4 细胞的数量增加了 30~40 个，而一个健康人的血液中含有大约 800 个CD4 细胞，相比之下这是一个显著的变化。更重要的是，CD4 细胞计数没有下降。）

这是抗击HIV的一个转折点。

到 1997 年，艾滋病死亡率已经下降了 47%。在美国，艾滋病不再是十大死亡原因之一，它从第 8 位跌至第 14 位。

但我们并没有找到解决艾滋病问题的答案。相反，这种药物就像是某种有效的抗生素或疫苗。它并没有解释为什么有些人似乎能够自己战胜这种疾病，以及为什么这种致命的疾病没能影响某些人。

一个关键的见解源自一号病人。

这个人是血友病患者，也就是说他的血液无法凝结。当然，坏消息是，当你不能凝血时，出血时间就会延长，甚至是无限地延长，这种病如果不得到治疗，就会导致死亡。为了对抗这种罕见的遗传病，这名男子会定期注射有助于血液凝结的蛋白质。早在HIV能被检测之前，他在一次注射中被污染了。

土生土长的费城人马克·康纳斯博士将这名患者称为"一号病人"。他从医学院毕业，在接受完儿科培训后，来到了美国国立卫生研究院，专心从事纯粹的研究。1994 年，美国国立卫生研究院的一位同事来找他，对他说："康纳斯博士，我们这里来了一位十分不寻常的病人。"

这名血友病患者大约有 20 多岁，他携带HIV，但没有病毒载量，这个术语指的是病毒在一个人体内的数量[①]。对于HIV来说，病毒载量通常

---

① 原文如此，但更准确地说，病毒载量指通过检测得到的每毫升血液中所含的病毒的数量。

是一个重要的指标。在初期，病毒拷贝数会激增到每毫升血浆中含有100万份。（有一位患者的载量飙升至500万份拷贝。）这真是一个巨大的数字。然而，病毒载量通常会在疾病的慢性发展阶段急剧下降，然后在患者濒临死亡时再次上升。

血友病患者几乎没有病毒载量。那家伙没有得病。

事后看来，这件事很有趣，但康纳斯博士和其他人并不那么肯定。这里面也许有许多因素，比如该男子可能感染的是弱型病毒。

康纳斯博士决定把它研究明白。

小鼠实验开始了。

美国国立卫生研究院的研究人员做了一个绝妙的实验，他们将血友病患者的细胞注射到一只有免疫缺陷的小鼠体内。他们敲除了小鼠的免疫系统。原因正如你现在所知，如果小鼠有免疫系统，它就会把人类细胞当作外来物产生排异反应。现在他们让一只小鼠感染了一号病人的各类可以复制的细胞，包括白细胞、红细胞和其他细胞。

小鼠没有排斥人类细胞，这创造了一个活体实验室。你瞧，老鼠没有感染HIV。这似乎很重要，但也提出了一种可能性，即这名血友病患者的HIV病毒型很弱，而不一定是血友病患者的细胞在与疾病做斗争。顺便说一句，你可能已经推测出，老鼠最终死得很惨，因为人类细胞对老鼠细胞产生了反应，也就是所谓的移植物抗宿主病。

接下来的实验便是验证什么才是决定HIV感染与否的因素。研究人员给小鼠注射了血友病患者的细胞，但这次他们修改了T细胞。他们给老鼠注射了一种抗体——一种参与检测和防御的高度特异的蛋白质，这种抗体能够识别并攻击血友病患者的CD8+T细胞。换句话说，小鼠不会排斥所有的外来细胞，它只排斥一小类细胞，即一种关键的T细胞。

这一次，小鼠感染了艾滋病毒。这就很好理解了。这是一个CD8起着关键作用的机制。除非人体的 T 细胞士兵立即做出有效的反应，否则 HIV 将取得胜利。

随后对猴子的研究进一步证实了这一发现。研究表明，当人为地减少 CD8 细胞时，灵长类动物的免疫系统就会失去对病毒的控制。

鲍勃·霍夫和少数像他一样的人，帮助研究人员把相关证据联系到了一起。

26

启动

1998 年 3 月，米格莱斯博士——来自迈阿密的年轻艾滋病研究者，已经完成了他的医学训练，并开始了一轮的面试，寻找接下来的出路。他想继续研究 HIV。他有很多机会，但是只有一个可能的奇迹在等待着他。他发现了它——还能是哪里？自然是在美国国立卫生研究院 10 号楼 11 层。福奇博士和迪纳雷洛博士等人在这里做了很多伟大的研究，不仅是关于 HIV，还与免疫系统的基础科学及其与各种疾病的联系有关。

3 月的一天，米格莱斯博士来参加奖学金面试，他在一间小办公室里见到了康纳斯博士，巧合的是，康纳斯博士接替了福奇博士的职务。在面试中，康纳斯博士告诉米格莱斯博士，他和他的团队已经开始研究一小部分没有发病的 HIV 携带者。

面试气氛相当热烈。"这真是难以置信。这一定就是答案所在。"米格莱斯博士说。

"我就知道。这简直太神奇了，不是吗？"

米格莱斯博士告诉康纳斯博士，他在乔治城照顾过的一个病人的症状就不符合常规。"这个女人来到医院时，已经重病 6 天了。可之后她就好了。我当时在想，是我疯了吗？"

米格莱斯博士怀疑，如果不是上天的启示，那这名女子则属于一小群不同寻常的 HIV 携带者，他们打破了我们对这种疾病的所有认知。但他当时对可能的情况一无所知。康纳斯博士找到了一些这样的人，并检测他们的血液。他们只是出现了症状延迟，还是另有原因？

米格莱斯博士最终得到了这份工作。他想和康纳斯医生一起去治愈艾滋病。

· · ·

当时，所谓的艾滋病鸡尾酒疗法降低了死亡率。这相对来说是个好消息，尤其是在美国，正如我提到的，艾滋病不再是十大死亡原因之一了。

尽管如此，在 1998 年，据估计每分钟还是有 11 名男女或儿童会感染HIV 病毒。根据联合国艾滋病规划署（UNAIDS，与世界卫生组织合作的一个联合国组织）的数据显示，全球总共有 580 万人新近被诊断出患有艾滋病，这使得艾滋病患者总数达到 3 340 万人。仅 1998 年全球因艾滋病死亡的人数就达 250 万，为历年来最高，而这种疾病导致的死亡总人数则接近 1 400 万。联合国艾滋病规划署的报告称，艾滋病的传染集中在发达国家，但正日益向新兴国家蔓延。在撒哈拉沙漠以南的非洲，该病的患者约占全球患者总数的 70%。

报告还写道："这种流行病在任何地方都没有得到遏制。1998 年，世界上几乎每个国家都出现了新的感染病例，坦白说，许多地方的疫情已经失控。"

尽管科学和医学取得了巨大的进步，但鸡尾酒疗法带来的强烈的副作用也不容忽视。例如，这些药物增加了患者对糖尿病的易感性。考虑到免疫系统的微妙平衡，这也许并不奇怪；在这种情况下，加强对抗

HIV意味着触发反作用，而这似乎也导致身体开始攻击自己，破坏了糖代谢的能力。是的，它的确能救命，但长出"水牛背"一点儿也不好玩。"水牛背"是鸡尾酒疗法导致的一种常见副作用，它会导致脂肪在体内重新分布，尤其是在肩膀上。

一个HIV呈阳性的人——布雷恩·贝克，开始出现水牛背。1993年，他30岁时被确诊。他曾在一家唱片店工作，还当过音乐节目主持人。鸡尾酒疗法让他面颊上的脂肪减少了，嘴唇上的皮层也脱落了。他情绪摇摆不定，不得不停药一段时间。但至少他还活着。

不久，他就遇见了鲍勃·霍夫，一场浪漫的爱情就此展开。与此同时，鲍勃觉得自己像个走投无路的人，眼看着所有的朋友都死了，自己也可能快了。

鲍勃想："我觉得我随时都可能死去。"他在20世纪90年代中后期的日子是这样过的：时常检查自己的身体是否有紫色斑点，检查嘴里是否有白色的真菌感染。他不明白发生了什么，他的困惑与幸存者与日俱增的负罪感交织在一起。"我遇到很多人，简直难以置信，他们都过世了。我交了新朋友，那些人也都离世了。"他根本不想出门。他觉得他的处境与他父母的遭遇有些相似，他父亲的朋友们在"二战"中死去，在那之前，他母亲的朋友们死于西班牙流感。

他说："流行病暴发会夺去人的生命，战争也会夺去人的生命，这回轮到我了。"

为什么他没有死呢？

鲍勃对于他还活着有一个理论。他想，也许是因为他有健康的饮食习惯，以及定期清洁结肠。他认为可能是这一过程让他的免疫系统被调动起来，没能被HIV掌控。这听起来说不通，但究竟是怎么回事呢？

他的血液早已被美国国立卫生研究院采集，还是几年前他和临终的朋友一起去的。不过，他当时还没被列为研究对象。他只是美国国立卫生研究院密切关注的人之一，因为研究人员还不知道他是否会生病。他每六个月就会去献出一些血液。他继续活了下去，没有任何症状。

后来，他接到了一个电话，让他去见米格莱斯博士。

当米格莱斯博士刚被美国国立卫生研究院聘用时，他参加了一个会议，与其他研究者一起试图弄清楚像鲍勃·霍夫这样的人可以帮助他们了解到什么。米格莱斯博士是房间里资历较浅的人，为了解释这些普通人的免疫系统里令人惊奇的分子机制，他列出了所有可能的方法。这简直就是大海捞针。

考虑到免疫系统的复杂性，有无数可能的原因可以解释是什么救了这些人的性命。可能他们感染的是这种疾病里一种较弱亚型，可能他们的免疫系统之前经历了一些特定的疾病环境，可能他们以一种罕见的方式与疾病结合或与免疫系统的其他部分进行交流。

米格莱斯博士列出了一系列选项，科研团队也开始尝试排除不相关的选项。他们需要增强免疫系统的疫苗或药物的研究，他们在与时间赛跑。患者正在不断死亡。

当米格莱斯博士第一次见到鲍勃的时候，他正在努力一一确认这些选项。那是 2007 年 12 月 10 日，鲍勃打算提供进一步的证据。

"你的免疫系统一直在战斗。"米格莱斯告诉他。用该领域的术语来说，鲍勃是一个"长期不进展者"。至少对他个人来说，这应该是个好消息，但鲍勃感到很不安。"幸存者毫无乐趣可言。"

鲍勃回忆说，他被告知，"这不是一块免死金牌"。鲍勃被警告说，如果他的免疫系统面临另一种攻击，比如肝炎、带状疱疹，另一种需要他的免疫系统全力以赴、可能令他衰弱的攻击，他仍然可能面临死亡。

米格莱斯博士说，他想研究鲍勃的血液，试图寻找可能有助于解释鲍勃存活的标记，并帮助找到治愈方法——真正的治愈方法。鲍勃当然同意了。

当时，米格莱斯博士告诉鲍勃，他有一个理论是，鲍勃的CD8+T细胞比其他人的具有更好的响应性。他告诉鲍勃："你的免疫细胞比其他人的细胞对病毒的反应更强烈。"

但对米格莱斯博士和其他研究人员来说，仅仅这一点并不能令人满意。为了找到治愈方法，消除艾滋病，他们不仅需要知道免疫系统做了什么，还需要知道它是如何做到的。

20世纪90年代末，米格莱斯博士和美国国立卫生研究院的其他研究人员与世界各地的其他研究人员携手，发现了一条重要线索，正是鲍勃和像他这样的人的与众不同之处。

很多所谓的精英控制者，像鲍勃这样把HIV限制在一定范围内的病人，都有一个能影响免疫系统识别入侵者的方式的基因。具体来说，他们都有一种名为HLA–B57的基因变体，其中HLA代表人类白细胞抗原。这是多尔蒂博士和其他人多年前发现的主要组织相容性复合体MHC在人类身上的体现，他们因此获得了诺贝尔奖。HLA在帮助人类免疫系统区分自身和外来物方面起着至关重要的作用。在鲍勃和其他精英控制者体内，B57这个关键基因似乎有些不同。在第一次对精英控制者的研究中，13人里有11个拥有这种基因。相比之下，整个人群中只有10%的人具有这样的基因。

这是一个非常重要的发现。它从本质上确定了免疫系统的一个潜在的遗传基础是可以抵抗这种类型的瘟疫的，这个关键的 DNA 片段将开启 T 细胞对 HIV 的有效免疫。

进一步来讲，鲍勃和其他精英控制者并不是因为他们感染的病毒株较弱才存活下来的，这些病毒株照样可能夺取其他人的生命。

米格莱斯博士认为："他们并不是感染了懦弱的病毒。"他知道是他们的免疫系统发生了一个强大的变异。"这证明了人类免疫系统的能力。我们一直认为这是致命的，但他被感染后仍然活着，他们表现得就好像他们感染的是疱疹病毒一样，而病毒却待在一旁，无所事事。"

除此之外，还有第三个关键的发现。现在看来，鲍勃和其他精英控制者幸存了下来，可能是由于他们的免疫系统和 HIV 在某个时刻发生了相互作用：第一次接触时。

"证据指向了我们所说的'启动'——激活事件。这是免疫系统第一次接触病毒，"米格莱斯博士说，"我们怀疑，像鲍勃这样的人从一开始就走上了成为精英控制者的道路。"

这些都是重要的启示，尤其是这样一个理念：你处理疾病的方式很可能是由最初的接触决定的。初次免疫应答，无论是对流感、HIV 还是感冒来说，都可能在免疫系统中产生共鸣。正确的初次免疫应答可以挽救你的生命，但并不是说你对这种事情有特别的控制权。无论怎样，了解这一点可以为我们研发药物提供信息，或者通过基因测试，我们可以研究个体对不同病毒的易感性。其中一些也许还是科学上的预言，但现在已经可以看见希望了。

的确，美国国立卫生研究院所做的所有努力使人们对免疫系统有了更深入的了解。米格莱斯博士认为这样的基础科学"与炎症性疾病、自身免疫和癌症相关"。科学家写的论文是药物和疗法的种子，特别是疫苗开发的种子。而精英控制者的反应方式则基于我们优雅的防御系统在分子水平上的"共同途径"①。

米格莱斯博士说，对艾滋病毒的深入研究有助于描绘出免疫系统级联反应的"关系多样性流程图"。"百宝箱就在那儿。"

也许我们从中得到的最大的启示是，这项研究以及来自许多地方的大量工作是如何得出最重要的结论的。

米格莱斯博士说："人们不再只有死路一条。"鸡尾酒疗法、AZT的诞生、基础免疫学的飞跃和美国国立卫生研究院取得的成果等综合在一起，挽救了无数条生命。

这项工作必须继续下去，因为HIV像所有生物体一样，会不断地演化、生存，并逃避免疫系统和药物的检测。

"这是一场军备竞赛。"米格莱斯博士强调说。

我们也可以从社会视角看待这场军备竞赛。"这简直是在宣判死刑。人们被吓坏了，没有人在意，里根也没有发布政策，"米格莱斯博士说，"患者自己的政府背叛了他们，所以他们只能自己为自己发声。"

"如果他们没有动员起来，这一切都不会发生。这是令人惊叹的奇迹。"

他们为自己辩护，这也是对自身免疫系统的一种社会性补充，他们呼喊着：我们不是异类，我们是社会的一部分，我们是同胞！

自此，这一观念激起了很多人医学上的自我赋权运动，比如乳腺癌

---

① 在这里指在多个不—但相关的信号通路中相互作用，最终达到相同的表型。——校译注

步行活动①，运动员呼吁人们关注某种疾病。

最后，我们从鲍勃的故事和我们的集体健康问题中得到的主要经验教训是，我们是如何在社会和政治方面彼此关联的。鲍勃的结局是幸福的。但在我结束他的故事和他对医学的贡献之前，我想告诉你在这个世界上还存在着一个免疫系统过于强大的群体，他们的故事可以填补更广阔的科学图景。

---

① 乳腺癌步行活动是指为了增强公众和患者对乳腺癌的认识而举行的步行活动，有时还伴有捐赠。——校译注

第四部分

琳达和梅瑞狄斯

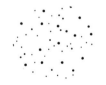

27

琳达

1960 年 3 月，琳达·鲍曼降生。她在家中排行老二，这决定了她的个性。姐姐乔安妮比她大两岁半。在人生的赛跑中，乔安妮一直是琳达追逐的对象，琳达甚至会想去完成乔安妮的家庭作业。琳达擅长数学，她成绩很好，跳过了三年级。更重要的是，琳达能够专心致志地享受这样的过程，她有着非常人所及的强大内在动力。

最开始，她把精力放在了马术上。琳达七岁时，她的父母带她和姐姐去了怀俄明州的一个家庭牧场。在那里，琳达可以玩牛仔女郎的游戏，于是她便一发不可收拾。回到位于旧金山北部的家后，她一到下午或周末，都会去谷仓里练习。她的家庭条件虽然不差，但也没那么富有。她的父亲是雪佛龙公司的中层管理人员，他们在马林有一套爱切勒式住宅。而琳达十岁时就有了她的第一匹夸特马。

琳达一直努力保持苗条，这样可以让她在马背上保持优雅的姿态。在她大约十四岁时，琳达连续几周都只进食全蛋白食物，这是阿特金斯饮食法的前身。她只吃肉蛋类食物，唯一的零食是猪皮，偶尔还会吃点儿白干酪。"我的父母有点儿担心，但我没有任何饮食失调。"她只是想赢。骑术比赛的评判相对主观，但琳达讨厌不能控制自己的成绩。

"这就是我喜欢高尔夫球的原因。"而当她有了自己的马厩后，又开始批评高尔夫球。

大概也是在这个时候，琳达的身体第一次出现了一个健康问题。多年来，她的胃一直困扰着她，甚至在她开始定期节食前就有问题。她的主要问题是便秘，有时是产气过多。

十五岁时，她跟父母去里士满乡村俱乐部打了一轮高尔夫球。在开球之前，琳达去俱乐部的卫生间排便。这在一定程度上是一种巨大的解脱，因为她已经便秘好几天了。但紧接着，她也感到无力和头晕。

她的母亲看到她摇摇晃晃地从卫生间走向第一个发球台。

"怎么了？"

琳达向母亲解释了原因，然后喝了一些水，试图摆脱这种感觉。

她的母亲说："哦，不。但愿你没有遗传我的胃病。"

琳达的母亲卡罗尔患有肠易激综合征。这是一种会引起肠胃失调的疾病——疼痛、便秘、腹泻、产气过多。它一开始并不是一种自身免疫性疾病，但由于过度或长期的免疫反应，它也会引起炎症。它是肠易激病和克罗恩病的近亲，是一种以过度炎症为特征的自身免疫性疾病。如果得了这种疾病，你体内的通路便会发炎、发红、疼痛、肿胀。简单来说，它会造成身体不适，因为你的身体内部变得比原来更拥挤了。而你体内的空间经过演化已近乎完美，没有多余的地方了。因此，当发生肿胀时，它就会造成疼痛，你可能会很疼。

琳达很有天赋，表现优异，她野心勃勃而且的确取得了一个又一个成功。她通过努力获得了斯坦福大学的高尔夫球奖学金，最终获得了经济学学位。后来她被选派参加欧洲高尔夫球巡回赛，当时这项赛事的经营状况很糟糕。入选该队的美国女运动员除了高尔夫球技高超外，其他方面也都不错，这是推销这项运动的营销手段之一。从1982年到1985年，琳达乐在其中。但后来她厌倦了，决定进入斯坦福大学修读工商管理学硕士课程，开启人生的下一个阶段。

之后，琳达结婚了。她的丈夫后来成了硅谷一间大名鼎鼎的律师事务所的合伙人，琳达也被冠以夫姓，成为琳达·塞格雷。她加入了波士顿咨询集团，这是一个由顾问组成的精英组织。在那里，她为成为合伙人而努力。琳达往往在晚上8点从办公室给丈夫打个电话。

"你怎么样了？"他会问。

"我还得一个小时。"

"我也是。"

丈夫会在晚上10点开着保时捷911过来接她。

伴随着成功而来的是更多的责任和压力，琳达也全力迎接着每一个挑战。总之，她就是这样想的。1989年，有一次她为了争取一个项目，连续10个晚上没怎么睡，她最终拿下了这个项目。

"那里的女性员工非常少，而聪明的人却很多，我觉得有点儿没有安全感，"她回忆道，"我可以证明我和你们一样聪明。我几乎是用自杀的方式做到这一点的。"

她回忆说，她的丈夫工作也很努力，就像硅谷还有纽约、香港、伦敦和许多其他大都市的人一样。但他们中的许多人并没有自身免疫性疾病。所以，前面讲的这些并不是要暗示琳达是导致她的病情的原因，但这与她的基因显然也有关系。

公平地说，琳达的生活超出了她的极限，也超出了大多数人的极限。她不知道什么是真实的，什么是适合她的，什么是真正的自我。在某种程度上，她的生活被不间断的工作状态所驱使，这种外来入侵不仅威胁着她的情绪健康，也威胁着她的身体健康。

20 世纪 80 年代末，琳达的胃痛加剧了。每隔几个月，她就会有一次严重的腹胀，不得不回家爬到床上休息。她的腹胀通常到早上就会消失。但她还是不断地给自己施压，直到被最后一根稻草压垮。

1995 年 9 月初，琳达生下了一个儿子。他是这对夫妇的第二个孩子，他们的女儿已经两岁了。这家人住在圣·马特奥——旧金山南部一个舒适的郊区，正好离波士顿咨询集团的主要客户之一——一家十亿美元级的金融服务公司只有 10 分钟的车程。琳达当时正在为这家公司处理财务账户，她的客户非常信赖她。

琳达说服自己，她可以继续全盘负责。她只请了 10 天产假，那段时间的她可以说是筋疲力尽。"我会在半夜接电话，每两个小时还要起来给儿子喂奶。"

那年 12 月，她的喉咙痛得很厉害，从来没有这么严重过。她怀疑是链球菌感染——一种由链球菌引起的高度传染性疾病。常规的治疗方法是使用抗生素，但她没有这样做。"我没有时间去看医生。"

症状持续了几个星期，使她疲惫不堪。

之后，1996 年 3 月，琳达的上臂长满了鼓鼓的红色皮疹。那次她确实去看了医生，但医生告诉她："我不知道这是什么病。"

琳达继续给自己施压。她仍然每周工作 65 个小时，她的丈夫也一样，几乎每天都在加班，他们还照顾着刚出生的儿子和女儿。她在努力成为她理想中的母亲。琳达在她的座驾福特探索者里参加电话会议，而她的孩子们就坐在后座上。1996 年 9 月，当琳达与波士顿咨询集团的同事一起参加晚餐派对时，她的左脚大脚趾突然变成了高尔夫球的大小。

琳达的医生们不知道这是什么病，但他们推测是莱姆病。他们错了，不过这反映了医学的思维模式：疾病一定是病原体或外来因素导致的。

两周后，她的右脚大脚趾也同样突然肿了起来，然后是她的左膝，肿得像个葡萄柚。

琳达备受打击。她的初级保健医生无法确定病因。这也难怪，虽然自身免疫性疾病很普遍，但它的诊断却异常棘手。长久以来，这种情况一直为人们所忽视。

28.

狼

当一个人去看医生时，他会从自己的症状开始描述。我嗓子疼，腿疼，有点儿发烧，还出了皮疹。

医生也会从症状开始询问，他们的第一个问题往往是：你哪儿不舒服呢？

对于很多疾病，医学后来都会将重点转移到症状的起因上。你得了感冒、肺炎，感染了某种病毒或细菌、寄生虫，或者患了癌症。

而关于自身免疫的问题和答案有时却只是集中在症状上，难以深入下去。我关节疼，发烧了，出了疹子，腹泻，便秘，精神麻木。

医生则会说：我相信你，但我不知道是哪里出了问题。

好吧，不过一定是哪里出了问题，只是我们毫无头绪。没有病原体，没有感染，没有外来疾病。

在关于免疫系统的故事中，自身免疫问题更为尖锐或纯粹。

而所有的神秘竟始于狼人。

据史料记载，早在 963 年，科学家们就发现了一种不寻常的症状，受到影响的人看上去就像被动物咬了一样。希波克拉底是第一个描述这种症状像是皮肤病的人，而图尔主教赫伯努斯被认为是第一个将之称为狼疮（lupus）的人。这个词来自拉丁语，意思是狼。该病的患者会出现像溃疡一样"令人厌恶的病变"，我在阅读关于这种疾病的中世纪记录后，发现了许多形象的描述，如"撕咬状皮肤病"。这些"奇形怪状"的病变出现在面部、下肢，甚至全身各处。根据某狼疮科普项目（Lupus Endeavor）的介绍，这些症状中有些是由狼疮引起的，有些则不是。人们当时认为这些是狼咬伤的结果，甚至预示着某人将要变成狼人。

2016 年发表在著名医学杂志《柳叶刀》上的狼疮病史记录说，无论是偏方还是那时的医学诊断，都认为只能"切除病变组织或用腐蚀性化学物质灼烧它"。"但是这些干预措施都无法治愈患者，还让患者终生毁容。"

1872 年，维也纳医学院聘请了一位名叫莫里茨·卡波西的医生，他认为狼疮与身体的其他状况有关，包括关节炎。19 世纪下半叶，加拿大医生威廉·奥斯勒爵士将狼疮病变与更多状况联系了起来，包括对心脏、肺和肝脏的影响。奥斯勒医生因提出系统性红斑狼疮这个病名而受到赞誉。

这里的关键词是系统性。这种状况不仅仅是皮肤的问题，它还暗藏了更大的危机。

科学家们开始识别和探索导致关节疼痛的异常情况。1800 年，巴黎

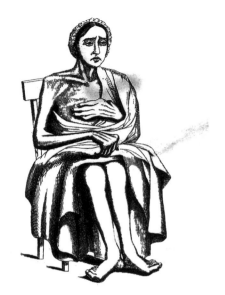

这幅 19 世纪的木刻描绘了一位患有关节炎的妇女，创作时间远在像琳达和梅瑞狄斯等女性的痛苦被医学界认真对待之前
图片来源：惠康收藏馆。

的一名博士生对 9 名患者进行了评估，确认他们的关节疼痛与许多人患有的痛风并不一样。这名学生最初称其为衰弱型痛风。后来在 1859 年，伦敦大学学院医院的一位先驱医生和研究员——艾尔弗雷德·加罗德，给这种疾病起了一个现代的名字：类风湿性关节炎。

这是一种以炎症为特征的疾病，通常会影响关节。要记住，炎症是身体对疾病的反应。炎症不是"其他"的东西，而是"自身"的反应。

这是否意味着这种疾病是由自身引起的呢？

这种身体自我攻击的想法还是相对较新的。免疫学先驱保罗·埃尔利希在 1900 年左右发明了恐怖的自体毒性（horror autotoxicus）这一概念。自身免疫。身体攻击自己。

免疫学发展到 20 世纪，在这个被许多人认为是停滞不前的领域里，只有很小的群体在研究这些不寻常炎症的产生条件。明尼苏达州罗契斯特市的梅奥诊所正是其中一个研究中心。1926 年，根据梅奥诊所的历史记录，574 名患者因关节肿胀和疼痛被诊断为风湿类疾病而入院。当时假设的病因是某种外来物质引起了慢性感染。当然，这是错误的。人们尝试过使用疫苗，但它导致了严重的副作用，甚至死亡。

请想象一下：一个已经过热的免疫系统被药物和疫苗火上浇油会是怎样的情形。

还有一些病人接受了"发热"治疗，人们试图利用发烧来扭转症状，即通过激发免疫系统来终结这种神秘的症状。

后来，在 1929 年，转机出现了。

治疗关节疼痛的医生被称为风湿病学家。在梅奥诊所工作的风湿病先驱菲利普·亨奇博士注意到一个特殊的类风湿性关节炎患者有一个奇怪的状况。当她出现急性黄疸时，她的关节疼痛和僵硬似乎有所好转。她生病时，关节痛不仅没有加重，反而减轻了。

医生还注意到，其他风湿病患者在手术后和怀孕期间的症状都有所减轻。《临床化学》（Clinical Chemistry）杂志上的一篇历史文章说，亨奇博士建立了一种理论认为，身体受到威胁的患者分泌了一种化合物，可以抵抗任何攻击他们关节的东西。

亨奇博士有一种预感。病人承受压力和受到胁迫时，这通常意味着他们会分泌肾上腺素。亨奇博士认为，肾上腺分泌的物质正在减弱关节疼痛和炎症的严重程度。肾上腺是位于每个肾脏上方的一个三角形小结块，它能产生人体必需的激素。在这一假设的推动下，亨奇博士和一位名叫爱德华·卡尔文·肯德尔的生物化学家做出了自身免疫史上最重要的发现之一。

为了发现改善梅奥诊所里这些病人病情的物质，肯德尔尝试着从奶牛的肾上腺中分离分泌物。根据发表在《临床化学》杂志上的历史记载，这位生物化学家定期从芝加哥屠宰场提取肾上腺组织。他发现了一些激素，并将它们按字母表标为A、B、C等，而改变了科学图景的是化合物E。

最开始研究它是因为它看起来相对简单，同时它也能使病人感觉好一些，有时甚至能使病人感到宽慰和快乐。

提炼和分离这种化合物花费了许多年的时间。后来在1948年，从1929年就开始在梅奥诊所工作的科学家将化合物E注射给了一位29岁因严重的类风湿性关节炎而瘫痪的女性。2010年发表的同一篇科学文章中详细叙述了这一故事："两天内再接受两次注射后，这位病人就可以走路了，她离开医院，去疯狂购物了三个小时。"

另一段历史写道："这一结果震惊了世界各地的人们。"梅奥诊所的两位研究人员也因此获得了1950年的诺贝尔奖。

或许你知道化合物E的另一个名字：皮质醇。皮质醇是一种可以抑制免疫系统的类固醇。类固醇是抵御许多自身免疫失调的第一道防线。它们利弊参半，稍后你就会了解这一点。不过，就目前而言，类固醇的发现在免疫学和医学领域，其意义类似于疫苗或抗生素的发现；它们是一个巨大的启示，是对一个令人困扰的问题的回应。但此时，科学家依然不清楚他们试图攻克的自身免疫性疾病的内在机制。

随着科学技术的进步，在20世纪50年代后期，免疫学的各个部分逐渐完善。例如，狼疮的研究人员发现，患者自身的免疫细胞正在吞噬骨髓中的游离物质。这真是祸不单行。骨髓帮助人体产生并激活免疫系统，而它所孕育的系统却在攻击它。

亨利·乔治·孔克尔博士被公认为自身免疫领域的先驱之一。20 世纪 50 年代末到 60 年代，他在解开自身免疫之谜方面取得了另一个重大突破。孔克尔博士的整个职业生涯都在美国纽约的洛克菲勒研究所工作。他的研究对象包括患有肝病的女性，其中许多人也患有关节炎。这在很大程度上被认为是巧合——毕竟关节炎有很多原因，包括衰老和反复的身体压力，它并不总是有关自身免疫的问题。

在研究这些肝脏病人的过程中，孔克尔博士分离出了一些女性体内的抗体——那些位于细胞表面帮助我们的身体锁定攻击目标的特殊大分子。孔克尔博士在他收集的分子中观察并分离了 19 种抗体，而它们曾做出过一些令人不安的事情。这些抗体会对病人自身的白细胞产生反应，而不是对外来细胞的信号产生反应。

这样一来，孔克尔博士便明白了什么是类风湿性关节炎。他找到了一项关键的检测方法来证明身体的确是在攻击自己，而他所利用的正是其他免疫学家已经开始理解的、对抵御入侵者至关重要的特性。这是一个聪明而重要的洞察。

1948 年，人们开发出一项相关的检测方法，用以测试是否存在抗核抗体。这些抗体可以与正常细胞的细胞核结合，并已被证明存在于几乎所有系统性红斑狼疮患者中。（情况有些复杂，因为这种抗体也出现在非患者身上，所以一开始，测试的成功比例只有一半左右；然而到了 20 世纪 60 年代中期，这种测试的有效性上升到了 95%。）

可以这么说，在核时代到来之际，我们已发现近 100 种自身免疫性疾病，而人类只能对其中两种进行还算有效的检测，而且几乎没有治疗方法。

·· •
· •

这在很大程度上是 20 世纪 60 年代末的情况，当时有一个 40 多岁的女病人来到约翰·霍普金斯医院，她的关节疼痛十分严重，一边抽泣，一边试图控制住自己。在照顾这名患者的人中，有一位叫贝芙拉·哈恩的医学生，她后来成了该领域的杰出专家。

这名女患者的故事表现出了那个时期自身免疫性疾病的现实状况。尽管孔克尔博士和其他人进行了各种神奇的科学研究，但自身免疫性疾病仍然难以诊断和治疗。这一困难因当时社会对女性的性别歧视而越发严重。

当女性抱怨时——不管是身体上还是情感上，她们经常被认为是"歇斯底里的"。社会可能很快就会将女性的工作局限于照顾孩子和家庭，认为这些工作低人一等，且不会特别费力。事实上，这项工作可能会对关节造成很大的伤害，并加重疼痛。

"女性的角色非常明确。丈夫从不洗衣服、从不做饭。当你的关节肿胀疼痛时，给婴儿换尿布真的很难。"哈恩医生解释道。这位病人是一位中产阶级家庭的白人女性，她以裤装代替裙装来隐藏她肿胀的关节。

哈恩医生想不出好的治疗方法，类固醇不起效果。"我只有阿司匹林和金针。"她解释说。她告诉我，有一种理论认为，含有金的化合物可以杀死结核病菌，还有另一种理论认为结核与自身免疫有关。正如哈恩博士指出的，这种治疗方式"是非常原始的"。

·· •
· •

1975 年，加州大学旧金山分校的行为科学家卡罗琳·威纳写了一篇研究论文，描述了自身免疫性疾病患者的现实生活。这篇文章读起来很痛苦，它将类风湿性关节炎患者的感情面刻画了出来，这种疾病很难诊断，而且"无药可治"。这篇论文的开头是一位患有类风湿性关节炎的29岁女性的日记：

> 身体舒适
> 做一件简单的家务事
> 能让人振奋精神
> 感到极度的快乐吗
>
> 痛苦和不幸持续
> 疲劳使人
> 近乎绝望
>
> 在接下来的四十年里，我
> 不知道其中有多少变数
> 得去经历

"类风湿性关节炎患者在诊断的同时也了解到，这种疾病不仅无法治愈，而且其具体表现也无法预测。他们常常听到医生说，'你必须学会忍受它'。"报纸上写道。

论文中描述的"自我治疗"策略包括"摄入芹菜汁或大量维生素E，或者夜晚在脚周围裹上装满硫黄粉末的塑料袋……敷上用伏特加浸泡过的生姜和合金制成的膏药"。

报纸上的另一个策略被称为"掩盖法"。自身免疫性疾病患者会假装自己没有遭受折磨，努力让自己看起来好像什么事都没有。这么做有好处也有坏处。因为这样的话，朋友和家人就会认为一切正常，并期待患者走出病痛。

我有幸获得了两位自身免疫性疾病患者的第一手医疗记录及个人故事，我在这本书里与你分享琳达和梅瑞狄斯的故事。这些故事也让我们了解到一些影响每个人免疫系统平衡的关键因素——睡眠、压力、卫生、家族史以及肠道生态系统，即微生物组。

她们也帮助我们了解到，这一日益壮大的群体为了摆脱阴影进行了怎样的斗争。

29

隐形的证据

1996 年 10 月 10 日，琳达的膝盖十分疼痛，还起了葡萄柚般大小的肿块，于是，她来到一位风湿病专家位于帕洛阿尔托的办公室。琳达与朗达·伊莱恩·兰伯特医生约好见面，她是该地区在这方面最好的医生之一。兰伯特医生曾在斯坦福大学担任兼职教授，而且是多个运动队、大学和专业人士的医疗顾问。她对关节了如指掌，专长是治疗风湿病。

她对琳达进行了一系列检查。

琳达的 X 射线片正常。她的类风湿因子为阴性。她的抗核抗体（狼疮的一种指征）的检测结果也呈阴性。

"她的检查结果没有什么太大异常。"兰伯特医生说，除了一个检测值。琳达做了一个测量沉降率的检查，这是一种炎症的综合测量方法。她的数值应该低于 20，实际却是 94，这表明她的炎症极其严重。然后她还接受了更明显的测试——目测，或者说临床检查。琳达的膝盖如葡萄柚般大小，她的关节十分疼痛，脚趾头更是痛到爆炸。

兰伯特医生对此迟迟无法确诊。即使到今天，自身免疫仍然是医学界最难精确诊断的疾病之一。

约翰·霍普金斯大学医学院将自身免疫的诊断材料分为三类，就像刑事审判中的证据可以分为直接的、间接的，或者旁证的一样。

直接证据包括将这种疾病的症状从一个人身上转移或重现到另一个人身上，实际上是复制自身免疫的过程。

这样的例子并不多。最佳案例发生在 20 世纪 50 年代的一名医生身上，他延续了一种历史悠久的科学传统：在自己身上做实验。这位医生给自己注射了一名特发性血小板减少性紫癜患者的血液，这种疾病会引起过度的瘀伤和出血，导致从皮肤到舌头和嘴唇的所有部位出现紫色的斑点或斑块。这种情况是由血小板水平低引起的，而血小板可以帮助凝血，医生及其同事推测这是因为人体自身的免疫系统在攻击血小板。

这位医生在给自己注射病人血液的几个小时内，其血小板计数就出现了骤降，并不得不住院治疗。结果是明确的，这名女性患者血液中的抗体——一种自身抗体——攻击了自身的抗原。这种情况被重新命名为血小板减少性紫癜。

但这种证据难以获得，一个很简单的原因是，你无法在不引发免疫反应的情况下将一个异物（包括他人的细胞）引入人体。这也是为什么器官移植如此具有挑战性。人与人之间的移植机理研究涉及许多复杂的问题。

所以科学家采取了第二种方法：间接证据。这意味着需要在小鼠身上复制人类的症状。这对多发性硬化症是可行的，这种疾病患者的免疫系统会干扰中枢神经系统。通过给老鼠注射一种与被人类自身攻击的抗原很相似的抗原，我们可以在老鼠体内诱发这种疾病。

但是直接和间接证据只能诊断少数的自身免疫性疾病。这就导致大量诊断只能借助旁证，然而这并不能使医患双方满意。旁证包括查看家族史，与这种疾病相关的高水平抗体，以及其他几个因素——例如导致发病的环境，比如说压力。

还有一个重要因素：患者是否为女性。

曾在 20 世纪 60 年代末用金针治疗风湿病患者的哈恩医生告诉我："女性比男性更容易产生免疫系统反应。我们都知道这一点。"哈恩医生在 20 世纪 90 年代末当选美国风湿病学会主席，成了又一个打破天花板的人，她现在是加州大学洛杉矶分校医学院风湿病学部主任。

女性寿命更长，而且在饥荒或流行病暴发时，往往存活时间更长。确切的原因还不清楚，但是哈恩医生提出了一些理论，解释为什么从演化的角度来看，女性可能拥有更强的免疫系统。一种可能性是，婴儿的第一次免疫力是女性给予的。事实上，正如她所说，"婴儿对疾病的防御几乎完全依赖于母亲的免疫系统中的抗体。"

她提出的另一个理论是，"女性更可能成为看护者。"从定义上说，女人生孩子的时候，男人可能已经悄悄溜掉了。作为看护者的女性可能需要更高级别的疾病保护。哈恩博士猜测，女性通常比男性具有更多的身体脂肪，所以她们也可能具有更多的免疫系统细胞。

她还注意到许多与红斑狼疮和类风湿性关节炎相关的基因位于 X 染色体上。（女性有两条 X 染色体，而男性则有一条 X 染色体和一条 Y 染色体。）因此在数学上，自身免疫性疾病更容易发生在女性身上。（还有一则科学常识：当研究人员想要制造一种抗体来研究时，他们会使用雌性动物而不是雄性动物来得到更多的抗体。）

哈恩博士说，女性相对活跃的免疫系统"与长寿有关，但同时，你的抗体水平也会更高，这可能会让你生病，甚至死亡"。[①]这是多么不可思议的权衡：强大的防御系统使寿命延长，它却反过来针对自身！这也是对我们优雅的防御所参与的更大层面上的平衡的一次非凡洞察。如果该系统有助于延长寿命，它就会带来巨大的潜在成本。防御越多，风险越大。在日常生活中，一个强大的免疫系统的负面影响是，它可能会变得更容易发炎，或者由于缺乏睡眠、压力过大而引起不适，更不用说遗传因素导致的问题了。有 50% 或更多的病例似乎都有明显的遗传联系，患者的家庭成员或有血缘关系的人中往往也存在相应的情况。

另一个导致免疫系统紊乱的因素是感染，比如病原体侵入人体。免疫系统会做出反应，并成功地消灭病原体。但当免疫系统没有完全关闭并保持超速运转时，即使病原体已经被赶出生命的狂欢节，这种反应仍会激发自身免疫。

顺便说一句，对类风湿性关节炎来说，吸烟也会带来风险，这与上述原理是类似的。吸烟会把各种各样的异物带入体内，它们从喉咙被吸进肺里，免疫系统这时成为一个爱管闲事的人，它要检查这些异物和它们造成的损害。导致类风湿性关节炎的一个可能的原因就是吸烟——"一个巨大的可能诱因"，琳达的医生兰伯特博士解释说。

·　·　·

琳达的病例并没有给兰伯特提供多少直接或间接的证据，但旁证说

---

① 一般说来，女性的免疫系统更为活跃，但这与寿命等方面之间的关系，仍需进一步确认。

明了一切。她不抽烟，但她身上有很多其他的危险因素。

炎症，确认无误。

感染，确认无误。在关节炎发作之前，她就感染了链球菌，这种病可能会激活她的免疫系统，使之开始工作。

失眠，确认无误。

压力。还远不止于此。

琳达第一次见到兰伯特医生是在 10 月 10 日。两周后她就回来复诊了。这一次，兰伯特博士几乎只看了她一眼就知道怎么回事了。

琳达坐着轮椅进了诊所。她的多个关节都已发炎。兰伯特医生说："她的病情像火箭起飞般迅速蔓延。"

此时，兰伯特医生确信琳达患的是类风湿性关节炎。医生给她开了类固醇的一线治疗处方。具体来说，她给琳达开了一种叫泼尼松的药。兰伯特医生形容它"就像一把大锤"，"它关闭了很多东西"。

它被用来治疗许多炎症性疾病。"但不幸的是，它会在全身引发副作用。"比如削弱你的免疫系统，让你容易感染，难以入睡。部分原因是它会与肾上腺产生相互作用。

"我们真的不愿意长期使用泼尼松。"

兰伯特医生觉得对琳达的病情别无他法，因为琳达的关节损伤发展得如此之快，甚至到了不可逆转的地步。"她可能会永远坐在轮椅上。"

类固醇打破了琳达的平衡。她晚上睡不着，所以她吃了安必恩，后来又吃了一种叫环苯扎林的肌肉松弛剂来保持睡眠。这是个坏消息。

更坏的消息是类固醇疗法没有起作用——效果不够好。

她的手痛得连裤子都扣不上了。她开始穿松紧带裤。一天，当琳达把女儿送到学校时，另一个小女孩走上前来，天真地问她："你为什么总是穿同样的衣服？"

　　琳达已无法用手抱起她尚在襁褓中的儿子，只能尝试用前臂去抱他。她出门的时候要戴手套，这样在不得不和别人握手时可以减轻疼痛。

　　当琳达在 1996 年 12 月回来时，兰伯特医生从她的左膝排出了 65 毫升（约 65 茶匙）的液体，从她的右膝排出了 30 毫升液体。她需要服用 30 毫克的泼尼松，而现有的药片只有 20 毫克。

　　到目前为止，琳达还在服用一种名为氨甲蝶呤的药物，这种药物最初用于白血病的化疗，目的是干扰恶性白细胞。但是白细胞是免疫系统细胞，所以当它们受到攻击时，身体会变得非常容易受到感染。

　　"我的眼睛感染了，耳朵感染了，宫颈感染了，支气管感染了——在每个可能感染的地方，我都感染了。我就像一个培养皿，我甚至觉得肿胀都比这好多了。"

　　到 1997 年春天，琳达已经服用了 15 种药物——有些是为了帮助减轻自身免疫，有些是为了抑制其他药物的活性。

　　然后，当事情似乎即将得到控制时，另一个创伤向她袭来。

·　·
·
·

　　在之前的六个月里，琳达从婆婆那里得到了巨大的帮助。那年四月，她的婆婆自杀了。琳达的一个生活支柱消失了，她的婚姻状况也开始恶化。毫不夸张地说，琳达的免疫系统失去了平衡，她的生活也失去了平衡。

　　随着药物开始发挥作用，她的风湿病症状减轻了，而她的免疫系统则继续与基本的挑战做斗争。1997 年夏末，一位大客户邀请琳达去伦敦。抗炎药削弱了她的免疫系统，导致她患上了严重的咳嗽。在伦敦，有天晚上她带着一个枕头去剧院看了一出叫《艺术》的戏，以便捂住自己的咳嗽声。

一天，她去会见客户公司的欧洲总裁。她本应该给对方提建议，但她一直在咳嗽。她只能说声抱歉，然后走到走廊里，试图控制自己，但她还是咳嗽了 20 分钟。"我无法回到房间里去。"

琳达与自己的免疫系统痛苦地讨价还价，以巨大的代价来抑制它。而医学即将抓住问题的要害。

30

两全其美

1998 年 11 月，美国食品和药物管理局批准了医学史上最受期待的药物之一——恩利，用来治疗类风湿性关节炎。

恩利的制造商是西雅图的英姆纳克斯公司①，它的设计初衷是在不破坏整个免疫系统的前提下，限制过度活跃的免疫系统所造成的影响。

这一药物的诞生建立在20世纪70年代单克隆抗体的发现上。分离和复制单个抗体的能力使得药企能够围绕特定的分子开发药物。这些抗体被注射到体内后，理论上只会附着在体内特定的细胞上并与之发生反应。

例如，恩利的作用原理是利用单克隆抗体与一种被称为肿瘤坏死因子（Tumor Necrosis Factor，TNF）的特殊细胞因子（一种免疫系统信号分子）之间的相互作用。TNF的功能是发送导致细胞死亡的信号，特别是凋亡（Apoptosis，来自希腊语，意思是凋零）信号。这是一个重要的常规过程，在生命的狂欢节里，它是相当优雅和有序的。一个细胞收到死亡的信号后，基本上就意味着它必死无疑，随后它开始分解成可消化

---

① 英姆纳克斯后来被安进公司收购。

的小块，被门卫——巨噬细胞吞食掉。

恩利和其他作用在 TNF 上的药物，其基本作用思路就是让造成问题的细胞自杀。[①] 很明显，在癌症中让恶性细胞自行消失是有用的。在类风湿性关节炎的病例中，让过度活跃的免疫细胞凋亡也是有利的。细胞会攻击自身，而不是琳达的身体。

（令人兴奋也更加奇怪的一个细节是，用于恩利的单克隆抗体是用仓鼠卵巢细胞制备的。）

兰伯特医生已经等不及恩利的面世了。"它改变了游戏规则。我们都知道，我们也一直在等着。"

1999 年年初，琳达第一次在大腿上注射了恩利。它花了几个月的时间起效，然后……

哇！

琳达的肿胀开始消退，疼痛也开始减轻。

恩利并没有像类固醇那样破坏琳达的免疫系统，而是以一种更有针对性的方式发挥作用。这是免疫学的梦想，可以追溯到雅克·米勒——充分了解免疫系统以便修补它。

"我的免疫系统可以正常工作了，这种药与攻击我的那部分免疫系统结合并中和了它们，"琳达充满敬畏地说，"我刚开始使用这种药，生活就发生了改变。"

---

① 原文表述不全面。恩利是一种 TNF 抑制剂，可以通过抑制 TNF 与相应受体结合，阻断 TNF 介导的细胞反应。

恩利现在是世界上最畅销的药物之一。在 2017 财年，它为安进带来了 55 亿美元的销售额。

关于这些药物如何起作用的故事则更加令人感动，尤其是与癌症相关的故事，稍后我会向你讲述这个故事。

但这不是纯粹的奇迹。自身免疫极其复杂，世上没有万全之策，这种新药仍然不能治好所有人。

让我们把目光转向梅瑞狄斯·布兰斯科姆，她的故事既是琳达的故事的回响，也是一项对比研究。

31

梅瑞狄斯

梅瑞狄斯比琳达小两岁，住在距离丹佛只有 900 英里的地方。1977 年的一个早晨，她从低烧中醒来。她的关节很疼，感觉就像有老虎钳夹着它们一样。梅瑞狄斯在十几岁的时候就开始经历一些谜一般的症状——皮肤疼痛、发烧，但基本没有得到治疗。医生认为她可能患有单核细胞增多症。

梅瑞狄斯和母亲的处境大致相同。她的母亲也会经历异常的发作、身体疼痛和肿胀，而且经常消化不良。梅瑞狄斯对母亲用手捂住额头、感到头晕的场景记忆犹新。她生病了吗？病因很难找。也许是因为她的童年，那个秘密，以及她一生都背负着的局外人的压力让她出现了这些症状。

梅瑞狄斯一家住在公园山附近。20 世纪 60 年代末，这个地区主要是白人聚居区，却也在不断融合。邻居们不喜欢这种融合。有好几次，梅瑞狄斯的家人回到家后，发现房门上贴着传单，催促他们在有色人种到来之前搬离。

梅瑞狄斯的父母并不赞同这种偏见。她的父亲是《丹佛邮报》的一名编辑，他做了一些研究，发现社区融合后，房产的价值实际上是上升

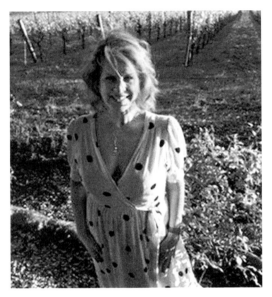

梅瑞狄斯·布兰斯科姆
图片来源：由梅瑞狄斯·布兰斯科姆本人友情提供。

了，而不是下降了，因为人们对住房的需求增加了。梅瑞狄斯的父亲在报纸上写了第一篇敦促融合的社论，但刊发的第二天晚上就有人向他们家的窗户里扔了一枚土制燃烧瓶。看来社区里的白人对他们所认为的异己反应过度了。什么是异类？什么是自己人？这个国家走向融合的道路上充满了各种角力。

对于梅瑞狄斯的母亲贝娅[①]来说，这是一件非常私人的事。她从小就信仰天主教，后来改信公理会；她嫁给了一个圣公会教徒，并与黑人和白人的教会合作以促进融合。她还在科罗拉多州政府的民权部门工作过，深知融合之路的艰辛。

---

① 贝娅与下文的贝娅特丽克丝均为梅瑞狄斯母亲的名字，贝娅为昵称。——编者注

・・　・
・　・

梅瑞狄斯的母亲曾经从纳粹手中死里逃生。究其根本，她的故事恰恰说明了一个政体是如何发热并将自己异化的。

在奥地利，贝娅的祖父尊为男爵，同时也是奥地利皇帝的私人医生——实际上是奥地利的卫生局局长。他的儿子保罗·冯·多梅尼作为一名医生和第一次世界大战的英雄，也是重要的社会人物。

他们一家也是犹太人。在第一次世界大战结束后，当反犹太主义开始生根发芽时，为了避免迫害，一家人改信天主教。尽管如此，这样的皈依和同化最终并没有起什么作用。

1935 年通过的《纽伦堡法案》否定了犹太人的基本政治和社会权利，他们的身份不是由宗教信仰而是血统来确定的。这种民族主义类似一种自身免疫性疾病：希特勒攻击了整个德国和奥地利最有才华、最健康、最重要的一部分。在 1938 年 11 月的水晶之夜①，梅瑞狄斯的母亲看到自己的父母被押到街上，双手伏地，双膝跪地，被强迫着舔碎玻璃。

贝娅特丽克丝在梅瑞狄斯十岁那年的一个晚上告诉了她这件事，然后她们一起看了一部关于水晶之夜的纪录片。梅瑞狄斯的母亲从不喝酒，也从不哭泣。但那天晚上，她醉了，也哭了。

梅瑞狄斯的母亲告诉她："我的父母被称为犹太害虫，必须去清理街道。我永远忘不了那一幕。我的母亲，我美丽的母亲，他们让她去舔碎玻璃，直到鲜血从她嘴里涌出。我吓坏了。"

梅瑞狄斯问："我们是犹太人吗？"

"我们够犹太的了。"

---

① 1938 年 11 月 9 日，纳粹德国发动了抓捕犹太人的"水晶之夜"行动。——编者注

  战争爆发后，梅瑞狄斯的母亲跟着父母逃到伦敦，梅瑞狄斯外公的公司在那里有一间办公室。他们又把名字改成了萨顿（Sutton），既非德国名，也非犹太名。在闪电战期间，梅瑞狄斯的母亲和她的父母住在伦敦，梅瑞狄斯志愿当了一名女童军，带领其他女孩躲进防空洞躲避轰炸。她的祖父保罗·冯·多梅尼在1944年3月死于特莱西恩施塔特集中营，成为希特勒自身免疫机器的亡魂。

  也许这就是梅瑞狄斯母亲生病的原因。

  当梅瑞狄斯还是一个住在丹佛的小女孩时，她的母亲就患有关节疼痛，常常感到疲劳，大脑一片模糊，还有肠胃问题。梅瑞狄斯和她的姐妹们有时会开母亲的玩笑，因为她们根本不知道母亲经历过什么。

  "我有时会想起我的母亲，带着一丝负罪感。"梅瑞狄斯回忆道。无论什么补品和药片，只要医生告诉她能让她感觉好一些，她都会尝试。"她很痛苦，但没有人知道为什么。"

• •ᐧ •

  直到20世纪90年代初，梅瑞狄斯的母亲才被确诊患有溃疡性结肠炎和一种罕见而严重的疾病——格林·巴利综合征。这种疾病会让我们优雅的防御系统，即免疫系统，攻击包裹着神经细胞末端的内衬，也就是髓鞘。髓鞘对神经细胞来说至关重要，因为它们通过隔离这些细胞来帮助身体快速有效地传递信息，实际上，就是把其他无关紧要的信息挡在外面。然而，梅瑞狄斯母亲的T细胞和B细胞在协同攻击髓鞘。

  美国国家神经疾病和中风研究所在描述这种疾病时这样写道："格林·巴利被称为综合征，而非疾病，是因为目前还不清楚其中是否涉及特定的致病因子。综合征是一种以症状集合为特征的医学状况。"即使有更多的证据，罪魁祸首也并没有被指认。想查明真相，需要从自身内部着手。

该组织进一步承认："没有人知道格林·巴利综合征会攻击什么人——它不具有传染性。也没有人确切地知道是什么引发了这种疾病。"

这些历史和病史使梅瑞狄斯的情况更倾向于遗传自身免疫性疾病。后来，她开始经历自己的那份创伤。

· · ·

梅瑞狄斯曾获得过西北大学奖学金。在读大三时，她被强奸了。梅瑞狄斯伤心欲绝，但像许多类似的校园事件一样，这起性侵并没有多少人知晓。她回到家中，再未返校。15 岁时，她被家庭教会的神父性侵，阴云至今仍笼罩着她。她当时感冒了，神父说要给她做些汤。然而，他却爬到她身上，按住她，试图吻她，把舌头伸进她的喉咙。她逃了出来，这却让她对自己产生了怀疑，是不是自己身上有什么东西令自己成为受害者，让她不得不把自己变成隐形人。

梅瑞狄斯在给我的邮件中写道：

> 我告诉过你曾有一位神父勾引了我，而那些本该保护我的人却表示无能为力，相同的情况也发生在西北大学。因此当我说这种感觉似曾相识时，我希望你理解我：我信任的人是不可靠的，也许他们已经尽力了，他们也并不想造成伤害，但我对他们来说无足轻重，他们也并未采取有力的行动。

在这期间，她的身体状况变得更糟，最终垮掉了。

· · ·

2001 年夏天，梅瑞狄斯和家人去墨西哥坎昆南部的度假小镇普拉亚德尔卡门游玩。有一天，他们去天然井游泳，那里有一系列奇异广阔的地下洞穴。当他们回到家时，梅瑞狄斯感到发烧和疼痛。她的关节痛得难以忍受，但她以为只是发烧引起的。"我的头肿得像海绵一样。"

她的体温升到了 39.4 摄氏度。

她去看了医生并接受了一些检查，但并没有发现感染。如此高烧，竟没有病原体！

一位医生把她叫了回来。她回忆起医生告诉她的话："真的很抱歉，我想你患有狼疮。"化验显示，她体内有一种指征狼疮的特殊抗体——抗核抗体，其含量是正常水平的 10 倍以上。但这还不足以确诊。

梅瑞狄斯对狼疮的认识很天真。"我想，好吧，至少它没有让我毁容。"回首这段往事时，她笑了。

· · ·

梅瑞狄斯被转到丹佛的一家诊所，成了专家医师凯瑟琳·霍布斯博士的患者。几次复诊之后，霍布斯医生将梅瑞狄斯的正式诊断结果更正为类风湿性关节炎，这主要是因为批准用于类风湿性关节炎诊断的药物比用于狼疮的药物更多。

梅瑞狄斯开始接受与琳达类似的疗程。

梅瑞狄斯起初服用类固醇，这种药物给她带来的副作用是巨大的，它会导致疲劳、感染和发烧。类固醇让梅瑞狄斯感觉更糟了。2002 年，她服用了氨甲蝶呤，这是一种抗癌药，它通过剥夺某些细胞的维生素 B

来干扰它们的产生。梅瑞狄斯服用了两个月这种药，其副作用超过了它带给梅瑞狄斯的好处。

这和她早期尝试的另一种药物硫唑嘌呤是一样的，据美国风湿病学会说，该药物在DNA水平上通过干扰细胞来抑制免疫系统。但它有很多副作用，其中包括长期的致癌风险。

2003年，梅瑞狄斯开始服用恩利，这是一种神奇的药物。

开始一段时间效果很不错，但后来情况发生了变化。她的症状恶化了。

目前来看，还有其他选择。恩利的一个竞品叫作类克，由杨森生物技术公司生产，并于1999年获得了美国食品和药品监督管理局（FDA）的批准。这种药物也是通过阻断TNF起作用的，但它并不便宜。《纽约时报》上的一篇报道称，这种药物获批后，类克的单次治疗成本为9 500美元，略低于恩利的11 400美元。

在梅瑞狄斯的案例中，唯一从她的治疗中获利的是医疗行业。单克隆抗体对她不起作用。为了减轻痛苦，她服用了大量止痛药，比如万络、西乐葆，还有曲马多。药物越多，免疫系统的失衡就越严重，没有缓解的办法。她出现血便、皮疹、一阵阵使人衰弱的疼痛、发烧等症状，却找不到引发这一切的病原体。

接着，梅瑞狄斯的风湿病专家——霍布斯医生自己也出现了奇怪的自身免疫系统症状。开始看起来像是脊椎关节炎。医生开始对自己进行治疗，但没什么效果。霍布斯医生的体表开始出现溃疡，这可比皮疹严重多了，皮肤像是在被啃噬一样。

她患上了一种非常罕见且危险的自身免疫性疾病——坏疽性脓皮病。这是由大量攻击自身的肿瘤坏死因子造成的。

霍布斯医生开始接受梅格·莱蒙医生的治疗，她在内科方面具有丰富的经验。巧合的是，莱蒙医生也在为梅瑞狄斯的病例提供咨询。

莱蒙医生强烈怀疑梅瑞狄斯患有皮肌炎。这是一种比较罕见的症状，以皮疹和肌无力为特征。但是梅瑞狄斯的活体组织检查结果为阴性，也没有相应的血液标志物。

莱蒙医生在办公室里告诉我，面对梅瑞狄斯的诊断结果，"我很难说服其他人"。但是莱蒙医生亲眼看到了证据。她能看到皮疹，也知道梅瑞狄斯经常感到疼痛和虚弱。"我看到她的皮疹，我说：这就是你的病症。"

尽管如此，在莱蒙医生看来，梅瑞狄斯是典型的自身免疫性疾病患者。"我们听了他们的故事，试着把他们归类到这种疾病的盒子里，但有几百万人无法被放入这个盒子。他们的经历不是编造的，他们也不是异类。我们只是还不知道出了什么问题。"

莱蒙医生说，对于这些人来说，"科学还没有跟上脚步"。

希望在不久后的某个时刻，导致这些症状的原因将变得更清楚，并诞生出一个比修美乐、类克或类固醇更有针对性的治疗方式。莱蒙医生指出了过去几十年人们所取得的巨大进步。希望总是真实的，我们完全有理由保持乐观。

但也该给那些隐形的女性一些关注了，她们的困境也是真实的。让我们了解一下发生在梅瑞狄斯的风湿病专家霍布斯医生身上的事吧。

"这是他妈的最可怕的病例之一，"莱蒙医生说。霍布斯医生的中性粒细胞开始吞噬她的皮肤。皮肤是免疫系统的第一道防线，是盾牌。她尝试了各种治疗方式来阻止攻击。

梅瑞狄斯如今已经成了霍布斯医生的朋友，她说，霍布斯的治疗祸福兼有。它们看上去有助于减弱免疫系统的反应，但这是把双刃剑，还意味着霍布斯医生可能无法抵抗住感染的侵袭。霍布斯医生给梅瑞狄斯发来照片，上面的她身上长着疖子。

2015 年 2 月，她发短信给梅瑞狄斯："这几乎是发生在我身上最可怕的事情。我情不自禁地哭泣。我很害怕，所有医生都认为我会死。"3 月的时候，霍布斯医生给梅瑞狄斯发消息说，她快患上败血症了。这是一种系统性的感染，它会通过血液循环弥散全身，让身体陷入瘫痪。

10 月 9 日，她发短信给梅瑞狄斯："对不起，梅，我现在病得很重，尽量不去医院。我的感染更严重了。我每天得静脉注射四次抗生素。"

广受爱戴的凯瑟琳·霍布斯医生最终于 2016 年 10 月 25 日去世，她被自己的免疫系统击败了，但她为了治疗这种疾病也进行过不可能的挑战。

"她死于最可怕的自身免疫性疾病。"莱蒙医生说。

这时，梅瑞狄斯已经在寻找抑制她的免疫系统的方法的路上苦苦求索了十多年。疾病摧残了她的身体、情感和精神。她会涂抹一些药物，以减缓免疫细胞对她的关节、消化道、皮肤和心肌的攻击。这些药物使她经常受到感染。她是一个行走的药房，吃着各种药物。以下是她 2014 年及之前经常服用的药物的详细清单：

- 类固醇（我只是在真正感染时服用，不知道为什么）
- 氨甲蝶呤

- 硫唑嘌呤

- 恩利——注射，持续大约一年或两年

- 治疗疼痛和其他副作用的药物：

    - 阿片类药物（因疼痛停止服用数年）

    - 伐地考昔、万络、西乐葆

    - 阿得拉（根据需要，用于治疗脑雾①）

    - 曲马朵（根据需要，用于止痛）

    - 妥泰、加巴喷丁——这些是抗癫痫药物；真不知道他们为什么开这些药。

    - 安定、环苯扎林——帮助睡眠。疲惫常常使像我这样的病人用咖啡因进行自我治疗，但这样我们就睡不着了。最后我放弃了安眠药，因为如果我睡得太久，再加上狼疮脑雾，这对一个还在努力尝试工作的病人来说不是一个好事。但我服用了环苯扎林，断断续续有十年。

梅瑞狄斯不知道她的病情为什么会恶化，是疾病还是药物导致的。她自己的风湿病医生也不幸罹患自身免疫性疾病，并因药物所带来的副作用去世，而这些药物也是梅瑞狄斯自己曾服用过的。

2015 年年末，梅瑞狄斯被一系列新的症状在睡梦中惊醒。她是个很棒的写作者，我写的任何东西都比不上她给我发的那封令人心酸的邮件，她在信中讲述了接下来发生的事情：

我已经连续第三个晚上被剧烈的疼痛从迷迷糊糊的睡眠中弄醒，

---

① 脑雾指注意力不集中，记忆力下降，其诱因具有不确定性。——校译注

之后我就一直坐在床上。我刚从墨西哥回来，"又"生病了，而且还有新的症状。我筋疲力尽，恼怒而无助，希望能找到一些什么东西可以缓解我的病情。

房子里很安静；从那以后我就一直想在家工作，因为走进办公室对我而言太累了，太痛苦了。我彻夜难眠，为了入睡尽我所能：做伸展运动，吃止痛药，按摩，洗热水澡，洗冷水澡。但疼痛依旧，仿佛被两肋插刀，越捅越深。不管我怎么努力，都无法解脱。

我需要一个解决方案：我还有生意要打理，还有孩子要养，所以我不能麻醉自己。那天早上，我把谷歌当作《万福玛利亚》：这些症状都是新出现的，而且疼痛难忍，我想先查询一下，这种新出现的疼痛是我身体状况的一部分，还是治疗的副作用。我的理由是，如果我要打电话给我的医生，我应该首先确认这不是"病症的一部分"，这些年来我听过很多次我可能会出现什么样的症状。我输入了"二甲胺四环素＋自身免疫"，想着也许我能查到药物的副作用或使用指南。我本期待能找到一些让人安心的东西；相反，我发现了"二甲胺四环素诱导的自身免疫综合征"。简而言之，我服用的药物要么会引发我的病情，要么让它恶化。我记得我在逐个浏览摘要时，心里在想："这是什么鬼东西？"我的医生给我开了二甲胺四环素的长期处方，并告诉我它"毒性更小"，但我的医生要么是不愿查阅相关研究，不了解这些研究，要么是不在乎——从统计数据上看它是否有效。但是否有这样一种可能，即我正在做的其他事情——避免晒太阳、不吃糖等，是有帮助的，而二甲胺四环素要么"没有"帮助，要么使情况变得更糟呢？

不知为何，我脑海中浮现出叶芝《在学童们中间》里的这句话：我们要如何从舞蹈中区分出舞者呢？

从我被确诊到那一天，我一直是个尽职的病人。我按照他们的要求做了，减少使用类固醇和氨甲蝶呤类药物，因为我（向他们）绝望地指出，这些药物让我感觉更糟。拿我的母亲、我自己和我的女儿这三代女性来说，我们信任医生或医学进步能够帮助我们，即使这样的帮助令我们的处境更糟了。

我感觉自己偏离了轨道——主要是身体上的。孤身一人。

我不会被保护或拯救。这听起来有些夸张，但并没有让人感到紧迫或引起关注。相反，这只是因为其他选项都被排除了。我要么继续服用某种显然会同样"导致"我的疾病的药物，在医疗的阶梯上继续前进，并等待下一个突破性药物通过FDA，接受更可怕的治疗，比如美罗华……要么试着自己动手。

我记得那一天，博尔德初冬的一天，阳光透着凉意，我仰望天空，我的母亲一定在那里，至少，我认为她一定在那里。我大声问她："这还不够艰难吗？"

无限的悲伤向我涌来，但我并不害怕。回顾过去，我觉得即使一条路被堵住了，对你而言其实是一种另类的自由。这只是……简单的数学题罢了。

梅瑞狄斯的新旅程开始了，她开始了第一天的实验。有没有什么办法可以拯救她自己（不是说她没有尝试过）？梅瑞狄斯回归了最基本的生活方式，包括饮食和生活方式，她同时也在仔细搜索一些其他自然的方法，希望能够找到线索，帮助她可以像大多数人一样保持平衡。（例如，她会服用维生素D，因为她不能晒太阳，她还会服用一种混合补充剂，包括维生素C、维生素B、铁元素和辅酶Q10，这些成分对她来说毒副作用较小。)

莱蒙医生在这个问题上有很多话要说。其中一些乍听起来有些违反直觉，但既然你现在对免疫系统和它微妙的平衡已经有了更多的了解，这些话应该颇具启发意义。

$$\cdot \; \bullet \; \cdot$$

莱蒙医生说，出现奇怪的皮疹或其他不寻常症状的患者来到她的诊所时，"他们会说自己的免疫系统很弱。他们陷进了互联网的迷宫，那些自称专家的人告诉他们应该增强免疫系统。当别人告诉你，你的免疫系统很弱时，他们错了。任何想增强你的免疫系统的人都不知道他们在说什么"。

或者更确切地说，他们的表达方式错了。

莱蒙医生认为保持免疫系统平衡的一个好方法是……吃下掉到地上的食物。正如她所说，她的哲学是，人们不要再对自己所处的世界进行过度消毒了，这样他们的免疫系统就会接触到大量的细菌、寄生虫和其他病原体，并对它们做出反应，数百万年的演化就是这样令免疫系统变得更完善的。

这种哲学越来越被广泛接受，被称为卫生假说，其大意是由于过度注重清洁，我们正在让自己的免疫系统疏于训练和活动。

"我告诉人们，当他们把食物掉在地上时，请捡起来吃掉。不要用抗菌肥皂。要让身体自己产生免疫！如果一种新的疫苗出现了，赶紧去接种。我的孩子也是这样建立免疫能力的。他们吃到脏东西也没关系。我们家里有动物，它们和我们一起睡觉。如果你的狗在地板上拉屎，当然要清理干净，但不要用漂白剂。你不该只是挖鼻孔，你还应该吃掉挖出的东西。"

这，是认真的吗？

当然是认真的，莱蒙医生说，为什么不是呢？

"我们的免疫系统需要工作。在数百万年的演化进程中，我们的免疫系统一直在遭受攻击。但现在它们无事可做了。"

我们优雅的守卫者变得焦躁不安。

"但与病人讨论这个问题很难。他们被洗脑了，认为自己的免疫系统很弱。人们看我的样子就好像我疯了一样。"

如今，一些常见的自身免疫和过敏患者人数急剧增加。

越来越多的证据向我们展示了，我们的免疫系统的平衡是如何改变的，或者说，现代世界是如何破坏它的。

莱蒙医生真的疯了吗？你应该挖鼻孔吗？

在这里，我将简要地把重点转到日常生活中，亦即在琳达、梅瑞狄斯、鲍勃、杰森和你我的生活中，广泛影响自身免疫和免疫的四个主要因素上。这四个因素是睡眠、压力、肠道和卫生。

所有这些因素最终会把我们带回到杰森，以及在他的生命狂欢节里上演的史诗般的战斗中。

32

你该挖鼻屎吗

别笑。这是个严肃的问题。你应该挖鼻屎吗？你的孩子们应该挖鼻屎吗？

"我不知道。它可能会引发一些负面的社会后果。"一位流行病学家告诉我。她很认真：挖鼻屎（和吃鼻屎）的最大负面影响可能就在于其引发的社会后果。不过，这有没有可能成为一种健康优势呢？

你的孩子应该吃一些不太干净的东西吗？也许吧。

你应该使用抗菌皂或手部消毒剂吗？不应该。

我们是否服用了太多的抗生素？是的。

为了得到更完整的答案，让我们回到 19 世纪的伦敦。

1872 年的《英国顺势疗法杂志》（*The British Journal of Homeopathy*）第 29 期中，提到了一个关于花粉热的惊人的先见之明："花粉热是一种贵族病，毫无疑问，它几乎只发生于上层社会，患者就算不是上流社会人士，也受过一定的教育。"

花粉热是一个笼统的术语，是指对花粉等空气传播刺激物的季节性过敏。顺便一提，这篇 19 世纪的文章说，花粉热与哮喘或风湿病很难区分。这一点值得注意，因为这些都属于自身免疫失调，而过敏正是它们的近亲。免疫系统正在过度反应。

抱着花粉热是贵族病的想法，英国的科学家们发现了一些问题。

一个多世纪后，在 1989 年 11 月，另一篇关于花粉热的极具影响力的论文发表了。这篇论文很短，不到两页，发表在《英国医学杂志》(*BMJ*)上，标题是《花粉热、卫生和家庭规模》。作者调查了 1958 年 3 月出生的 17 414 名儿童的花粉热患病率。在这位科学家研究的 16 个变量中，他描述了一项"最惊人"的联系——儿童患花粉热过敏的可能性与其兄弟姐妹人数之间存在相关性。这是一种负相关关系，意味着一个人兄弟姐妹越多，其过敏的可能性越低。不仅如此，论文还指出，家里最小的孩子最不容易患上过敏，即特应性疾病。

这篇论文提出这样一个假设："过敏性疾病可以在儿童早期通过与哥哥姐姐的不卫生接触，或者通过母亲在产前与年长孩子的接触，而得到预防。"

文章指出："在过去的一个世纪里，家庭规模的缩小、家庭设施的改善，以及个人卫生标准的提高，都减少了年轻家庭里交叉感染的机会。这可能会导致相对富有的人群中，特应性疾病的临床表现更加广泛，就像花粉热一样。"

卫生假说由此诞生。它为我们了解人类在与现代世界的关系中所面临的挑战，提供了最生动形象的视角之一。简而言之，该挑战围绕着这样一个观点：我们为了能在周遭的环境中存活下来，已经演化了数百万年。在人类存在的大部分时间里，环境对我们而言都是极端的挑战，比如缺乏食物或食物可能携带病菌，不卫生的条件和不干净的水，毁灭性的天气，等等。在这样一个极度危险的环境中，幸存下来谈何容易。

免疫系统是我们防御的中心。这些防御武器是数千年演化的产物，就像河流中的石头一样，水流的冲刷和顺流而下的坑洼塑造了它们。

在这个过程中，人类学会了采取措施来加强我们的防御。在发现药物之前，我们发展出了各种各样的风俗习惯来维持我们的生存。如此一来，我们不妨把大脑这个帮助我们发展出风俗习惯的器官想象成免疫系统的另一面。例如，我们通过集思广益来找出有效的行为。我们开始洗手，小心翼翼地避免某些可能是危险或致命的食物。在有些文化里，人们不吃猪肉，因为很容易感染旋毛虫病；还有一些文化禁食猪肉，因为它们往往带有大肠杆菌等有毒物质。《出埃及记》中就曾提到仪式性的清洗，这是《圣经》中最早出现的一部分，里面写道："他们应该洗手洗脚，这样他们才不会死亡。"

我们的思想在进步，但很大程度上，我们的免疫系统并没有演化。这并不是说我们的免疫系统没有发生变化。免疫系统会对我们的环境做出反应并不断学习。这是免疫系统的分支——适应性免疫系统的核心。我们的免疫系统会接触各种威胁，产生免疫反应，然后在未来更有能力应对这些威胁。我们就是以这种方式适应了环境。

但适应并不等同于演化。适应是指在个人生理能力范围内对环境做出反应。随便举个例子：如果你发现你在黎明更容易捕到鸟，你就会早起出去打猎。这就是你适应环境的过程。相比之下，演化则是经过许多代人，从根本上改变我们的身体能力的过程。在这个例子中，演化则可能是通过让人类长出翅膀来优化我们捕捉鸟类的能力。人类要想变成有翼的生物，需要数个世代的时间。

但这和你的免疫系统以及过敏有什么关系呢？关系很大。

为了生存，我们在身体能力范围内产生了适应。我们洗手、扫地、烹饪，或者干脆不吃某些食物。我们学习，并努力适应。

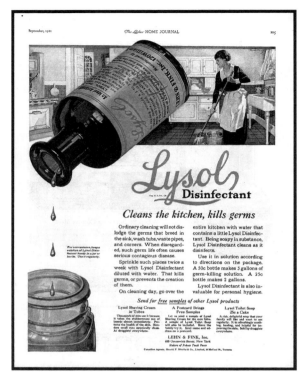

1921 年来苏尔消毒剂的广告。灭菌对商业有好处，对公
共卫生则有利有弊

　　然后，基于过去的发现，我们的学习和适应能力开始迅速加强。人
类的发现突飞猛进，开发了疫苗和抗生素等药物。几乎在一夜之间，我
们就改变了与免疫系统相互作用的环境。我们改善了饲养和屠宰供食用
动物的卫生条件，也改善了庄稼和厨房的卫生条件。尤其是在世界上较
富裕的地区，我们净化水质，建造管道工程和生活废水废物处理厂，分
离并杀死了细菌和其他病原体。但在很大程度上，我们的免疫系统仍然
和之前一样。它的发展和演化使我们能够在特定类型的环境———一种充
满病原体的环境———中生存。在某种程度上，我们给了免疫系统很大的

帮助，因为它要处理的敌人更少了。然而，在另一个层面上，我们的免疫系统则证明，它跟不上这种变化。

从核心层面上讲，是我们自己造成了免疫系统——世界上存在时间最长、平衡能力最强的系统之一——与我们所处环境之间的不匹配。作为一个物种，由于我们强大的学习能力，我们的免疫系统无法与病菌产生经常性的相互作用，而这对训练免疫系统至关重要。它不会接触到我们还是婴儿时那么多的细菌。这不仅是因为我们的家更干净了，还因为我们的家庭更小了（把细菌带回家的大孩子更少了），我们的食物和水更干净了，我们的牛奶被灭菌了，等等。

如果没有经过适当的训练，一个免疫系统会怎样呢？

它会过度反应。它会受到像尘螨或花粉之类的东西的侵害，以一种反作用、刺激性，甚至是危险的方式，最终发展成我们所说的过敏、慢性免疫系统攻击——炎症。同时，这也会增加自身免疫性疾病的发病率。

数字的增长十分明显。

美国疾控中心的数据显示，1997—1999 年间到 2009—2011 年间，美国对食物过敏的儿童比例上升了 50%。

类似地，在此期间，皮肤过敏的比例增加了 69%，这意味着 12.5% 的美国儿童患有接触性湿疹和其他刺激性疾病。

与本章前面提到的一致，食物和呼吸道过敏的发病率会随着个体收入水平的增加而增加。更多的财富（通常与教育程度正相关），意味着更多的过敏风险。这可能反映出报道这些过敏案例的人的差异，但也可能反映出环境的差异。

这些趋势在国际上也可以看到。根据英国免疫学会发表的论文，皮肤过敏"在过去的 30 年里，在工业化国家的发病率增长了两到三倍，影响了 15%~30% 的儿童和 2%~10% 的成年人"。论文指出，哮喘"正在成为一种'流行病'"。

2011 年，欧洲有四分之一的儿童患有过敏症。根据世界过敏组织的一份报告，这个数字还在上升。这篇文章指出，移民研究表明随着人们从较贫穷的国家迁移到较富裕的国家，某些类型的过敏和自身免疫性疾病的发病率会有所增加，这一结果是对卫生假说的证明。移居英国的巴基斯坦人比留在巴基斯坦的人更易患糖尿病。报告指出，非裔美国人的狼疮发病率高于西非人。

炎症性肠病、狼疮、风湿病，尤其是乳糜泻也有类似的趋势。这类疾病导致免疫系统对麸质蛋白分子反应过度，而这种攻击反过来又破坏了小肠壁。这听起来像是食物过敏，但是由于症状的差异，二者在某种程度上其实是不同的。像这样的自身免疫性疾病，受损伤部位会出现炎症，免疫系统攻击的则是某种蛋白质及其相关区域。

而过敏则可以产生更普遍的反应。例如，花生过敏可导致气管炎症，即过敏性反应，可能导致窒息。

在过敏和自身免疫的情况下，免疫系统的反应比其他情况下，或者对宿主（没错，我指的正是你）而言更"健康"的情况下更强烈。

这并不是说以上所有的增长都是由于卫生条件更好、儿童感染率减少及其与财富和教育的关系造成的。我们的环境发生了很多变化，包括新污染物的出现。当然，这必然也有遗传的因素。但涉及过敏时，卫生假说和工业化进程与健康之间的负相关关系则更有说服力。

一项关于阿米什人的研究颇具启发性。

阿米什人以生活低调质朴著称，但这项研究却让研究者们兴奋不已。这项研究调查了两个社区的过敏患病率，一个社区是印第安纳州的阿米什人，另一个社区是南达科他州的哈特人。为什么这项研究让科学家如此兴奋呢？因为这两个族群从几百年前移居到美国以后（阿米什人来自瑞士，于18世纪移至美国，哈特人来自瑞士与意大利北部交界的南蒂罗尔州，于19世纪移居美国），一直相对隔离。这意味着：他们的遗传血统相对来说较为相似，在涉及过敏的生活习惯上也比较类似，包括较大的大家庭规模、较高的疫苗接种率，以及研究中提到的"对室内宠物的禁忌"。但他们对牲畜没有禁忌。

这既是相似之处，也是关键的区别。

这项研究中的阿米什人"从事传统农业，生活在单一家庭的奶牛场，并用马匹进行野外工作和运输，而哈特人则住在高度工业化的大型集体农场里"。

除此之外，他们在过敏发病率方面还有一个主要的区别。只有5%的阿米什学龄儿童患有哮喘，而哈特儿童的哮喘发病率却有21%。

在一个受试者略少的过敏性测量——变应性致敏（allergic sensitization）中，7%的阿米什儿童被认为存在问题，而这一比例在哈特儿童中却达33%。

研究人员不禁发问，是什么原因导致两组有着非常相似的遗传背景且在文化和环境方面都与其他群体隔离的人群，有着如此不同的过敏情况？

研究人员发现的一个强有力的线索是，阿米什人的家庭中更可能存在"来自猫、狗、尘螨和蟑螂"的过敏原。40%的阿米什家庭有这些过敏原，而只有 10% 的哈特人家中存在这些东西。你觉得你还是愿意住在哈特人家里，对吧？

先别急着下结论。

阿米什人家中导致疾病的细菌残留物数量是哈特人家中的 8 倍。

然后，转折来了。研究人员检查了阿米什人的身体情况，他们发现了一些自己不愿承认的证据。阿米什儿童体内被称为中性粒细胞的免疫系统细胞，具有更高的比例。还记得吗？它们是免疫系统的前线战士。

在阿米什人中，嗜酸性粒细胞的比例相对较低。这是另一种白细胞；它们是坚实的万能战士，在消灭病毒、细菌和寄生虫的战斗中必不可少。但它们也会引起炎症，因此是把双刃剑。事实上，当这些数字升高时，它们便与过敏和自身免疫高度相关；另外，它们也可能是哮喘、湿疹、狼疮、克罗恩病及其他疾病的标志。

当阿米什人和哈特人被一种可以引起免疫系统强烈反应的细菌感染时，可以通过细胞因子的水平来测量，如干扰素、白细胞介素等。总的来说，细菌导致人体产生了相同的 23 种细胞因子，但在阿米什人中这些细胞因子的比例较低。

这篇发表在《新英格兰医学杂志》上的论文称："与哈特人相比，从事传统农业、暴露在多种微生物环境中的阿米什人，其哮喘发病率极低。这种独特的免疫特性表明，他们的先天免疫受到了深远的影响。"

然后，研究人员在小鼠身上进行了实验，试图重复上述结果。他们的研究表明，像阿米什人一样，在微生物相对丰富的环境中长大的小鼠，发展出了在一些关键方面比在像哈特人生活环境中长大的小鼠更有效的免疫系统。

我将完全引用这项研究的科学术语，因为你阅读至此，已经有能力理解下面的大部分内容了。

人类和小鼠的研究结果显然是一致的：在这两项研究中，低水平的嗜酸性粒细胞和高水平的中性粒细胞数量带来了保护作用，通常依赖于受到抑制的细胞因子反应，没有增加的调节性T细胞或白细胞介素–10（IL–10）水平。因此，这些在小鼠中发现的特征在很大程度上依赖于先天免疫通路，这也表明先天免疫通路可能是阿米什儿童受到保护的主要原因，他们的下游适应性免疫反应也可能被调节。

通俗来说就是，灰尘、宠物粪便、蟑螂污秽、谷仓前的残渣都远非我们的敌人，它们通过先天和后天两种途径影响着免疫系统。而事实上，阿米什人的孩子们的确更不容易过敏。

所以，你应该挖鼻孔、吃鼻屎吗？这项研究并没有说明这一点。但这或许可以解释我们有时会产生的冲动。也许我们正是把一些细菌送进鼻孔来测试这个系统，就像小孩子把很多东西放进嘴里一样。在为这本书做研究的过程中，一位著名的免疫学家告诉我，孩子们应该"每天吃一磅土"。他是在开玩笑，但你应该能明白他的意思了。

而与此相对，很多市场上的产品在向人们暗示相反的事。

当我还是个孩子的时候，我收集过怪奇包裹（Wacky Packages）。那是一堆恶搞大品牌的卡片和贴纸。犬用奶棒（Milk-Bone）被恶搞成了奶沫（Milk Foam），邦迪创可贴（Band-Aid）被恶搞成了帮疼创可贴（Band-Ache）。每个包装袋里都有一块长方形的粉红色口香糖，几乎可以肯定，这是18世纪的产品。

在这些怪奇包裹中，有多种卫生和清洁产品：Windhex（Windex，稳洁）；Ajerx（Ajax，爱洁）；Toad（Tide Detergent，汰渍清洁剂）。

这也难怪。根据 2001 年感染控制和流行病学专业协会发表的一项新研究，在 19 世纪末的清洁用品营销浪潮中，大量宣传的商品就包括此类产品。你没听错；哥伦比亚大学的研究人员进行了这项调查，试图了解我们是如何变得这么迷恋肥皂产品的。以下是一些重要结论：

• 西尔斯百货的商品目录在 20 世纪初大力宣传"氨、硼砂、洗衣香皂"。

• "从 20 世纪初期到中期，肥皂的生产在美国增长了 44%"，与此同时，"供水、垃圾处理和污水处理系统也有了重大改善"。

• 20 世纪 60 年代和 70 年代，伴随着抗生素和疫苗的热潮，社会不再强调"个人责任"，清洁产品的营销活动也逐渐减少。

• 但随后，从 20 世纪 80 年代末开始，家庭和个人卫生用品的市场激增 81%。作者引述说，"公众重新开始担忧对传染病的预防"，这很难不让人把艾滋病视为部分原因。如果你是做市场营销的，千万不要浪费危机，因为信息会产生影响。这项研究引用了盖洛普1998 年的调查，66% 的成年人担心病毒和细菌，40% 的人"认为这些微生物正变得越来越普遍"。盖洛普还报告称 33% 的成年人"表示需要抗菌清洁剂来保护家庭环境"，26% 的人相信自己需要抗菌清洁剂来保护身体和皮肤。

他们都错了。

在我们看来，这不仅仅是公众的误解。当涉及抗生素的使用时，许多医生也被误导了，甚至可以说是完全不负责任。

．　·
·
·　·

　　我曾把抗生素描述为一个了不起的、改变世界的进步。与此同时，大量不必要的抗生素处方对那些无须服药的人却是有害的——它杀死了他们体内的重要细菌，而这对整个社会来说情况更糟。现在所发生的是，细菌正在飞快演化，这样它们就能抵御抗生素存活下来。那些存活下来的细菌被称为超级细菌（superbug）。这听起来像是世界末日的场景，却是非常真实的存在。

　　2014年年底发表的一份报告显示，每年有70万人死于耐药的常见细菌感染。

　　当然，细菌会变得具有抗药性！与任何生物一样，细菌也会发生变异，而那些对药物产生了抗药性的变异细菌最有可能存活下来。这是最基本的科学道理。

　　细菌也开始在所有地方与抗生素交战。抗生素不仅是世界上最常见的处方药，而且在世界各地被广泛用于喂养鸡、猪和其他牲畜。在肉畜中使用抗生素可以使其生长得更快，从而生产出更便宜的蛋白质。这是一件大事，尤其是对发展中国家而言。但抗生素的使用并不仅限于新兴经济体；根据美国食品及药物管理局的数据，2015年美国出售了3 400万磅抗生素，用于"食用动物"。其中大约80%的抗生素是在美国境内使用的。

　　世界范围内抗生素的大量使用给细菌的演化带来了巨大的压力。科学家发现，由于细菌的演化方式，它们躲避抗生素的速度比之前的预期要快得多。细菌在彼此之间来回传递一种基因密码，使它们能够抵御抗生素的攻击。事实上，遭到抗生素攻击的细菌可以有效地向它们的同类细菌求助（"给我一些保护性的遗传物质吧"），使得耐药性得以传递。

2014 年发布的一项报告预测，到 2050 年，每年将有 1 000 万人死于耐药细菌，届时预计每年将有 820 万人死于癌症。有理由认为，这将是我们这个世界面临的三大医疗危机之一。它与气候变化一样波及面广、影响人口众多，而它带来的直接影响则比气候变化大得多。

一位领导世界卫生组织制定限制抗生素使用政策的科学家告诉我，从哲学上讲，有一个教训与一个世纪以来的市场营销背道而驰：当我们试图消除环境中的所有风险时，我们并不会变得更安全。

"我们必须摒弃在我们当下环境中消灭这些东西的想法。它只是利用了某种恐惧。"

利用我们对体内细菌大量繁殖的恐惧是有多么容易呢？

事实上，我们可能需要更多的细菌。

在这里，我们先把目光转回到琳达·塞格雷，这位得了可怕的类风湿性关节炎的高尔夫球手身上。就在两年前，当她的生活回到正轨时，她已成为戴蒙德食品公司的执行副总裁，她在一个由高管组成的精英群组中收到了一个不同寻常的请求。这个群组旨在让高管们彼此交流，分享他们的智慧和经验，并对世界上的前沿问题保持了解。这也包括他们的健康。

该小组发出了一条信息，表示将询问成员是否愿意检查他们的肠道健康。琳达想，当然了。于是她按照要求，给他们递交了粪便样本。

这一行动直指过敏和自身免疫性疾病带来的又一个问题。它也关系到我们的整体健康和免疫系统的平衡。

下面来见见你的好邻居——微生物群吧。

33

微生物组

我们体内至少有一半的细胞不属于人类，而属于细菌。细菌的数量约有 100 万亿，大多数生活在我们的肠道里。在人类个体中，它们被称为微生物群，而它们的集合及其丰富的遗传构件则被统称为微生物组。

科罗拉多大学博尔德分校的学者就这一课题撰写的一篇综述称，人类肠道中有 330 万个微生物基因，"而整个人类基因组中大约只有 2.2 万个基因"。另一项研究估计，肠道中有 1 000 种细菌，包含 500 万个基因。总而言之，微生物组的散布范围是巨大的。

来自博尔德的这篇论文指出，人类拥有几乎相同的遗传物质——你和我 99.9% 的基本遗传物质都是相似的。但是微生物组——我们肠道内或手上细菌的基本遗传物质——可能有 80% 到 90% 都是不同的。（值得注意的是，大多数细菌都在你的肠道里，但你的口腔里也有 500 种细菌，你的"气道"——呼吸系统里也有大致同样数量的细菌，皮肤上的细菌有 3 亿，女性的生殖器官附近则有约 1.5 亿个细菌。）

"你看到的所有东西都被微生物覆盖着，你只是看不见它们。它们统治了整个世界，对我们来说却是隐形的。"加州理工学院教授萨尔基斯·玛兹曼尼安解释道，他是该领域的领军人物之一。而在玛兹曼尼安职业刚起步并"培养了对细菌的热爱"时，他认为细菌只是"让我们生病的阴险小生物"。"但我错了。"

很长一段时间以来，有一种理论认为，我们之所以能与肠道细菌共存，是因为我们的肠道里有一个保护层，起到了强大的屏障作用。这道有着凡士林质地的黏液层屏障就像一个力场，将小肠和大肠与身体其他部分隔离开来。有观点认为，这层膜使我们体内的微生物群无法进入身体的其他部位，从而远离免疫系统。这个理论被称为免疫忽视（immunological ignorance）。

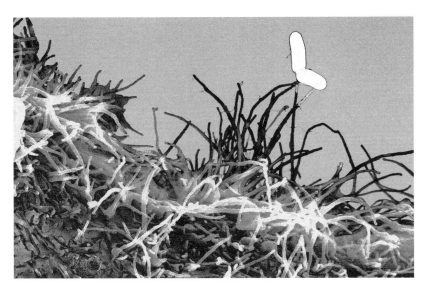

一个被消化道上皮细胞检测到的沙门氏菌（右上）
图片来源：戴维·古尔丁/惠康基金会桑格研究所。

人们认为免疫细胞对我们体内的细菌一无所知。

这种想法即使不是完全错误的，也是不完整的。玛兹曼尼安和其他人后来发现，肠道壁上的胶状层被微生物群占据，它们非常接近能够触发免疫反应的细胞。在胶状层的另一边是一排上皮细胞，它们承载着大量的免疫触发器。

这表明，微生物群已经发展出与我们的免疫系统相互作用和刺激免疫系统的功能了。

想要理解这一点，请站远一步，从世界的角度来思考人类。无论从字面还是实际情况来看，我们都生活在细菌的海洋中。我们必须以人类之间彼此共存的方式与它们共存。想象一下，如果你一直与你的邻居处于争执状态，你们最终会害死对方，就像海菲茨家族和麦考伊斯家族①一样。相反，如果我们找到共同点，开启合作，也许就能通过筑起栅栏和边界的方式共存。而人类和细菌之间的关系甚至比这更亲密。我们彼此不同，也会对立，但在大多数情况下，我们会积极支持对方，这对彼此的生存至关重要。

然而，从演化的角度和时代的尺度上来看，免疫系统和细菌最初的相遇并不友好。

玛兹曼尼安说："第一次相遇很可能是敌对的，直到达成休战协议。"免疫系统和细菌相互试探，通过演化达成了互利互惠的和平态势。它们明白，只有共存，才有未来；只有互相满足彼此的需求，才能生存下来。玛兹曼尼安称之为"伙伴关系——两名运动员站在网的同一边，对抗共同的对手"。

它们共同的敌人就是少数几种病原体，这些病原体可以杀死人体组

---

① 海菲茨和麦考伊斯是美国历史上因仇恨和血腥纷争而臭名昭著的两个家族。

织的细菌、病毒和寄生虫。从宏观角度来说，这些病原体只是世界上微生物中很小的一部分。对于那些跟我们合作的细菌，即我们自己的微生物群而言，这些病原体便成了我们共同的敌人，因为我们的身体是微生物群生存的宿主。"细菌盟友与免疫系统协同抵抗入侵的微生物，"玛兹曼尼安说，"这对双方都有好处。"

这种演化观点在个体的舞台上发挥着作用。我们每个人都与各自所处的环境发展出了一种工作关系。这种与我们身体中的细菌达成的社会契约是高度个性化和可变的。这一点在一条重要的科学冷知识中得到了强调：顺产婴儿的肠道菌群与剖宫产婴儿的肠道菌群是不同的。在生命的早期，我们的重要伙伴微生物就与我们结盟，这种关系从 0 岁到 60 岁一直维持着。斯坦福大学的一位遗传学家及其合著者将这一过程在论文中完美地描述了出来：

> 微生物在婴儿消化道的定植是人类生命周期中一个值得注意的事件。每当一个人类婴儿出生，就有一个丰富和动态的生态系统从一个无菌的环境中发展出来。几天之内，这些微生物移民将建立起一个繁荣的群落，其数量也很快超过了婴儿自身细胞的数量。人类肠道与肠道菌群之间毫无疑问地存在着一种演化上的古老的共生关系，这些互利互惠的相互作用对人体健康和生理机能产生着重要影响。这些相互作用可能对宿主的营养、免疫和发育有益，也可能导致疾病。

这个密集但信息丰富的细菌定植通道指的正是婴儿消化道。这些殖民者则是"微生物移民"——这是自我平衡和融合的另一个标志。我们是谁？外人是什么？异类又是什么？为了生存，我们不躲避不破坏而与他人合作，这一点有多重要呢？

　　这篇论文还提出了其他几个有力的科学观点。其中一个是关于我们的环境在微生物群形成过程中所扮演的角色。在小鼠实验中，与母鼠同笼的小鼠体内的微生物群要比与其异笼的同胞更接近母鼠。正如这篇论文所指出的："在婴儿出生的最初阶段，细菌种群在很大程度上是由婴儿接触到的特定细菌决定的。"

　　为了解释这些细菌为何如此重要，我将简要地重提 20 世纪 70 年代的一位先驱——利根川进。利根川进帮助人们发现人类免疫系统潜在的基因是有差别的，这些基因在发展和感染期间的重排，使得我们每个人都能获得具有强大识别能力的免疫系统，并牢牢"绑住"各种各样的潜在威胁。我们已经产生了几乎无限的抗体阵列；对许多人来说，这是我们生存的关键。

　　然而，尽管抗体工具包分布广泛且深入，但它并不足以确保我们的生存。这就是微生物群如此重要的原因。"人类基因组不足以为健康带来全部的福利，我们需要微生物组的助力。我们需要第二个基因组。所以，我们实际上有两个基因组，我们自己的和我们的微生物组。"玛兹曼尼安告诉我。

　　由于人类和微生物之间存在令人难以置信的合作关系，所以我们可以用一个新术语来描述自己——超级有机体（superorganism）。是的，这是一个科学术语。看到这个词，你应该感觉不错。你是有超能力的，是一个被细菌力量强化的人。

　　但是微生物群具体有什么作用呢？

它关乎消化、营养、肥胖（广义地说，就是我们从食物中摄取了多少能量，以及我们如何有效地从食物中获取营养），但同时它还事关焦虑和心情。在这种语境下很重要的一点是，它还关乎我们如何保护自己不受病原体和自身的伤害。

这里举一个实例可能会更易于理解。

我们现在知道，T细胞的众多变体之一被称为调节性T细胞（T regulatory cell），或Treg。它是我们T细胞的一个强大子集，已被证明有助于抑制免疫系统。整体来看，这是有道理的；它是整个防御网络的一部分，这个防御网络的目的是摧毁派对破坏者，而不是因太过狂热而毁了派对。

这样说来，Treg细胞就显得并不那么与众不同了。值得注意的是，如果肠道中没有微生物群，它们很有可能便不复存在。玛兹曼尼安通过小鼠实验发现，当某些肠道细菌缺失时，Treg细胞就无法发育。换句话说，当小鼠体内的微生物群落不完整时，其免疫系统也不完整。

玛兹曼尼安和他的同事们还发现，这种细菌有一种信号机制，可以刺激Treg细胞的发育。简单地说，它的工作原理是，肠道细菌通过排列在肠道上的免疫细胞传递信息，骨髓或胸腺中的等待命令的细胞接收到这一信息后，便会获得Treg的身份。

玛兹曼尼安用相当直白的语言向我描述了要点。"人体中有很多细胞类型并不存在，因为DNA并没有告诉细胞发育所需的全部信息。"除了Treg细胞，自然杀伤细胞和其他免疫杀伤细胞也似乎都是由细菌触发的。

总的来说，玛兹曼尼安的研究还表明，微生物群除了帮助免疫系统抵御外来入侵外，还在抑制免疫系统方面起着关键作用。这是因为——我希望这一点已经很清楚了——免疫系统对我们可以和对入侵者来说同样都是危险的。微生物群承受不起宿主自身免疫系统造成的伤害，即一个过度紧张的警察国家所造成的伤害。阻止身体攻击自身符合微生物组的利益，因此细菌会帮助控制免疫系统。

玛兹曼尼安说："免疫系统就像一把上了膛的枪，当它开火并失去控制时，你就会过敏，就会产生自身免疫性疾病，就会发炎。"

玛兹曼尼安的研究有一个强有力的点睛之笔：我们与世界上细菌的关系决定了我们的健康。如果这种关系被破坏，我们的免疫系统也会随之失去平衡。"我们在这里谈论的，"玛兹曼尼安说，"就是现代版本的卫生假说。"

卫生假说认为，我们的环境变得太过干净，这导致我们的免疫系统得不到足够的训练。玛兹曼尼安等人认为，微生物组位于现代免疫系统面临挑战的核心位置。

我们为擦除环境中的细菌所做的努力，虽然初衷是好的，结果却限制了我们肠道菌群的数量。玛兹曼尼安开玩笑说，与在树林里大便相比，在卫生间上厕所是一件喜忧参半的事情：虽洗了手，但也埋葬了细菌。或者说，"我们把好家伙都冲走了。"

难道他的意思是，我们少一些现代化的设施会更好吗？

的确，在欠发达国家，比如非洲的一些地区，人体的微生物组比我们的要复杂得多。当玛兹曼尼安 2006 年第一次来到加州理工学院的时候，他的一部分理想主义思想认为，这些复杂的微生物群落和它们生长的环境要优于西方世界。

"相信我,"一位同事告诉他,"你绝对不想拥有一个充满热带病毒和寄生虫的微生物组。"

很多例子表明,在年幼的时候接触危险的病原体可能会导致将来的疾病,或者导致自身免疫性疾病。所以,我们并不是想要废除现代设施,让自己被细菌包围。但玛兹曼尼安也说,他后来了解到,过度清洁环境以及使用抗菌肥皂和湿巾限制了我们对微生物群的传播。这才是要点。作为一个物种,我们有各种有益的细菌。我们中的某些人带有某些类型的细菌,而另一些人则携带不同的细菌。纵观人类历史,我们互相传递、分享着这些细菌,通过握手、拥抱、轻拍脸颊、楼梯扶手或工作台面的共享使用等,我们创造了一个巨大的交换网络。而如今,我们杀死了自己的微生物组,再也不与其他人分享。

玛兹曼尼安说:"我们已经远离了传染媒介,但也远离了有益微生物。我的菌群可能不像我母亲的那么复杂,我孩子的菌群也不会有我的复杂。每一代人可能都在逐渐丧失多样性。"

我们依靠这些微生物来完成我们的防御,包括减弱我们免疫系统的信号。这似乎是过敏和自身免疫性疾病增加的关键原因之一。没有一个信号会提醒我们:慢下来。不要对花粉有反应。不要攻击自己。

卫生假说和微生物组的观点影响了整个人群的健康,也作用于我们免疫系统周围更广阔的环境。

我们已经到达了一个转折点,我们与细菌的关系正在发生根本性的转变。细菌与我们在这个星球上共存了数千年。这种关系之所以会改变,是因为我们作为一个物种正在为生存而战，细菌也是如此。这种关系一直动荡不安，但由于人类技术的发展，如抗菌肥皂、抗生素和非有机食品的出现，这一关系也越发紧张。这些进步在某些方面十分伟大，是人类创新的标志，但正因它们如此强大，以至于它们已经急剧地打破了细菌和我们之间原本脆弱的平衡。在一些关键方面，这与其他技术进步类似，带来了意料之外的后果。汽车的诞生使快速交通成为现实，但也立即导致了成千上万的人死于交通事故；加工食品使能量的供给有了保障，却导致了垃圾食品的出现和致命的肥胖流行病；手机在一夜之间改变了人们的交流方式，但也威胁到了人们的关注点和注意力，导致了开车分神和强迫性的电脑使用；凡此种种。

上述情形和我们与细菌所面临的情况有一个关键的区别。在所有其他情况下，我们拥有最终控制权，我们可以改变我们的行为或修改技术。但就我们与细菌的关系而言，有很多是我们无法控制的。我们可以尝试采取措施减少对细菌的压力，但不能最终决定这些强大的生物将如何反应。

这意味着什么呢？首先，简单地说，我们必须意识到，我们需要与这些远亲共享地球。其次，我们需要社会政策来解决细菌对抗生素的耐药性等问题。至少我们可以更明智地使用技术。

就个人而言，我们能做的很少。但是，对那些会对我们的身体和细菌产生整体的负面影响的产品，我们大可不必那么神经质。我们可以选择不含抗生素的食物。我们可以把掉在地上的食物捡起来，清洗干净，然后吃掉。

我承认，取得平衡有时很难。毕竟，耐药细菌的崛起让人很难接受一些行为，比如吃下掉在医院地板上的食物，或者在发展中国家旅行时大胆吃肉，尤其是食用养殖过程中没有用过抗生素或未熟透的肉，以免感染耐药菌。

最后，我们可以采取的另一个主要的集体措施则是站在科学这一边。这是一个极好的答案，可能是帮助我们纠正细菌平衡的关键。

同时，在个人层面上，在生活的其他领域，我们可以采取切实有效的步骤来保持免疫系统的平衡。这些是健康的核心，而不仅是自身免疫的问题，我们要确保它们在我们的控制之下。事实上，如果你想在这本书中挑选两章来阅读并将其应用到你的生活中，那么一定要选下面两章。这两章聚焦于压力和睡眠，将揭开它们的科学面纱，告诉你它们是如何影响免疫系统的。

34

压力

我们给身体施加的压力会影响我们免疫系统的基本目标——平衡。当我想到这种平衡是多么微妙时，我会想象一个优秀的体操运动员在平衡木上跳跃、翻转、落地，一次又一次，不容有任何失误。压力就像一个半空中的推力，为本就危险的竞技增加了风险。

美国俄亥俄州立大学的贾尼丝·基科尔特–格拉泽和她的丈夫罗纳德·格拉泽，对压力所扮演的角色进行了开创性的研究，他们提出了一个你很可能会提出的问题：你为什么会在期末考试后生病？

 ·
· ·
 ·

1978 年 10 月 3 日，格拉泽夫妇在俄亥俄州立大学的一次教职工野餐会上相识。她是心理学的初级教员，而他时任医学微生物学与免疫学系主任。她二十有七，他已近不惑。他有过两段婚姻。他们第一次约会时共进了午餐，随后他带她去了办公室，大概是为了炫耀他是一个多么了不起的人物。她注意到他的艺术品位与众不同：墙上挂着一幅精子的画，

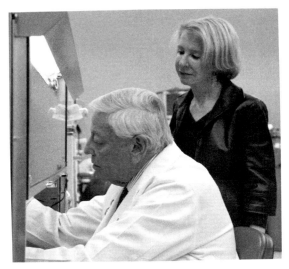

罗纳德·格拉泽和贾尼丝·基科尔特－格拉泽
图片来源：由基科尔特－格拉泽本人提供。

书桌的架子上摆着一条水虎鱼标本。

"你怎么能相信一个结过两次婚，墙上还挂着精子的男人呢？"她笑着向我讲述着。

随着了解的深入，他建议他们把各自的专长结合起来——她的专长是心理学，而他的专长是免疫学。"他认为这会很有趣，"基科尔特－格拉泽回忆说，"但我那时甚至连淋巴细胞是什么都不知道。"

当时，关于压力和免疫系统的研究还很少。一项早期的研究发现，瑞典的志愿者在遭受了 77 个小时的噪声和睡眠剥夺后，健康状况受到了不良的影响。

基科尔特–格拉泽回忆说，西点军校曾进行过一项"奇怪的研究"。该研究在 20 世纪 70 年代中期进行，主要是想了解哪些学员更容易感染传染性单核细胞增多症，这是由 8 种人类疱疹病毒中的一种引起的。它们是世界上最常见的病毒之一，可能相对无害，但这类病毒显然也有更麻烦的一面。

这项研究历时四年，涉及约 1 400 名学员。当学员进入西点军校时，医生会对他进行检查，看他是否产生了对抗 EB 病毒[①]的抗体，而 EB 病毒正是引起传染性单核细胞增多症的病原体。换句话说，研究人员正在检查这些学员的身体是否曾暴露在 EB 病毒中，是否已形成能够识别病毒的防御机制。

当这些学员入学时，大约 30% 的人缺乏针对 EB 病毒的抗体。他们没有实质性地遇到过这种病毒。根据耶鲁学者撰写并在 1979 年发表于《身心医学》（Psychosomatic Medicine）上的研究论文，对有抗体的那组人来说，也有 20% 的人最终"被感染"。在被感染的学员中，25% 的人不仅有抗体，而且表现出临床症状。令人惊讶的是，在军校容易感染传染性单核细胞增多症的学员中，存在一个普遍的特征：他们在学校里表现很差，有一个很有成就的父亲，他们自己也特别渴望成功。

他们是"做得不好，但真的想做"的人，贾尼丝 · 基科尔特–格拉泽表述道："有雄心的人在学校刻苦奋斗，有一个成功的父亲。"压力似乎在免疫系统的反应中起着关键作用。

"罗恩说，'让我们和医学生做个实验吧。'"疱疹是最好的测试。

疱疹不仅是世界上最常见的病毒家族之一，几乎所有的成年美国人

---

① EB 病毒即指上文提及的 8 种人类疱疹病毒之一。

在四十岁之前都感染过这 8 种病毒中的几种，还与免疫系统有着非常微妙甚至深刻的关系。它告诉我们，我们的防御系统是如何演化出何时进攻、何时撤退的能力的。有时，当一个病原体被检测到，但病原体似乎没有扩散，也不是太危险时，我们优雅的守卫者会监视并观察——表现得更像维和人员，而不是刺客。疱疹是一个绝佳的例子。

值得注意的是，疱疹病毒与人类的 DNA 有着共同的关键特征。两者都有双链 DNA——著名的双螺旋结构。免疫系统总是在扫描自身和外来物，这让疱疹病毒变得有些棘手。在这种情况下，免疫系统很难识别非我。

此外，一旦一个人被感染，病毒的一些其他行为会对免疫系统造成挑战。疱疹基本上是潜伏的。例如，口腔疱疹倾向于躲在颅底神经根内的细胞中（或在脊柱附近和周围其他的神经根中）。坦白说，我觉得这很可怕，这使它像电影《异形》中的豆荚一样休眠。

与此同时，免疫系统感知到某些东西正在蠢蠢欲动，但并不活跃，或者与我们的差异没那么大，它就会现身并自我调节，时刻保持警惕。免疫系统细胞的存在基本上可以抑制疱疹。"警察来了，会让派对冷静下来。"耶鲁大学免疫学家威廉·库利–哈诺尔德说。疱疹就这样被有效地抑制住了。

然而，当免疫系统被占用、受到压力或被压制时，它就为病毒敞开了门。疱疹病毒感觉到这种短暂的虚弱后，就会顺着神经根进入口腔，然后开始发作。现在，生命狂欢节遭到了攻击，免疫系统必须做出有力的反应。

这种情况使它成为压力和免疫系统的一个极好的测试案例，因为它使研究人员可以看到当一个人承受压力时会发生什么：我们的守卫者会因为分神而导致隐藏在神经节的疱疹病毒现身吗？

1982 年，格拉泽对 75 名医学生进行了一项开创性研究，旨在测量受试者的自然杀伤细胞和抗体水平。这些学生分别在考试前、期末考试期间和考试结束度假归来后接受了检测。

"罗恩看到结果时，他简直不敢相信。抗体水平太高了，他不相信这些数据。"

更孤独的学生的测量数值甚至更高。"考试的压力对每个人都产生了负面影响，但对那些更孤独的学生来说更糟。"基科尔特–格拉泽解释说。

自然杀伤细胞也受到严重的影响。记住，它们是免疫系统的第一道防御者——重炮。考试期间，受试学生在骨髓外循环的自然杀伤细胞数量急剧下降。

考试的压力抑制了免疫系统的一个关键部分。为什么会这样呢？

考试期间，肾上腺素激增，而这发生在类固醇释放之前。

我们知道类固醇会抑制免疫系统，以对抗自身免疫。肾上腺素、类固醇和免疫系统背后有着很强的逻辑关系。这对我们的生存至关重要。

类固醇在帮助我们在急性压力下生存的过程中，扮演了许多关键的角色。例如，至关重要的是，类固醇有助于保持血管的完整性；当我们承受压力时，血管会收缩，这些类固醇会保持血管不受损伤，大概就是说，它能维持你的血液循环和血压，保证你不会晕过去。

这些类固醇在体内循环时，对我们免疫系统的影响也起伏不定。事实上，每个细胞都有一个针对这些类固醇的受体，被称为糖皮质激素受体。美国国立卫生研究院的细胞生物学家乔纳森·阿什维尔博士说，当类固醇变得活跃或浓度升高时，它们可以到达许多细胞——"体内的每一个细胞"。这本身就是一个值得注意的观点。在这个盛大的狂欢节里，这种激素穿越各种边界，对许多客人的行为产生影响。但至少，这些类固醇是自身的产物。

细胞的类固醇受体位于细胞核（细胞内部最深处）外。但是当类固醇到达细胞核外时，则会发生一种反应，使类固醇进入细胞核。在那里，类固醇通过与细胞的 DNA 相互作用来改变细胞产生的蛋白质。阿什维尔博士解释说，这些类固醇产生的主要影响是"你抑制了很多对免疫反应有着重要影响的基因的表达"。

那么为什么抑制我们优雅的守卫系统会对我们有益呢？

这里的逻辑依然来自演化。如果你的祖先突然面临巨大的压力，比如害怕熊或狮子的攻击，这将有可能导致炎症，进而造成疲劳或发烧。在人类历史的大部分时间里，压力意味着迫在眉睫的威胁，而迫在眉睫的威胁意味着身体需要保持警惕、功能完备，甚至需要一些超常发挥。这就是皮质醇激素的作用，它是由肾上腺分泌的。

在压力大的时候，皮质醇的释放比另外两种关键激素（去甲肾上腺素及肾上腺素）的释放稍晚一些。皮质和其他两种激素是相互独立的，却是高度相关的压力通路。第一次释放的是肾上腺素和去甲肾上腺素，它被称为交感反应，涉及中枢神经系统。第二次释放的皮质醇需要更长的时间来实现级联反应；它从大脑进入垂体和肾上腺，并释放糖皮质激素，这是一种天然的免疫系统抑制器。

在巨大的压力下，如果你体内有病毒，人体对病毒的战斗就会暂时搁置。毕竟，更大的威胁可是具有尖牙和 3.5 秒就能猛冲 40 码的庞然大物。

根据加州大学洛杉矶分校大卫·格芬医学院研究精神病学和生物行为学的卡曾斯教授以及卡曾斯心理神经免疫学中心主任迈克尔·欧文博士的说法，免疫系统的反应具有"巨大的能量消耗和潜在的附带损害"。欧文博士也是世界上研究免疫系统与大脑、行为（包括压力和睡眠）之间联系的顶尖专家之一。他所说的附带伤害包括发烧、疲劳、肿胀或炎症，所有这些都可能促使人们慢下来休息。但当你面对狮子的时候，这就不是什么好事了。

肾上腺素和免疫系统之间的这种关系还有另一个关键的驱动因素：它受到我们睡眠方式的高度调控。

35

睡眠

你死后方可长眠。这一句古老的格言应该从你的词典中删除。

睡眠占据你生活的四分之一到三分之一，这是有原因的。尽管目前的理论认为睡眠的好处之一是身体利用睡眠将大脑中的毒素排出体外，但睡眠的很多方面仍然很神秘。它是一种更广泛的免疫系统功能，它以自己的方式来清理生命狂欢节留下的碎屑。睡眠还有很多其他方面的益处：改善记忆、认知和情绪，减少炎症（现在你知道那有多重要了）。或者，如果你可以看到事情的另一面，那就是睡眠不足会给人们的健康带来巨大的风险。

睡眠问题事关生死。

长期有睡眠障碍的人比一般人的早死风险更高。"这一问题的严重程度与其他已知的风险因素相当，比如久坐、超重、抑郁。"欧文博士说。

在实验动物中进行的研究显示，睡眠与健康之间的联系更加明显。被剥夺睡眠的大鼠死了。

正如欧文博士在一篇近期的论文中所述，人类的睡眠问题非常普遍。大约25%的美国人有睡眠问题，研究表明，"失眠是精神病人群中最普遍的症状之一"。这至少告诉你，你并不是一个人。

2010 年，一篇涉及 16 项研究和 130 万名受试者的综述显示，失眠导致早死的风险相当高。在其中一项研究中，人们发现想要保持长寿，最佳的睡眠时间是每日 7 小时，而睡眠不足 4.5 小时的人的死亡风险尤其高。（睡眠不足的行为很普遍。发表于 2008 年的一项研究发现，44% 的成年人的睡眠时间比他们理想的睡眠时间要少，即大约 7 小时，而 16% 的人的睡眠时间少于 6 小时。）

奇怪的是，2010 年的同一项研究还发现，睡眠时间超过 8.5 小时，风险也会增高。我就这个数字问过欧文博士，他说这个问题还不清楚。"这个难题真的已经讨论了很长时间了。"

有理论认为，人们睡得更久就意味着存在潜在的健康问题，最终会导致过早死亡。但欧文博士说，仔细审视这些研究后并不能得出上述结论。欧文博士正在寻找这个问题的答案，但他也有一个假设。他认为那些说自己睡得更久的人实际上只是花更多时间躺在床上，而不是真正睡得更久。他认为，这些人基本上都有"睡眠维持"的问题，这更像是睡眠不足，所以他们会花很多时间赖在床上。

更大的问题还是失眠。

欧文博士和其他人的研究表明，当涉及失眠的危险时，所有的研究途径都指向免疫系统。"睡眠对免疫系统的影响是导致这种风险的关键。"

我在上文中提到了交感神经反应，即战斗或逃跑反应。它对心率、血压、消化液的流动以及其他核心无意识功能等有很大的影响。欧文博士说："当我们睡觉时，我们的身体系统工作会明显减慢，去甲肾上腺素和肾上腺素也会停止分泌。"

他的研究还表明，睡眠不足的人"与抑郁或压力大的人一样"，体内自然杀伤细胞的活动也会减少。因此，睡眠会引发并增强肾上腺素对免疫系统的抑制作用。

其他研究表明，睡眠不足会导致至少 10 种白细胞介素的特定变化，这与其他炎症过程息息相关。还有研究表明，睡眠不足的人对疫苗的反应也会减弱，这表明我们的免疫系统在疲劳时的学习能力并不好。不睡觉的人更容易患心脏病、癌症和抑郁症。最新的一篇论文发现："现在有令人信服的证据表明，除了认知障碍之外，睡眠缺失还可导致一系列广泛的有害后果，并对公共健康有巨大影响。"我更喜欢另一篇科学论文中使用的更直接的语言，那篇论文研究了老鼠在缺乏睡眠会发生什么时说"它们对入侵的细菌和毒素无计可施"。

健康的免疫系统有助于促进或调节睡眠，这可能并不令人惊讶，因为各种研究表明，几种关键的细胞因子——免疫系统信号——可以促进睡眠。这发生在你健康的时候，也会发生在你生病的时候；然后，你的免疫系统会发出更强的信号，产生疲劳感，告诉你的身体要好好休息，创造更多的资源来对抗感染。所有这些都意味着睡眠和免疫系统之间的关系是紧密联系而相互影响的。

此外，简单来说，睡眠不足往往是由压力造成的，而且会导致更多的压力。

所以你感到压力时，会睡不着觉，这时你的交感神经反应开始起作用，你的免疫系统被抑制，最后更多的压力与更少的睡眠形成了恶性循环。而这就是关键。但欧文博士却指出了一个有趣的细微差别。

他认为，只有部分免疫系统会受到这种循环的削弱。欧文博士认为，压力和睡眠不足会让抗击病毒变得更困难，但至少会让抗击细菌变得不那么困难，甚至更容易。

从历史和演化的角度来看，他的理论非常有道理。想象一下你的祖先面临着严重的威胁，例如，来自狮子或熊的攻击，或来自同类的长矛的攻击，或只是从岩石或灌木上跌落受伤。最直接的威胁可能来自刺伤或咬伤，这时细菌就可能由伤口趁虚而入。因此，免疫系统更有理由把有限的资源用于攻击细菌，而不是病毒。

需要明确的是，皮质醇的释放会减弱这两种类型的免疫反应，让我们在遇到严重威胁时保持警惕，但是欧文博士认为这种抑制对病毒免疫的影响更大。

无论是病毒还是细菌，这些原始的反应最终都会对现代社会产生反常的影响。毕竟，这些原始的系统一直在发挥作用，就好像身体对狮子或熊的攻击做出反应，但如今的实际威胁已大不相同，而且往往不那么危险。

"同样的警报和威胁系统也会在社会情境中被激活。你会陷入人际关系问题，在工作中与老板发生争吵。"欧文博士说，"交感神经系统被劫持，就好像我们在尼安德特人时代受到了严重威胁，受到了伤害。"

欧文博士说，通常情况下，文化会增加另一个层次的问题，推动我们前进，而不是让这个系统通过戒断或睡眠来安定下来。"睡得少是一种荣誉。如果你能少睡点儿，并在工作中保持良好的状态，你就能成为更好的专业人士，你就会成为一个更优秀的人。这种疯狂的逻辑催生了一个睡眠不足的社会，对健康造成了巨大的影响。"

$$\cdot \; \cdot \; \cdot$$

至于自身免疫，目前还没有一项大型研究明确测试压力、睡眠和过度活跃的免疫系统之间的关系，但欧文博士说，"有充分的理由证明"，失眠和自身免疫之间存在联系。至少，这种间接的联系不言自明：缺乏睡眠会导致压力，反之亦然，这就形成了一个恶性循环，使免疫系统失去调节能力。

梅瑞狄斯的主治医生莱蒙极其相信卫生假说，她告诉那些担心自己免疫系统的病人，"你的任务不是把房子打扫得一尘不染，你应该睡到不累为止。睡眠是最容易调控的药物，一个晚上就能改变你的免疫系统。但它一晚上也能把情况搞得天翻地覆。"

她说，她并不是把自身免疫或癌症患者的病因归咎于压力或失眠。

有时疾病就这么发生了。

杰森就是一个例子。他是我要讲的最后一个故事，也是我们在近一个世纪的时间里对免疫系统平衡的理解的高光时刻中，最动人的那一个。

第五部分

杰 森

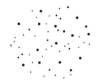

36

癌症的世界

2010 年夏末，杰森被诊断患有霍奇金淋巴瘤。

这是一种免疫系统的癌症。淋巴瘤顾名思义，它涉及免疫细胞聚集的网络节点——淋巴系统。在霍奇金淋巴瘤（因 19 世纪英国医生霍奇金的发现而命名）患者体内，B 细胞突变成了恶性癌细胞。

细胞突变无时无刻不在体内发生。我们每个人体内都会有癌细胞，你现在可能就有一个。大多数这些突变细胞都会死亡，原因很简单，要么是因为它们突变得太多而无法存活，要么是因为免疫系统将它们识别为异类并将其摧毁。就霍奇金淋巴瘤而言，癌症则利用了免疫系统，欺骗了它，甚至依靠它来增殖。

血癌专家、纽约纪念斯隆·凯特琳癌症中心（世界一流的研究机构之一）的血液肿瘤学家亚历山大·列索欣博士说，这些癌细胞"伪装成正常细胞的样子"。T 细胞通常会杀死突变，而霍奇金淋巴瘤和其他癌症则通过欺骗 T 细胞来伪装自己。癌症的这种伎俩向 T 细胞发出了信号，使其自我毁灭。

为什么 T 细胞会这么做呢？为什么它的表面会有这样一个能够接收

自毁信号的受体呢？

这是因为免疫系统有很多这样的机制来减慢、关停自己，防止过热。而癌症恰恰是利用了这些安全机制来生存。

·　·
·　·

T细胞上的自毁受体被称为程序性死亡（programmed death），简称PD。

癌细胞上有一种叫作PDL–1的分子，它是一种程序性死亡配体（programmed death ligand），能与T细胞上的PD受体结合或连接。

在杰森体内，恶性B细胞蔓延生长并利用PDL–1抑制了免疫系统的攻击。与此同时，因为免疫系统已经接收到癌症是"自身"而非外来的信息，免疫系统实际上已开始保护和支持癌症。

列索欣博士说，看起来"肿瘤控制了免疫系统"，"还说着：'我没事。我只是想让你帮助我成长。'"

人们很容易把癌症拟人化，认为它狡猾又老谋深算，但实际上，癌症同样是令我们自己或者任何其他物种、机体得以生存的演化产物。当我们体内发生突变时，如果它已经发展出躲避我们身体防御系统的能力，它就会蓬勃发展。我们在一生中不断被大量恶性细胞搅得不得安宁，而只要屈指可数的几个恶性细胞，就足以关停我们的免疫系统，导致恶性肿瘤的暴发。

"这基本上是一种实时的演化，一种达尔文式的生存系统。"列索欣博士说。

就血液癌症而言，虽然具体的机制仍在探索中，但列索欣博士提出了一种假设，认为癌症来自演化过程中幸存的突变，它们发展出了一种关键的适应机制，使它们能够"利用免疫系统或逃避免疫系统"。

杰森体内的癌细胞一直在生长。这种癌症找到了降低杰森防御能力的方法，令其消音，同时利用免疫系统的力量来修建基础设施——血液和组织的通道和构造，从而帮助癌症的生长。

在杰森的免疫系统里，发生了一场政变。如果不加以治疗，这些恶性细胞就会肆无忌惮地繁殖，贪婪地吞噬更多的领地，侵入器官，导致正常的身体功能减缓或停止。杰森只撑了四个月。幸运的是，我们可以用一颗真正的核弹对付那些流氓细胞——至少看起来可以。

化疗是残酷的。"当你得了癌症，你会在上面投掷凝固汽油弹，把一切烧为灰烬。"杰森的肿瘤医生马克·布伦万博士告诉我。

幸运的是，科学家至少找到了一种对付霍奇金淋巴瘤的有效的凝固汽油弹，而杰森患上的正是这种癌症。它使 90% 的患者得以存活。

化疗药物针对的是快速分裂的细胞，这是癌症的一个标志。恶性的异类细胞繁殖迅速，而且会像伤口中的健康细胞一样，接受血液供给的营养，受到免疫系统的保护。邪恶的恶性肿瘤利用了这个系统，而且以一种奇怪的方式得到了快速分裂的特权。你的身体里还有其他细胞也分裂得很快，包括毛囊和肠道、口腔里的细胞。

一根消防水管正在向杰森的生命狂欢节里喷洒毒药。这种被称为 ABVD 的剧毒"鸡尾酒"对所有细胞都有效，但它同时又有一系列可能的副作用——看起来，你仿佛不知道哪一种更刺激和危险：瘀伤、出血、疲劳、便秘、流感样症状、脱发、口腔溃疡、眼痛、头晕等。最重要的是失眠，它可能不是化疗的副作用，而是使用类固醇所导致的。如你所知，这些都是用来限制炎症和减少大量的免疫系统反应的。你可能会问，为什么要在治疗癌症时限制免疫反应呢？

在这种情况下，你希望毒素进入你的身体。毒素是你的盟友，它越自由流动，就越有可能瞄准这些快速分裂的细胞。而类固醇抑制免疫系统部分是通过激活肾上腺来实现的。（请记住，当压力过大和肾上腺素被激活时，它们会抑制免疫系统。）

简而言之，化疗除了能拯救你的生命之外，对你没有任何别的好处。但权衡之下，这通常是值得做的。

而且，杰森所做的化疗也很昂贵。他去的第一家诊所告诉他，被称为ABVD的可怕的毒鸡尾酒需要进行"12次化疗，一次8 500美元"。"他们意识到我的保险是伪造的后，就不管我了。"

杰森已经两天没有接受治疗了，他需要一个安全保障。他在丹佛总医院找到了，这是一个为无保险或低保人士准备的地方。当人们在街上发现你身上有枪伤或服用过量阿片类药物，或者你得了癌症却没有钱治疗时，你会去那里。那是2010年的10月。某种程度上，杰森也走投无路了。在第一轮化疗期间，他就没有按时赴约。

他"总是在路上，总是很忙"，迈克尔·麦克–劳克林博士，杰森的第一个肿瘤医生说，"我想：这家伙是在逃亡吧。"

杰森的化疗没有起作用。很不幸，他就是那10%的癌症患者，癌细胞在毒素的作用下依然存活了下来。有时这种情况会发生，因为细胞在药物的猛攻下发生突变，对治疗产生了抗药性。与此相关的是，为了获得最佳的治疗效果，治疗时还需要在适当的时间使用适当的剂量。因此，杰森错过的一些治疗对自己没有任何好处，这可能会给癌细胞更多的时间来适应治疗。不管化疗失败的原因是什么（目前也没有办法确定），拯救杰森的生命已经迫在眉睫。

37

欢笑与泪水

杰森很会讲故事。他总是妙语连珠，根据他那狂热的世界观，每一天都是一次冒险。他会把自己说成吟游诗人、电台脱口秀主持人和低俗喜剧演员的结合体，不时用爆笑打断自己的故事，而且常常是冲着自己笑的。他的母亲认为他辜负了喜剧演员的天份，她带着理所应当的母爱偏见告诉我，杰森是"我认识的最有趣的人"，但通常杰森的行为和大胆才是故事中最有趣的部分。

当我思量杰森的癌症故事时，总会想起 2011 年春末的一个特别之夜，那天我们在电话中闲聊。在经历了完全不同的生活后，那天晚上，我和杰森开始以一种更真实的方式恢复了联系。

我住在旧金山一个近郊住宅区的浅棕色灰泥公寓里，杰森住在拉斯韦加斯，和他的货车相伴。他打电话给我的那天晚上，我刚帮忙把两岁的麦洛和刚出生 6 个月的妹妹哄睡。他们睡在后面的卧室里；梅瑞狄斯，我的妻子，也就是他们的妈妈，在隔壁的房间里读书。我坐在前厅一个巨大的蓝色弹球上，当孩子们难以平静下来或难以入睡时，我们就坐在上面弹跳。

　　杰森谈到了他的癌症。他谈到自己错过化疗时，还保留着忘记复习法语考试时的那种谦逊的幽默。这没什么好激动的，也没什么好夸耀的，尤其是在还有那么多风险的时候。

　　他讲起开车横跨整个国家去参加一个展销会的故事。这时，他拥有一辆福特风之星。在长途跋涉中，他开车穿过堪萨斯，从收音机里听说那里正在举行一场精彩的高中篮球比赛，于是他决定穿过堪萨斯去看比赛。

　　"汽车旅馆都挤满了人，"他说，"我睡在货车里。小货车里装满了小饰品盒，里面塞得太满了，几乎都挤不出空间。我简直不能呼吸了！"我担心他的笑声会吵醒孩子们。我仿佛和他在一起，完全沉浸在他的旅程中。

　　然后突然间，他就开始下一个话题了。他给我讲了一些曾经约会时的成功或失败的下流故事，他还表示那些日子可能已经过去了。"老兄，我跟你说过贝丝吗？她真是太好了。"

· · ·

　　他的女友贝丝·施瓦茨全身上下写满了天使这个词。她就在杰森的驾驶室里。她热爱足球，曾是休斯敦一所高中的校报体育编辑；她本人也是一名足球运动员和田径运动员；她喜欢笑，觉得他很欢闹。他觉得她很漂亮。那时的他可能没有完全理解她究竟有多大的能耐，是无视还是欣赏他的飞行和梦想。

　　他们在 2006 年的劳动节周末相遇。她在一次直排轮滑事故中摔断了腿，当她拄着拐出现在西弗吉尼亚校友俱乐部在塞拉黄金这家中等规模的小酒馆举办的西弗吉尼亚登山者队比赛直播活动中。那时的她站在混音台前，正看着屏幕上播放的流行音乐。贝丝无意听到后面的房间里有人提到她的名字。那是校友俱乐部里的一位前辈，杰森问他："那个拄着拐杖的女孩是谁？""贝丝。"前辈答道。

杰森那时在酒吧工作。他正在设计一个梦幻足球终端（贝丝称之为"一个疯狂、愚蠢、不可能成功的体育网络"）。

她告诉我："我看着他，心想：'哦，糟了。'"

为什么呢，贝丝？

"他看起来很麻烦——穿着洞洞鞋和工装裤，T恤也几天没洗了。"

但很快，他们就在酒吧里喝酒了。当杰森试图搞定她时，另一个男人跑来跟贝丝搭讪。那家伙想开个玩笑，说贝丝怎么看上去那么年轻，他想知道她妈妈是不是也在酒吧。这很尴尬，杰森很自然地反驳道："让我给你一些友好的建议，永远不要通过打听一位女士的母亲来搭讪她。"

贝丝说："我被他俘获了，就在那一刻。"

除了贝丝的其他特质外，她的工作也十分契合杰森对冒险的热爱。她是拉斯韦加斯一家高端奢侈品杂志的编辑，这意味着她会受邀参加一些著名餐厅的开业典礼和音乐会。那可是在拉斯韦加斯，还是免费的。

"作为一个健谈的意大利裔人，他坐在那里就可以成为全场的焦点——如果我可以让他穿着得体的话。"贝丝说。

他们也有安静的时候。他们俩约会时会一起去书店或咖啡店看书。杰森如饥似渴地读着历史书，贝丝也是个狂热的读者，这让他很开心。有时，这会让人有家的感觉。

那天晚上，在电话里，杰森问了我一个问题。

"里克（里克特的简称，他经常这样称呼我），"他说，"你觉得我该有一个家吗？"

我听到了他的问题，但我不知道他是不是认真的。

"你、诺埃尔、迈耶都安定下来了，你们看起来很开心。我一直在想我是不是没有多少时间了。"他听起来有些凄凉。

"很好，格林尼。9点睡觉适合你。"我半开玩笑地说，试图缓和谈话的气氛，也在试探他的反应。

"我是认真的。我该有个家吗？"

"我要告诉你一件事。有了家，你会非常自由。我有很多时间思考我喜欢的事情，写作、打网球，甚至玩音乐，而不是和谁去约会。等你有了你爱的孩子和妻子——直到你身临其境时，你才知道那有多棒。"

"我不知道，老兄……"

他确实很讨厌这个话题；随着时间的流逝，我学到了很多。他爱贝丝，珍视她，但当我问他是否想给贝丝戴上戒指时，他不再说话。我意识到，这与贝丝无关，更多的是有关承诺。也许是因为他失去了父亲，也许是因为他喜欢开阔的道路——我也说不准。

那天晚上，或者之后不久，我第一次意识到，我和杰森的关系已经发生了变化。我们现在是真正的朋友了，这在很大程度上与我自己的疾病有关。我告诉了杰森我都经历了什么。

那时我刚 25 岁。

· ·
· ·
·

虽然不能精确到哪一天或哪一年，但我仍记得那一刻。大概在 1991 年或 1992 年年末，我在帕洛阿尔托慢跑，我当时在那里做着第一份报业工作。我忽然感到头晕，这种情况时有发生。于是，我去看了一位医生，他是我的医疗保险公司为我指定的。他是个好人，大概七八十岁的样子。我找了他几次，告诉他这些症状，但他只是给我开了抗生素，然后好心地送我离开。

我也知道这不是正确的做法。我应该自我反省的。

在那之前的大约三年，我从加州大学伯克利分校毕业后，和朋友一起去了欧洲。在罗马的一家青年旅社，我写了一张改变我一生的明信片。这张明信片是在仲夏写的，准备寄往我所申请的哥伦比亚大学新闻学院，它当时已把我列入了候补名单。我在明信片上用押韵的语句解释说，如果他们不录取我，我会把所有的学费都花在酒上。

我对能在这所一流学院的候补名单上没有一丁点儿怨言。我从未做过任何新闻工作，这往往是一个先决条件。我之所以在伯克利的最后一个学期申请，是因为我深知自己喜欢写作，喜欢提问，喜欢探索，我天生拥有一颗强烈的好奇心。真实的故事是：从欧洲回来的两天后，我回到了博尔德，正当我对自己的人生该做什么毫无头绪时，电话铃响了。

"马修在吗？"

"我就是，您是？"

那家伙介绍说，自己是哥伦比亚大学新闻学院院长的助理。

"昨天学院开学了，有一个名额空出来。老实说，马修，你在候补名单上排得很靠后。但是院长看到了你的明信片，觉得你很有趣。你愿意来哥大吗？"

等一等，这是不是高中同学在搞恶作剧？不是。

当然愿意。

·　·　·

在哥伦比亚大学，我表现得很高冷。表面上，我仍然认为自己属于杰森称为"忧虑者联盟"的那个与校园格格不入的酷酷的团体。但让我惊呆的是，我居然是班上最年轻、最缺乏经验的学生。更可怕的事不止如此。当我回首往事时，我意识到就是在那时候，我潜意识里决定要做些伟大的事，不管那意味着什么。我儿时的愿望终于实现了。我可以像杰森一样冒险，成为一名记者。可问题是，这种激情有相当一部分不是出于真正的兴趣——我当时还不明白当记者或作家意味着什么。我只知道我想要成功。这种可怕的脱节让我变得很恐惧；我知道，在某种程度上，我只有大概的目标，而且对我来说还不一定适合。

为什么我要告诉你这些呢？

因为它解释了我为什么无法入睡。我指的不仅是无眠的夜晚，我是几乎完全睡不着。一整个星期我都在辗转反侧，一次只睡几个小时，脑子里满是我不理解的故事，或对我自己不感兴趣的课程的抨击，抑或，保持一种在现实中不存在的平静。

在我意识到有些地方不对劲之后，我花了三年时间认真、深入地了解我自己和这种疾病，而这确实是一种病。实际上，这对我的行为造成了很大的影响，我整天汗流浃背、疲惫不堪，难以集中精力工作，做出一些愚蠢的社交行为，更可怕的是，这些都为我严重的焦虑和抑郁埋下了伏笔，让我的肾上腺素狂飙，令我在没有好好休息的情况下还勉强工作。当我着手写作这本书的时候，我回顾过去，发现当时让我不知所措的东西与免疫系统及其与睡眠和压力的关系密切相关，尽管它看起来"只是"一个心理学问题。或许，也有一些这方面的原因吧。

在为这本书做准备的过程中，我向俄亥俄州立大学的名誉退休教授，也是研究人体压力和神经系统与免疫功能关系的专家威廉·马拉基博士描述了我当时的情况。他与贾尼丝·基科尔特-格拉泽和罗·格拉泽有密切的合作，是研究压力的起因及其影响方面的专家。

"你是在寻找一种使命和意义，"他说，"在某个时候，你拍出了这个不可思议的长镜头（意思是申请哥伦比亚大学），但你并没有真的想清楚。你只是碰巧击中了一个本垒打。然后突然间你想，'我一定要成为巴比·鲁斯[1]。现在我是职业棒球大联盟的一员了。'"

然后他讲起了生物学术语。他说，战斗或逃跑反应接管了我的身体，就像"我被扔进了狮子窝，或者和一群熊在一起"。

他说，这当然不是真实的。但这就是我的想法，我和许多人都倾向于犯同样的错误。"现在的情况是，很多人在他们生命的每一步都与虚构的熊相伴———一些新闻或疯狂的事情会淹没他们。"接下来他提到了"去甲肾上腺素升高"。

在短期内，这是一种生存机制。但从长远来看，这是危险的，甚至是致命的。

如前所述，去甲肾上腺素是两种主要的神经递质或激素之一，是由神经末梢或肾上腺分泌的一种信号，可以在产生战斗或逃跑反应时立即释放。另一种主要激素叫作肾上腺素。当我们察觉到危险的情况或任何威胁时，这些激素就会被分泌出来，开始影响身体的其他细胞。"你被扔进狮子窝或被熊包围后，就会开始警惕周围发生的一切。"

免疫细胞也会受到影响。事实上，根据马拉基博士的说法，免疫系统和肾上腺系统之间有着密不可分的联系。

我跟马拉基博士说，去甲肾上腺素和肾上腺素听起来就像白细胞介素一样，因为它们发出的信号都会影响免疫细胞。他笑了起来。"完全正确！"他说，"我已经这么说了好多年了。它们的区别在于，它们是由不同领域的人发现的。如果是免疫学家发现的，它们可能会被称为 IL-1 或 IL-6 等。"

言归正传，他说去甲肾上腺素和肾上腺素会让人感到异常兴奋。"你会上瘾的，你需要它。突然间，一切都开始了。是大脑在驱动它，但你得承受它们分泌过剩的恶果。你的免疫系统会失调。"

---

[1] 巴比·鲁斯，美国著名棒球运动员。

　　加州大学洛杉矶分校的睡眠专家欧文博士解释说，接下来产生了"一种由炎症引发的疾病综合征和病态行为"。你会感到抑郁、社交孤立、孤僻、疲劳。

　　这正是接下来发生的事情。

•　•
•　　•
•

　　在20世纪90年代中后期的那段时间里，我试图去发现自我。我知道这有些陈词滥调，不过在这里，我认为它是健康的核心。我不会停下脚步，直到我更好地理解自己。我早已忘记了诸如"我想成为什么样的人"之类的问题。很快，这个愚蠢的想法分解成为一些更基本的问题：对于我来说什么是最合适的？什么样的活动和环境感觉是对的？

　　失眠大大增加了回答这些问题的必要性。我日常的交感反应水平和持续的睡眠障碍显然影响了我的健康、幸福以及焦虑程度。可以说，我对肾上腺素和去甲肾上腺素上瘾了。我感觉很兴奋，但这一切都是假象。

　　科学可以解决这个问题。我开始冥想。我不记得这是如何发生的，也不记得为什么，只剩下那个显而易见的概念。

　　有一天晚上，我躺在床上，深深地呼吸，一直在冥想，一个小时，或者更久。我觉得下巴松了下来，感到身体平静了，我睡着了。早上，我神清气爽地醒来，终于得到了真正的休息。这和我长期以来的感觉不一样。我继续保持了这个做法，很多个夜晚我都会冥想，一个多小时，也许两个小时。

　　现在我已经掌握了这门科学，我知道我关闭了我的交感免疫系统。[①]

[①]　有研究初步表明，交感神经与免疫系统调控有关。

我正在缩短欧文博士所描述的危险循环，在这个循环中，我的中枢神经系统给我的身体注射了肾上腺素，增强了战斗或逃跑反应，加剧了肿胀，刺激了免疫系统，导致了进一步的肾上腺反应。我不知道那段时间是否会延长我的寿命，但那段时间我学到的东西千金不换。

与此同时，我也要把自己的心田抽干了，我常常坐在心理医生的沙发上抽泣。我对父母、女友和在哥大新闻学院遇到的好兄弟鲍勃·泰代斯，亏欠得太多。我提到这些人不仅是为了表示感谢，也是因为科学证明，在患病时期，包括焦虑和抑郁期间，情感联结对治愈是有帮助的。它帮助免疫系统找到平衡，这从进化的角度讲是有道理的；你属于一个团体的想法，是你的身体机器寻求和谐的强大动力。如果孤身一人，你可能会退得更远。

在这段时间里，我绞尽脑汁，开始领悟到那句老话的智慧：除了恐惧本身，没有什么更可怕的。回顾过去，我发现我的心理探索的结束和开始冥想放松之间有着紧密的联系。简单地说，我让自己放松了一下。我感到了舒服，而最终，我也不需要去证明什么了。通过这种艰难的方式，我学会先倾听自己，再忽略其他的声音。

这不是在夸大其词，因为这关系我的健康，甚至很多人的健康。我变得更加自信，我相信自己，这反过来又让我倾听生活中那些让我兴奋和激励我的东西，那些让我感到舒适的环境和朋友，那些我需要摆脱的不真实的东西。我找到了自我。

倾听并追寻自己的声音，而非追求一般的外部验证，对健康更具价值。我能提供的最好的例子，就发生在 20 世纪 90 年代末的我身上。那时，我是《纽约时报》的自由撰稿人，一切进展顺利。我喜欢新闻工作，它能让我保持写作的习惯，不断探索，对世界充满好奇心。而我也很高兴成为一名自由撰稿人，这样我就可以更多地按照自己的方式工作。这不再是绩效的问题，也无关老板的认可。我喜欢我的工作，我得到了报酬，但我不想升职。

后来《纽约时报》给了我一份工作，这是一个年轻记者梦寐以求的机会。唯一的问题是我不能留在旧金山，我必须搬到纽约去，而那里正是我大学毕业后离开的地方。

这个想法吓死我了。在我的内心深处，我知道我不属于那个城市，我曾在哥伦比亚大学备受煎熬。我担心在那里，我可能会丢掉我的优势，在那个竞争激烈的世界，我感觉周围的人都在盯着我的一举一动。我想象自己将被困在肾上腺素的旋涡中，在办公室里和比我更有能力或更愿意承受这些的人熬过漫漫长日。于是，我拒绝了那份工作。

意外的是，报社的态度缓和了。他们希望雇用我，但我可以留在旧金山。两年后，这家报社改变了主意，我被告知我必须搬到纽约。"每个人都是这么做的，"一位编辑告诉我。这不是针对我个人。

我飞到纽约，想说服他们允许我继续留在旧金山。我告诉他们，他们看起来很高兴，我也很高兴，没有什么不妥。一位编辑告诉我："这与快乐无关，而是完成每个人都应当面对的课题。"

我对这种想法深恶痛绝。

他们给了我一个截止日期——2001 年 10 月 1 日，要么去纽约，要么被炒掉。那时我已经开始和梅瑞狄斯约会了（不是梅瑞狄斯·布兰斯科姆，而是另一个叫梅瑞狄斯·巴拉德的科罗拉多人），这了不起的女人后来成了我的妻子。10 月 1 日，我醒来后，走到办公桌前，等着电话铃声响起。我边工作，边等待。下一个电话，或者任何一个电话，都可能会通知我被解雇。

　　我没有接到这个电话，一个星期、一个月、几个月都没打过来。我继续写作、生活、工作，我越来越相信自己的声音，我的缪斯女神。我娶了梅瑞狄斯，并开始写书，这对我来说是最重要的。我讲给自己的故事源源不断，如同美妙的歌声，远非往日的我所能模仿。有一天，报社妥协了。他们很高兴，我也很高兴。

　　我想再说一次，这不是题外话。同样，我也想再次强调，作为免疫系统的一课，它的价值是巨大的。我越顺应自己，越抛弃那些陌生的东西，我就越健康。我讲这个故事也是因为它让我和杰森成了真正的朋友，我们比小时候更坦诚。

　　与此同时，杰森一直在追随自己的缪斯女神。这使他不断想出下一个业务，他从事销售，他谈论、赞美小物件的力量，也为他真心认为与众不同的想法付出过——从销售话费到榨汁机等，直到他踏上最新的一次冒险——赌场小玩意儿。

•　•
•
•　　•

　　2011 年春天的那个夜晚，我们之间渐渐形成一种新关系。我们谈论生命，谈论癌症。

　　"我要打败这个东西，"杰森告诉我，"然后我才能想出下一步该做什么。"

　　"感觉如何？"我指癌症。

　　"我不想骗你，里克，这太他妈糟糕了。"

　　他跟我说了化疗的事，说化疗是如何毁了他的身体，他得服用类固醇来抑制炎症，这让他晚上无法入睡。"这是我感到最难受的时候，我痛苦万分。我只能坐在那里，夜不成寐。我浑身疼痛，躺在那里，甚至看不了书，也看不了电视。这太残忍了。我从没想过我最大的敌人竟是这样的。"

我猜，在那种情况下，我可能也会故意错过几次预约。

杰森的第一次治疗失败了。在化疗领域还有其他选择，他正在尝试。

然而，在这一背景下，一个建立在多年免疫学研究基础上的新的医学领域正在形成。它被称为免疫疗法，其背后的科学原理让人震惊。

38.

拉撒路之鼠

免疫系统的一个关键点在于信息的传递方式。各类分子发送并接收信号，促使免疫细胞发动攻击，展开进一步的监视、撤退、内爆、潜伏，帮助新组织生长。从最广泛的意义上说，这些信息是以两种不同的格式或媒介传播的。

一些交流被认为是可溶性的，或类似液体，白细胞介素也参与其中。这些分子被释放出来后可以在体内穿梭，并向其他细胞注入指令。

另一种类型我此前已经提过了，我将在这里详细阐述，这种类型的交流涉及细胞表面的分子或蛋白质，它们能够连接或结合到另一个细胞的分子或蛋白质上。它们就像抗体，但它们不是以液体的形式在体内移动，而是附着在一个细胞上，然后在一个特定的位置点与另一个细胞连接。它们像是拼图中的两块，需要在空间上相遇，才有功效。

这个概念很重要，因为它救了杰森的命。为了说明这一点，我需要更深入地研究这门科学。

通常，这个拼图中的一部分叫作配体（ligand，来自拉丁语 *ligare*，意思是结合），另一部分叫作受体。一个配体会与一个受体结合。

20世纪80年代到90年代，免疫学家做了大量研究，想要寻找免疫细胞表面的分子——如同考古，然后试图找到它们的匹配对象。他们寻找这些分子对的一个原因是希望通过这样的配对来解释每个分子在细胞表面的首要作用。在这里，每一片科学拼图的作用是什么？当你把它们放在一起时又发生了什么呢？

"每一片拼图都讲述着一个故事。完成拼图的过程，就像结交一个新朋友一样。这和一系列分子的邂逅的情况是一样的。"免疫学家马修·克鲁梅尔说。当20世纪最重要的科学时刻之一便是CD80和CD86遇到它们的另一半，那时，克鲁梅尔就在现场。

故事是这样的。

20世纪80年代后期，人们发现了在两种主要免疫系统细胞（B细胞和树突状细胞）表面表达的两种配体。科学家发现这些配体能与T细胞表面的特定分子结合。

当这些不同的免疫细胞在我们的生命狂欢节里穿行时，它们会相互碰撞。如果B细胞表面有适当的配体，T细胞表面也有相应的受体，这两个分子就会相互结合，启动反应。

好吧，但那又怎样？这是什么样的反应呢？

鉴于我们正在研究治疗癌症，不妨花一点儿时间了解一下？请跟紧我。

用更直白的语言说就是：

T细胞可以攻击入侵者，也可以组织攻击。研究人员发现T细胞表面的分子与免疫系统的其他部分，即B细胞和树突状细胞上的分子结合。

换句话说，科学家们完成了拼图，却看不明白拼图的图案，或者说不知道这个拼图到底是什么意思。他们发现 T 细胞表面的一个关键分子叫作 CTLA–4，另一个是 CD28。

还有一点需要补充：CTLA–4 和 CD28 都可与 B7–1 和 B7–2 的配体结合，它们也被称为 CD80 和 CD86。

好吧，那又怎样？

1989 年前后，两位后来成就斐然的免疫科学家——当时在伯克利的詹姆斯·艾利森和当时在芝加哥大学并最终去了加州大学旧金山分校的杰弗里·布卢斯通——对 CTLA–4 联手研究。还有第三位研究员，他叫彼得·林斯利，来自百时美施贵宝——一家制药公司，也在做着相关的工作。

布卢斯通和艾利森并非只对癌症有兴趣。或者说，癌症不是他们关注的焦点，他们关心的是整个免疫系统。

在伯克利，艾利森实验室的一名博士生进行了一项实验，他从一只小鼠身上取出肿瘤，放入试管，然后注入外来基因。注射这些基因的作用是使肿瘤细胞产生一种名为 B7–1 的分子，这种配体能与 T 细胞上的 CTLA–4 和 CD28 受体结合。随后，研究人员将 T 细胞注射到试管中，结果 T 细胞被 B7–1 吸引，对肿瘤发起了大规模攻击，最终消灭了恶性肿瘤。

为了更好地测量结果，研究人员温和地又进行了一次实验。他们找到了使一块拼图吸引另一块拼图的方法，而这将刺激免疫系统做出反应，清除肿瘤。

这是好消息，对不对？

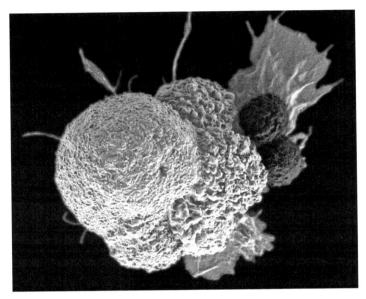

两个T细胞（右）攻击一个癌细胞

图片来源：美国国家癌症研究所/美国国立卫生研究院。

是的，这是朝着正确的方向迈出的一大步，但这算不上成功。这些步骤中的人为因素太多了，比如把外来基因植入特定的肿瘤中，使其受到靶向攻击。此外，这一切都发生在试管里，还不足以操纵人类的免疫系统。但这是一个很好的迹象，表明这样的解决方案是可能的。

克鲁梅尔与艾利森就是从这个地方开始合作的，而艾利森因为后来的研究获得了 2018 年诺贝尔奖。

艾利森和克鲁梅尔决定对CTLA–4 做进一步的实验，这是另一个与B7–1 和B7–2 结合的分子。他们很快注意到一件奇怪的事：当CTLA–4 被吸引并与配体结合后，免疫系统没有像小鼠实验中那样增强。相反，免疫系统似乎被抑制或完全没起作用。

"我想，我们得弄清楚CTLA–4做了什么。"艾利森想。这件事困扰着他。

克鲁梅尔和艾利森提出了一个问题：如果CD28导致T细胞增殖，而CTLA–4似乎没有起作用，那么将这些因素结合起来会发生什么？

他们发现了一个转折点。刺激CD28能够导致T细胞数量增加，免疫反应增强。但当CTLA–4加入后，T细胞的反应水平则会下降。而且，CTLA–4越多，增殖的T细胞越少。这表明，CTLA–4非但没有增强免疫系统的反应，反而导致了它的减弱，甚至关闭。

他们意识到他们正在做一件大事。

克鲁梅尔设计了一个化学过程，可以产生不同水平的CD28和CTLA–4，这样他就可以精细调控所产生的T细胞的数量。那是1994年的事。

克鲁梅尔说："我们可以把T细胞数量调高调低，就像调节立体音响一样。"或者，我们可以这样比喻："我们找到了一个热水龙头和一个冷水龙头。我们立即在白板上讨论了起来。"这意味着什么？他们能用它做什么呢？

他们开始试验，尝试着各种组合。"在9个月的时间里，从音量控制（或冷热）到每一个我能接触到的动物模型，我们让T细胞生长得更快或者更慢。就在那时，吉姆引入了肿瘤模型。"

艾利森至今都沉浸在这个问题中无法自拔，他在脑海中反复思考，试图弄明白这一切。这些分子间的相互作用说明了什么？他跟我开玩笑说，这块拼图终于在 1994 年的某天晚上，在他"喝了太多酒"后有些恍惚时拼好了。他认为他可能明白了癌症是如何欺骗免疫系统，让这种疾病逃过我们的防御系统的。与此同时，他想到了一个扭转局面的办法。

艾利森邀请达纳·利奇（一位博士后）进入实验室。利奇带来了长有肿瘤的啮齿动物，这下肿瘤不再是试管里的样品，而是在真正的动物体内。兽医给小鼠注射了几种快速增长的癌细胞，并任由其扩散。然后他们给小鼠注射一种抗体分子，目的是破坏癌细胞可能与 CTLA–4 建立的任何联系。

这么做是想看看是否可以通过破坏癌症和免疫系统之间的交流，来阻止癌症踩下免疫系统的刹车。

"我们只是在尝试。"克鲁梅尔说。

几天后，艾利森过来检查进展。"我过去看了看，'天啊！它治愈了所有的小鼠。'"

之前的实验需要在试管中分离肿瘤组织，然后修改其基因，使其能够刺激 T 细胞产生反应。这终究是不切实际的。

而在新的实验中，研究人员没有对肿瘤做任何处理。它只是一个肿瘤，就像一个可能在我们体内生长的肿瘤，就像在杰森体内生长的肿瘤。它处于自然状态。

研究人员并没有改变肿瘤，而是添加了抗体来阻止癌症的诡计以刺激免疫系统做出反应。具体来说，他们加入了一种与免疫系统结合的抗体，这样它就能松开我们优雅的守卫系统的刹车。

"令人惊讶的是，我们没有给免疫系统任何关于肿瘤的新信息，"克鲁梅尔说，"有一组本就存在的细胞（T细胞）正跃跃欲试。"

当艾利森回首往事时，他对免疫系统的看法与我们长久以来对它的看法大相径庭。他一点儿也不认为它只是一个强大的杀戮机器。相反，他认为免疫系统将杀戮的权力置于超凡的克制之下。免疫系统的主要工作之一就是关闭它的攻击，按下关闭键。而T细胞发出了尖锐的刹车声。

"T细胞会得到一个信号，杀死自己。如果这不起作用，人们就会得糖尿病、多发性硬化和狼疮，"他说，"到目前为止，这种负向选择①造就了中心耐受（central tolerance），以摆脱T细胞（攻击自身）；90%发育出来的T细胞都被杀死了。"

他弄清了CTLA–4的作用。"CTLA–4可以保护你不被免疫系统杀死。"

太好了。

但是癌症不是会杀死人吗？为什么我们的身体会在面对致命的肿瘤时允许刹车呢？

答案与伤口愈合时的妥协有关，这是人体和免疫系统最重要的功能之一。

---

① 负向选择（negative selection），指在外界给予物种以进化的压力时，如果发生某种突变，物种就会被选择杀死。——校译注

39

伤口愈合

如果你严重受伤，比如踩到了一根刺或者手被一个罐子的边缘划伤了，这个事件就会引发一连串的紧急生存级联反应。红细胞冲向现场，开始凝固，它们能起到止血的作用。来自其他地方的细胞则进入间隙并开始分裂，包括免疫系统细胞、中性粒细胞和巨噬细胞。

伤口愈合专家萨比娜·维尔纳将其描述为急救人员抵达现场："通过凝血，事件被迅速了结。免疫细胞在那里处理细菌、真菌、病毒，它们都可能出现在那里。"

中性粒细胞会产生蛋白酶。这些酶有点儿像手榴弹，它们会在某些细菌上造成空洞，"自发地杀死它们"。维尔纳说："细菌也会被中性粒细胞和巨噬细胞吞噬。"现场变得整洁了。

除了中性粒细胞外，还有第二个冷酷的杀手。它有一个难记的名字：活性氧（reactive oxygen species，ROS）。

请一定记住这一点：它很可怕。其中一种活性氧是过氧化氢。巨噬细胞和中性粒细胞都可以合成这种化学物质，在伤口区域大开杀戒。中性粒细胞和其他杀手不只是消灭细菌或其他可能的感染，它们还杀死了周围的一些组织。这就是为什么当你造成了一个伤口，即使是一个很小的伤口后，在接下来的日子里疼痛和炎症都会更严重。你的免疫系统已经用工业级的化学物质对现场进行了大扫除。

该地区的"异己"已被清除，只留下焦土。然后在这片死区，巨噬细胞开始执行吞噬的工作。

建筑工人几乎以同样的速度涌入。在20世纪90年代初，维尔纳在研究这一现象时注意到，在大约一到两天的时间里，伤口部位的促生长信号增加了十倍。她对此追问，身体里发生了什么，使得它能如此快速地康复？让细胞快速分裂并补充组织的信号从何而来？

这种转变是非常剧烈的。上一刻，你被金枪鱼罐头划破的手指还被一支特警部队扫荡着，然后在几个小时内，施工队就取代了杀戮机器，开始了重建的过程。这对整个健康系统意味着什么？"我对伤口能如此迅速地做出反应感到非常兴奋。"她回忆道。

那时，她还不知道它的阴暗面。

当然，重建过程有自己复杂的语言。促进组织再生的关键细胞类型之一叫作成纤维细胞，它是一种功能丰富、充满活力的细胞，能够增殖并迁移到伤口部位。这些细胞会被巨噬细胞发出的信号所吸引。值得注意的是，这也显示了巨噬细胞的另一面。这些"大胃王"也在刺激新组织的生长中发挥着作用。

随着成纤维细胞聚集在一起，它们形成了结缔组织，成为新老组织之间的桥梁。在伤口部位，新组织呈颗粒状，被称为肉芽组织。至关重要的是，这些组织是由伤口边缘的血管供养的，这些血管为新的组织创造了真正的营养管。正如维尔纳和她的合著者在论文中所写，这种防止病原体入侵的坚韧的网状形态或纤维矩阵，"也是一个生长因子的宝库，是伤口愈合后期必需的，同时它也为被吸引到伤口部位的各类细胞提供了脚手架"。

在生命的狂欢节里，一个特定的聚会地点发生内爆，碎片被清除掉。接下来是地基和脚手架的施工，重建随之开始。但与许多建设项目一样，它必须获得许可。正在建造的东西只有被认可为属于自己，才能被身体接受。任何被认为是异己的东西，在那种情况下都会被当作病原体而遭到摧毁，那个地点也不会被重建。

这样一来，我们就会得出一个危险的推论。一旦获得许可，一旦被滋养的新细胞被认为是属于自己的，建造工程就会如火如荼地展开。但问题是，新的细胞并不总是属于自己的。有时，它们可能是癌细胞。

因此，促进健康组织生长的因子似乎也促进了肿瘤的生长。这个观点从 1863 年就被提出，当时德国科学家鲁道夫·路德维希·卡尔·菲尔绍观察到："慢性刺激和先前的损伤是肿瘤形成的先决条件。"

维尔纳在演讲中还引用了两句同样具有先见之明的话：

苏格兰内科医生亚历山大·哈多爵士在 1972 年评论道："肿瘤的产生可能是由于过度愈合造成的。"

1986 年，马萨诸塞州病理学家哈罗德·德沃夏克说："肿瘤是无法愈合的伤口。"

这些观点的智慧已经被实验室中强有力的实验所证实。

一项有几十年历史的实验对象是雏鸡。这项在伯克利进行的实验，将一种已知会导致癌症的病毒注入鸡的体内。实验人员对这些鸡进行皮下注射或肌肉注射，无论哪种情况，注射都只造成了一个小伤口。

在一到两周内，肿瘤就会生成，通常出现在注射部位。雏鸡在一个月内就会死亡。

研究人员认为，有理由相信伤口与肿瘤的生长有关，他们提出了第二个实验来证明这一点。这一次，它们感染了一只鸡的右翅，但没有感染左翅。与此同时，他们刺穿了左翅。结果，在注射处和另一边的伤口处形成了肿瘤。在受伤但未注射病毒的翅膀上，肿瘤出现的时间要晚 20%。

显然，某些与伤口有关的东西促进了肿瘤的生长。

在 20 世纪 90 年代，维尔纳开始将这些碎片拼凑起来。她和其他人的发现解释了为什么吸烟、采煤或日光浴等行为会致癌。这些活动都会损伤组织和 DNA。当组织被破坏时，免疫系统就会介入并清理该部位，帮助刺激新的组织生长。问题是当 DNA 被破坏后，新生长的细胞可能是恶性细胞，它们中有些是由自身细胞组成的，但它们的差异非常大，表现得更像癌症。这些细胞没有遵守身体的正常规则，也越界了。所有这些加在一起，被免疫系统保护甚至滋养的癌细胞产生了。

这也解释了某些自身免疫性疾病患者所经历的一些癌症风险，因为这些疾病会导致慢性组织损伤。

当伤口出现时，细胞就会分裂（这在科学界是一个普遍的常识）。他们当然知道，需要新的组织的出现。但当新细胞分裂时，总会有出错的可能。每一次细胞分裂都是一次出错或突变的机会。例如，一段 DNA 可能被错误地复制。这种情况经常发生。幸运的是，在大多数情况下，这种突变没有产生后果，因为细胞死亡了或被迅速吞噬了。[①]这些突变十分不寻常，以至于细胞无法存活，因为它缺少生存所需的遗传物质，而巨噬细胞则会吃掉这些废物。故事就这样结束了。在其他时候，这种突变被免疫系统认为是异己的，因此可能会有问题。于是它被爆破、摧毁，然后被吞噬。故事也结束了。

不过，有时这种突变却非常微妙。这样的细胞有足够的遗传物质来生存，它非常像"自己人"，免疫系统认为它没有问题。在某些情况下，免疫系统会检测这些物质，但认为它们更有可能是自己人而非异己，于是不再追究。

这并不意味着这样的细胞一定是癌细胞。单一突变的细胞极有可能不是癌细胞。维尔纳向我解释说，一个发生癌变的细胞需要经历 5 到 10 种不同的遗传变化。不仅如此，要成为一个"彻底的癌细胞"，这些随机发生的基因事件需要在不同的DNA区域产生特定的变化。例如，一个可能会存活下来并演变成癌症的突变细胞，需要恰好能够向免疫细胞发送信号：不要攻击我，保护我，养育我。

"它们能分泌改变免疫细胞的因子。"维尔纳告诉我。例如，"巨噬细胞不再具有炎症，相反，它们保护癌细胞并刺激血管的形成"。

这就是癌症利用免疫系统的关键时刻。癌细胞不断生长，被默默地保护着，血管滋养着它，纤维网络守卫着它。CTLA-4 的研究先驱艾利森说，肿瘤"正在四处游走，看不见，却在不断生长"。

但是"在某一时刻，（肿瘤）达到一定的大小后，它们就无法获得足够的氧气和食物"，艾莉森解释说，对环境而言，它们太大了。"它们

---

① 原文疑有误，大多数DNA突变是无义突变。

开始死亡"，然后巨噬细胞进入，发生了吞噬作用，肿瘤碎片被清除，接着免疫系统开始提供更多的生长基础设施，就像愈合的伤口一样，同时CTLA-4关闭了攻击。

这是免疫系统造成的恶性循环。句号，一切到此结束。免疫系统开始喂养并培育癌症，你那优雅的守卫者叛变了。

这意味着，患癌症的可能性在很大程度上取决于一个人遭受伤害或某种特定损伤的频率。这成了一个数学问题。更多的损伤意味着更多的细胞分裂，简单地说，这意味着危险的突变有了更多次发生的机会。

接下来，我们来谈谈世界上最强大的杀手之一。

当人们吸烟时，肺部脆弱的粉红色组织会产生微小的伤口。几千种化学物质灌入肺中，其中一些不仅会破坏DNA，还会干扰DNA的修复。与此同时，免疫系统的警察和消防队出现了，伤口的愈合过程开始，新的细胞也产生了。一遍又一遍，一根烟接着一根烟，一年又一年。（吸烟是一种慢性活动，而不是像偶尔的篝火那样只是吸入较少的化学物质。）在吸烟的情况下，免疫系统先是清理伤口，并确保没有病原体造成伤害，而恶性细胞也是由这个相同的系统喂养和保护的。

这些新细胞中有一些本不该产生，它们不属于我们。而有些细胞因为具有随机突变的正确组合得以生存，它们看起来很像我们自己的，所以免疫系统——这个用来保护我们的系统，成了肿瘤的启动器和保护伞。

同样，从关键方面来看，癌症只是一个数字游戏。伤口越多，突变和炎症事件越多，患癌症的可能性就越大。这就是为什么像吸烟这样的事情非常有害。每吸一口烟，风险就增加一分。类似地，暴露在阳光下而不使用防晒霜，会给伤口和炎症反应带来另一个机会，再加上紫外线辐射直接导致的突变，就会增加罹患皮肤癌的风险，比如特别危险的黑色素瘤。进入体内的其他毒素，无论是食物毒素还是化学毒素，也会造成创伤、损害和炎症，或者需要轻微的修复和重建。每一次轻微的攻击都为细胞分裂和免疫系统反应提供了机会，虽然其目的是清障，却也可能导致癌症。基于数学上的确定性，吸烟者在某一时间点上几乎肯定会得癌症。如果你是个吸烟者，你现在可能就有癌症。事实上，你可能已有了癌细胞。然而，最可能的是，它缺乏精确的基因变化类型，使之无法通过控制免疫系统完成增殖。癌细胞的存在并不意味着它就会扎根。

那些没有这种高风险行为的人得癌症的可能性要小得多，或者说，可能没那么快得癌症。但如果我们活得足够长，可能这是早晚的事。

事实上，你最终很可能得癌症，而且它最终会占据你的身体，这说明你的免疫系统正在权衡利弊。它已经演化到允许癌症扎根的地步，甚至这种可能性很大。原因很简单：它在短期内冒着突变的风险，想要立即重建组织。毕竟，还有别的选择吗？在你的组织上留个洞，还是让你的身体被划伤或割伤一点点地蚕食？

细胞分裂一定会发生。突变、癌症是细胞分裂的副产物。这就是你终将死亡的一个原因。不过，这种动态变化也隐藏着抗击癌症的关键。这就是艾利森开始研究CTLA-4的原因。第二个重大概念上的发现帮助我们让免疫系统更趋于完善，增加了活下去的胜算。

40

程序性死亡

不妨回顾一下，詹姆斯·艾利森发现了我们可以通过CTLA–4来调节免疫系统。正是这个T细胞上的分子抑制或扼杀了免疫系统反应。

艾利森和克鲁梅尔等人在实验室里发现，肿瘤似乎是利用这种对生存至关重要的分子来破坏免疫系统的。肿瘤能激活一个制动系统，而这个制动系统能阻止我们优雅的守卫系统变得狂怒和过热以及由此造成的炎症、发烧、自身免疫性疾病等。但伯克利的科学家们发现，小鼠体内的癌细胞发出了激活CTLA–4的信号，从而导致免疫系统停止工作。这样一来，癌细胞将不受免疫系统的控制而肆意生长。

事实证明，CTLA–4并不是唯一的刹车器。另一种刹车器被称为PD–1，PD代表程序性死亡，我在前面简单提到过。它是T细胞上一个能让免疫系统自毁的分子，也就是令其自杀。

从表面上看，这个概念似乎不可思议，但它其实很常见。这是由京都大学医学院的本庶佑博士于1992年在日本发现的。他从来没有发现过一个如此有意义的东西。这项研究的意义格外深远，本庶佑博士也在2018年与艾利森共同获得了诺贝尔奖。本庶佑博士和他的团队一直试图理解癌症研究所描述的"正常细胞管家"是什么。研究人员仔细搜寻遗传物质后，最终发现了一个基因，它能促进没有价值的细胞死亡。这被称为程序性死亡，细胞在对身体没有用时就会自杀。本庶佑博士及其团队深入研究了程序性死亡的起源和功能，发现当他们破坏或敲除小鼠体内的 PD–1 基因时，很多啮齿动物出现了类似狼疮的自身免疫性疾病。

换句话说，这种程序性死亡基因似乎参与了抑制免疫功能的过程。

为什么免疫细胞会自杀呢？出于同样的原因，我们身体的防御网络中有许多刹车装置。这是一个更安全的过程，也是保持我们身体中最强大而且最不受管控的系统不失控的另一条途径。

本庶佑博士的实验室跨越至太平洋的对岸，硅谷的科学家和企业家尼尔斯·伦贝格对程序化死亡的最初发现很感兴趣，他认为这种方法可以被用来治疗癌症。自从他开始给小鼠取乳以来，他已经为这一刻筹划了多年。

伦贝格 1956 年出生于伯克利，父亲是化学家，母亲是心理学家。他怀着制造转基因小鼠的梦想，间接地开始了自己开创性的癌症研究。他对老鼠进行基因改造，使其拥有人类基因。听起来可能有点儿跑题，但这项研究与免疫学领域的研究恰好是一致的，甚至可以追溯到雅克·米勒通过小鼠发现胸腺的作用之前。毫不夸张地说，它已经发展到可以拯救杰森生命的地步了。

到 20 世纪 80 年代中期，技术已经远远超越雅克·米勒当时的条件。当时的想法是用精细的基因技术来让小鼠拥有人类的基因。这样就有可能在不牺牲人类的情况下观察特定分子或药物对人体 DNA 的影响。

但将人类 DNA 植入小鼠体内并不容易，或者说在当时并不容易。伦贝格向我描述说，这是"粗糙的物理过程"。那时他在纽约的斯隆·凯特琳癌症研究中心。他会在午夜前后让两只小鼠交配，然后在清晨时分从雌性小鼠身上提取胚胎，注入他想要植入的人类 DNA，再将胚胎移植到一只"假孕鼠"体内，而这只小鼠在生理上已经具备了分娩的条件。"三周后，你就会得到带有人类 DNA 的幼鼠。"伦贝格说。通过后续的繁殖，你会得到一个纯合的 DNA 小鼠。

（顺便说一句，伦贝格有天晚上在实验室里给老鼠挤奶，他的妻子走了进来。她也是一位科学家。"她走了进来。我把一只小鼠连在真空泵上取乳。她就在那看着我。"他笑着说。）

伦贝格认为，如果你能造出一只拥有完整人类 DNA 的小鼠，你能制造出带有人类抗体的小鼠吗？如果可以的话，你会用这些抗体做什么呢？你能把小鼠变成制造特定人类免疫分子的工厂吗？

如果可以的话，也许你可以把这些抗体注射到人体内来支持人的免疫系统，这样就不必像使用其他分子一样冒着被排异的风险了。

伦贝格当时正在帮着研发一种名为单克隆抗体制剂的新型药物。这是过去 20 年来最重要的药物之一，而按照其发展速度，很可能在我们去世之前，它就会对我们大多数人的生活带来巨大的变化。这一切改变了杰森、琳达、梅瑞狄斯和其他许多人的生活。2015 年，单克隆抗体药物的销售额达每年 870 亿美元，预计到 2024 年将高达每年 2 460 亿美元。

让我们简要回顾一下，单克隆抗体是抗体的精确拷贝，抗体是免疫系统的重要组成部分。它们能发现其他细胞上的抗原并与之结合，包括不良分子。如果你知道某种抗体的作用，并制造出大量的副本，理论上你就能制造出一种药物，用正确的抗体填满人体，然后引发有针对性的免疫反应。

这听起来似乎合乎逻辑，但仍然是非常复杂的过程，需要高水平的创新和技术。因此，伦贝格搬到硅谷也就不足为奇了，因为那里的生物技术产业——融合了医疗和高科技——正在蓬勃发展。

伦贝格的贡献意义重大，因为他帮助解决了如何制造大量人类抗体的难题。伦贝格的解决方案花了数年时间才得以发展，直到20世纪90年代中期才得以实现，并创造了"科学怪鼠"——半人半鼠，其中包含人类的免疫系统。伦贝格及其团队给所谓的科学怪鼠注入一种特殊的分子，促进抗体的反应和产生。用电影语言来说，一个分子被注入老鼠体内，并开始在它的生命狂欢节中循环，这将促使免疫系统做出反应。作为反应的一部分，老鼠会对被注射的分子产生抗体。这样，老鼠就成了一个单克隆抗体制造工厂，一个机械免疫系统，一个人造或合成的优雅的防御系统，从而成就了一项人体自己无法实现的靶向疗法。通过这种方法，人们就可以开发出基于此提取出来的单克隆抗体的药物了。

但这里有一个转折，一个对拯救杰森至关重要的转折。他们最终获得的抗体并不是针对癌症本身，而是免疫系统。

·　·
·　·
·

几个世纪以来，人们与癌症的斗争一直建立在攻击癌症的理念上。但伦贝格和他工作的公司（通过收购，他当时受雇于百时美施贵宝）开发抗体时并不依赖于这个核心理念，至少不是直接依赖的。他们开发的这种特殊抗体，其目标是将自身绑定到像杰森这样的人的免疫系统细胞上。

这起初听起来有点儿违反直觉，却很有道理。毕竟，杰森的癌症失控的一个关键原因是他的免疫系统处于瘫痪状态。它从癌症那里收到了停止的信号。制药商想要通过屏蔽 T 细胞受体这一系统性的方式来阻止它接收信号。

伦贝格自己对这一过程进行了电影式的描述。他想象有一个 T 细胞在体内漫游，它的表面有强大的火炮，这个炮兵的任务就是消灭危险的有机体。但是 T 细胞的表面也有很多天线，这些天线可以接收来自免疫系统其他部分的信号，授权 T 细胞开火，或者告诉 T 细胞不要发射。而癌细胞成功地连接到一根或几根重要的天线上，让大炮停止攻击。

所以，伦贝格和他的同伴想知道他们是否可以用抗体来阻止天线接收信号。

他们的技术建立在其他人的工作之上，比如艾利森和克鲁梅尔在伯克利的发现。回想一下，这些研究人员发现了 T 细胞可以根据它们接收的信号，进入攻击模式或减慢速度。研究人员还在 T 细胞上发现了负责接收信息的特定区域，以及负责发送信息的特定分子。

思考这项研究的一种方法是，在脑海中将免疫系统与一个癌细胞的相互作用简单地描绘出来。

细胞发育后，很可能与树突状细胞接触，这种细胞能将外来生物的碎片带给 T 细胞进行检查。树突状细胞在潜在病原体和 T 细胞之间扮演着中间人的角色。在许多恶性肿瘤的病例中，树突细胞会携带一种被 T 细胞理解为"出动"或"攻击"的信号。然后 T 细胞便会开始攻击。

但是有些癌症，比如杰森的癌症，最终会让 T 细胞得到一个撤退的信号。此外，这些癌症发出的信号似乎十分强大，以至于掩盖了正常的通信系统，使 T 细胞无法接收到任何"出动"的信号。

伦贝格等人想知道是否有可能通过发出更响亮的"出动"信号来取

代"停止"信号，让免疫系统展开攻击。在小鼠实验中，他们将一些分子送进小鼠体内，夺回T细胞的天线，防止它被癌症的潜伏信号占用，并让它正常运行。

如果你对细节不感兴趣，请忽略这一段文字好了。伦贝格和他的同事们在20世纪90年代末就在研究如何让T细胞的CD28（而不是CTLA–4）接收信号，CD28是接收"出动"信号的地方，CTLA–4是接收"停止"信号的地方。两者都接收B7–1分子的信号。如果B7–1结合了CTLA–4，免疫系统就会停止；如果它与CD28结合，攻击就会继续。伦贝格说，在一些癌症中，"CTLA–4占用了B7–1"。所以我们的目标是从CTLA–4中"置换掉"B7–1，使之能与CD28结合。研究人员通过制造一种能与CTLA–4结合的超特异性抗体做到了这一点。当抗体与CTLA–4结合时，它则会松开B7–1。现在，刹车已经松开了。免疫系统可以攻击肿瘤，把它当作外来的危险，而不是自己的一部分。

如果这个方法能起作用，那么它将解放免疫系统，令其完成该做的工作。这个理论是个奇迹。在几天或几周内，人体自身的防御系统就能摧毁一个肿瘤，而这种肿瘤是副作用极强的化疗数月或数年都无法杀死的。T细胞的枪炮解除了封锁，癌症的诡计暴露了。

2010年9月的《新英格兰医学杂志》上刊登了于2007年开展的临床试验。676名患有3或4期转移性黑色素瘤的患者接受了这种药物的治疗。转移性黑色素瘤是一种可致命的癌症，该药将患者的平均期望寿命从6.4个月延长到了10个月。这听起来可能不多，但已经延长了原来的40%啊！

不过，这里有一个问题。

这项发表在2010年的《新英格兰医学杂志》上的研究中，10%到15%的患者出现了副作用，而且是非常严重的副作用。7名患者死亡，其中几人"与免疫相关的副作用有关"。

这种名为伊匹单抗的药物可以松开T细胞的刹车。但要记住，刹车的存在是有很多好的理由的。现在，随着免疫系统的解放，它可能会走火，伤及癌症之外的目标。

这并不是研究人员第一次试图操纵免疫系统并为此付出代价了。

2006年春天，在伦敦的一家医院里，有几个病人"参加了一项研究，在研究界引起了轩然大波"，我当时的同事伊丽莎白·罗森塔尔在《纽约时报》上发表的一篇文章这样报道。一期临床试验是针对一种同样作用于CD28的单克隆抗体，旨在测试其安全性。因此，诺斯威克公园医院的志愿者都是健康且经过筛选的：他们具有与风湿性关节炎和B细胞癌患者类似的CD28受体。

我们不要忘了：这些药物是用来治疗看来没有关系的两类疾病——癌症和自身免疫的。当然，现在我们知道，这两者显然是高度相关的。一种是欺骗、减缓或阻碍免疫系统，如杰森。另一种则会使免疫系统过热，如琳达或梅瑞狄斯。同样的药物能否作用于免疫细胞使之恢复平衡呢？

至少，泰格内罗的TGN1412情况并非如此。这是一场臭名昭著的临床试验中相关药物的名字。

6个健康的人进入了一期临床试验。他们被注射了小剂量的药物，是动物实验的安全剂量的 1/500。①

"第一次注射几分钟后,"一份案例研究中写道,"所有患者都开始出现严重的不良反应,这是由激活的 T 细胞迅速释放细胞因子造成的。"

这里我们将引入一个可怕的术语:细胞因子风暴。

还记得细胞因子吗?它们是向免疫系统发送信号的蛋白质,能产生一种强大且瞬时的电信网络,即使是最快的互联网服务提供商或连接商都难以望其项背。它们发出的指令可以引发一系列反应,包括细胞生长和炎症。它们调用了对先天免疫系统至关重要的干扰素,以及白细胞介素(其控制范围更广)和趋化因子(可聚集巨噬细胞和中性粒细胞)。当细胞因子风暴发生时,这一网络开始突然发送大量的信息,仿佛一个失控的信号洪流。细胞因子风暴这个术语实际上低估了它的危险性。用细胞因子台风或飓风描述可能更准确。这是致命的。

8 小时内,参与泰格内罗临床试验的所有 6 名患者都被送进了重症监护病房。

其中 5 人死亡。

退一步说,这是一座遥远的桥,这是一次糟糕的试验。它表明,当我们试图对优雅的防御系统有所创新时,我们必须十分小心。你扰乱了免疫系统,就得承担后果。

不过,到杰森生病的时候,药物开发人员已经取得了重大进展。

---

① 其实是 8 个人,不过有两个人服用的是安慰剂,而非 TGN1412。

41.

突破

几年前，当《纽约时报》第一次刊登彩色图片时，我开玩笑说，你不用担心：这位灰色女士①是不会改变干巴巴、毫无生气的文字风格的。

当然，我这么说是出于热爱。耸人听闻的文风曾风靡一时，而严肃的报纸写作则格格不入。因此，也就不难理解为什么《纽约时报》在报道癌症界的阿波罗计划时，用词如此谨慎了。其中一篇文章发表于2011年3月25日。那一天，美国食品和药品监督管理局批准了一款人用黑色素瘤（一种致命性皮肤癌）药物，即前文提到的由百时美施贵宝公司生产的伊匹单抗。

《纽约时报》商业版刊登了一篇文章，作者是我一位涉猎广泛的退休同事——安德鲁·波拉克。报道解释说，伊匹单抗已经被批准用于转移性黑色素瘤，这是一个重大的突破。文章指出，临床试验中20%服用过该药的人，多活了两年甚至更久。是的，这种药物有副作用，但不治疗的话，转移性黑色素瘤自身带来的问题则是致命的。

---

① 《纽约时报》因其严肃风格被戏称为"灰色女士"（The Grey Lady）。

因此，对于那些即将死于黑色素瘤的人来说，安德鲁的文章似乎在说：**我们可以让你起死回生**！

回头看看，安德鲁曾对伊匹单抗的措辞也并不夸张："一种新型的抗癌药物，通过解放人体自身的免疫系统来对抗肿瘤。"

这也是所有科学研究所追寻的方向，梅契尼科夫、埃尔利希、雅克·米勒、彼得·多尔蒂、利根川进、马克斯·库珀等都在不断地努力。一个又一个的发现，一项又一项的技术，痛苦的失败带来了微小的突破，所有这些都是在那些愿意冒险尝试移植（乞求治疗的机会）或测试新药物的病人身上完成的。只有这样，免疫系统才有可能被理解，甚至被"解放"。

科学和市场的力量协同起来，为市场带来了一种看似奇迹的疗法。杰森刚好赶上。

42.

与时间赛跑的杰森

在杰森的第一轮化疗失败后，他被转到科罗拉多血癌研究所，由肿瘤医生布伦万负责。第二阶段的治疗被称为抢救，它比第一种化疗的毒性更大。杰森有了反应。但是第二阶段还有另一个残酷的步骤。

接下来的治疗是骨髓移植，即自体造血干细胞移植。这种移植手术将替换病人骨髓中因化疗而受损的干细胞。实际上，它就是把病人的免疫系统拉出来，然后重新启动它。

这还不是最可怕的部分。让这个过程如此可怕的是BEAM①这个临时步骤。这是另一种级别的化疗——一种可怕、邪恶、核爆后寒冬级别的治疗——用来消灭第二阶段最后遗留下来的癌细胞。通常情况下，抢救疗法会留下大约100万个这样的癌细胞，而BEAM的毒性足以杀死这些顽固的癌细胞。但它的毒性太大，也会把病人自己的干细胞都抹杀掉。

---

① 治疗霍奇金淋巴瘤的方法之一是高剂量联合预处理，使用了包括卡莫司汀（B代表Carmustine，BiCNU）、足叶乙甙（E代表Etoposide）、阿糖胞苷（A代表Cytarabine，Ara-C，cytosine arabinoside)、马法兰（M代表Melphalan）在内的四种药物。——校译注

"他所有的干细胞都牺牲在了杀死最后一个癌细胞的祭坛上。"布伦万解释说。

BEAM再加上移植本身带来的情绪打击会把人击倒，所以只有对患者完成三个层次的评估后，才能继续启动流程：他对化疗有反应吗？他的身体能挺过这次化疗吗？情绪上呢？

是时候让杰森接受一下心理学家的评估了。

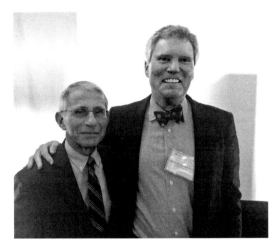

美国国立卫生研究院国家过敏和传染病研究所所长安东尼·福奇博士和杰森·格林斯坦的肿瘤医生马克·布伦万

图片来源：照片由作者提供。

2011年11月16日，杰森走进一间方方正正的门诊部小型会议室，会议室长宽各约8英尺，中间摆着一张圆桌。迎接他的是安德烈娅·迈科维奇–方，一位专门为癌症患者提供咨询的心理学家。当杰森走进来时，他的样子和行为都不像一个病人。他戴着墨镜，在见过迈科维奇－方不久后，他开始弹起了空气吉他，唱起了摇滚歌曲。

"他非常有活力，"她回忆起那一刻，"我不觉得他像得了癌症的人。"

他已准备好与野兽搏斗。

为了给杰森做移植前的准备，医生给了他一些药物，这些药物能刺激他的干细胞生长，使它们离开骨髓进入血液。这样，它们就可以被捕获了。接下来，就是BEAM的时间了。

2011年11月21日，杰森开始了大剂量化疗，以消除最后的癌细胞和免疫功能。八天后，隔了一个"休息日"，他被注入了新的干细胞。

这时，他身体的免疫系统黯然失色，几乎所有快速分裂的细胞也一片荒芜：他的肠道出现了孔洞，皮肤无法愈合，浓密的头发成簇地脱落，脸上也失去了笑容。他不再乐观。

"他穿着一件拉链连帽衫，坐在那里，弓着背。"迈科维奇－方说，"房间里一片漆黑，他看上去就像坐在那里的一个影子。他抬起眼睛说，'这太可怕了。'"

"他和我第一次见到的完全不是同一个人了。如果你走进那间屋子，也会震惊不已。"

一个月后，杰森出院。2012年1月，杰森发现，BEAM和移植似乎有了效果。杰森现在拥有着一个名副其实的新生的免疫系统。布伦万医生称，这位拥有新干细胞的病人"就像你上小学的孩子，把所有病毒都带回了家"。杰森的免疫系统需要时间来重新学习。他接受了抗病毒药物治疗，正如布伦万医生所说的，"感冒不会变成肺炎"，他们用酸奶饮食来强化杰森的肠道菌群——"我们尽力保护患者，让他们肠道里的有益菌重新生长。"

通常情况下，该计划是让病人痊愈，然后再给其注射疫苗，就像儿科医生给孩子注射疫苗一样。但杰森并不属于一个典型的案例，因为他复发的速度很快，而且是在癌症最初出现的地方。"杰森的复发风险是你能想象到的最高的。"布伦万博士说。

因此，布伦万博士与杰森讨论，希望他参加本妥昔单抗（brentuximab vedotin）的临床试验，以巩固这一胜利。这种药物值得一提的是，它利用了免疫系统先驱者的几项重要发现。

本妥昔单抗属于一种单克隆抗体疗法，源于20世纪70年代分离和复制单个蛋白的重大发现。在这种情况下，研究人员发现霍奇金恶性肿瘤患者的B细胞会表达一种被称为CD30的抗原。本妥昔单抗则配备了一种抗体来寻找并破坏抗原。靶向治疗成为另一种思考方式。

这里有一个有趣的医疗行业的小知识。当你看到一个药名的最后写着单抗（mab）时，就知道它代表着单克隆抗体。

然而，对一种有靶向性的药物来说，即使比化疗更精准，也并不意味着它没有副作用。本妥昔单抗可能带来极度疲劳、腹泻、尿血、口腔溃疡等一系列副作用。

杰森和贝丝商量后，决定一试。他被告知，这次一定会把霍奇金淋巴瘤斩草除根。

杰森做出这个决定的原因之一是他对布伦万医生抱有极大的信心。另外，杰森觉得和他的肿瘤医生之间有一种真正的联系。他和杰森一样，都很有幽默感，渴望冒险。他们无惧战斗。

43

死神的牧羊人

1990 年 6 月 8 日是一个阳光明媚的日子，透镜般的云彩笼罩在阿拉斯加的德纳里峰上，也就是麦金莱山。布伦万站在海拔 14 300 英尺的营地里，准备登上这座北美最高峰。

德纳里山顶海拔 20 320 英尺，气候多变，攀登它堪称一次非同寻常的挑战。在 1990 年那次登山之前的几个月，德纳里的气温降到了历史最低的零下 57 摄氏度，被称为地球上最冷的山。从大本营出发，其 1.8 万英尺的垂直攀登高度实际上比珠穆朗玛峰的 1.2 万英尺还要高。

就在布伦万医生等八名登山者队伍前面，有一支七人的日本登山队。他们在山的西脊遇到了麻烦，其中一名日本登山者得了肺水肿和脑水肿，生命危在旦夕。6 月 10 日，公园管理局向布伦万医生的团队发出了一条信息，希望他们去帮助目前被困在 19 600 英尺海拔处的日本登山者。

布伦万医生和另外三名队员在雪盲的情况下攀登，在海拔 1.8 万英尺的德纳里山口下方截住了三名迷失方向的日本登山者。这四名登山者继续前进，在 1.9 万英尺，也就是顶峰 1 000 英尺下方处，又遇到了两名日本登山者。他们中一个是医生，另一个则是那个患了脑水肿的日本登山者。他当时已经死亡。布伦万医生和两名同伴把这位登山者的尸体用一块防水布包好，装进雪橇，然后把它拖到德纳里山口。尸体就存放在那里，直到有人能把它往下搬运。

最后，布伦万医生发现自己试图拯救的都是有着巨大健康风险的人，在生命的最后阶段才介入的他成了死神的牧羊人。这听起来很像是对肿瘤学家的工作的描述。

· ·

布伦万医生在丹佛长大，他的父亲是一位天真乐观的企业家，有点儿像杰森。他的父亲在 1968 年拥有一家洗车厂；在那里工作的有一部分是越战老兵，另一部分是"爱之夏"① 的老嬉皮士。小马克·布伦万也在那里工作，有时承担洗车的工作。然而，这不是他的使命。他的使命在医学。

1985 年，布伦万完成了住院医生实习期，开始在美国国立卫生研究院安东尼·福奇博士的领导下研究免疫学，最终在福奇博士的免疫调节实验室（世界真小！）待了三年。然后他去了西雅图，在那里，布伦万开始与癌症患者打交道。他面临着人生的十字路口，是继续研究还是在诊所治疗病人。对于许多最初被研究吸引的医生来说，这可能是一个艰难的选择，因为医学研究被视为一项特别高尚的工作，可以实现自我满足。人们有时会说，医学界的顶尖思想家既做研究也治疗病人。但这只是人们说的，实际情况显然并非如此；医生像律师、作家或商人一样，有他们感兴趣且擅长的特定工作。

---

① "爱之夏"指 1967 年夏天发生在旧金山的嬉皮士运动。

当布伦万思考自己为什么更愿意与病人打交道时，他得出了一个简单的答案，尽管这会带来巨大的痛苦。"我可以与他们产生联系。"

他觉得自己明白面对困难和失去亲人是什么滋味。布伦万医生发现了自己——他在这个世界上的声音。对他来说，这是真实的，他是一个喜欢联系和被联系的感觉的人，这是一种真正的英雄行为。他喜欢为病人去战斗，但更重要的是，他喜欢"指导"病人以他们自己的方式对抗恶性肿瘤。他家里的墙上挂着一幅画和一封信，是一个小女孩写的（我把它照抄如下，不修正任何拼写）。

亲爱的圣诞老人，

　　我是一个女孩，今年我一直表现得非常好。我今年有很多想要的东西。

　　我想要的东西有：1. 普奇机器狗。2. 编织的爱心。3. 超级软的凯莉娃娃。4. 超级普奇机器狗。5. 巴哈人乐队的 CD。6. 泰可诺的 CD。

爱你的凯蒂

凯蒂后来又写了一张纸条，挂在布伦万医生的墙上，上面写着：

亲爱的圣诞老人，

　　关于圣诞，我只想让妈妈好起来，仅此而已。

爱你的凯蒂

凯蒂的妈妈没有好转。

"她去世了。"布伦万说。

布伦万医生是一个高明的脑肿瘤专家，也是一个缺乏安全感的人。

他发展出了应对机制，包括幽默和另一种对真实的自我至关重要的特质，坚韧。高中在滑雪队时，他鞭策自己跑步，直到呕吐或昏倒，向自己证明自己训练得很努力。他想与癌症斗争。"一旦做出战斗的决定，"他写道，他就会"尝试一切合乎道德且在医学上合理的方法来赢得胜利"。

"如果在治疗癌症时我被它'欺骗'了，我不会被送去坐牢，而会被送到斯德哥尔摩①。"

这是肿瘤学家的本性：布伦万医生经常无计可施。他有时想知道，去战斗，去当殉道者，是否仅仅是他的工作。癌症越令人绝望，他挖得越深。

他决心解救杰森，他觉得杰森像他的兄弟，也像是他的儿子，是一个真正的旅伴。

---

① 这里意指"斯德哥尔摩综合征"，越被癌症病例困扰，越想钻研它。

44.

个人和临床试验

2012 年 5 月，杰森在他的治疗方案中增加了一种新药，一种名为西酞普兰［Citalopram，也叫喜普妙（Celexa）］的抗抑郁药。布伦万博士说："如果你患有的霍奇金淋巴瘤多次复发而你却没有抑郁，那只是因为你没有注意到而已。"

当时，杰森已经动摇了那些恶性 B 细胞。但是战斗的过程，即使对一个天生的战士来说，最终也是会付出代价的。他每个月都要服用更多的药物来抵消或补偿其他治疗。他告诉我，他认为这种治疗方式是对他的自由的一种束缚。但事实是，他可能因为我们已知的所有原因而感到焦虑和沮丧：即使在与失眠、自我怀疑和恐惧做斗争时，他也在寻求平衡。在不断的死亡威胁改变他对可能性的感觉之前，他极度渴望变回当年那个自信而健壮的少年。

那一年，也就是 2012 年，免疫疗法的科学继续以缓慢的速度发展，只是偶尔有重大的突破。一个世纪以来对免疫系统的研究奠定了这些发展，同时也为杰森的奇迹埋下了种子。但是，除了少数科学家和肿瘤学家，或许还有一些投资界的人以外，大多数人并不了解这些已经取得的进展。

例如，为了确定伊匹单抗与一种新的免疫治疗药物——纳武单抗（Nivolumab）的联合对晚期肝癌患者的疗效，2012 年 9 月 26 日启动了一项研究。这项研究观察了疗法的安全性和有效性，比较了该药物对这些患有乙肝和丙肝的癌症患者的影响。

一项 II 期临床试验已于当年 4 月在得克萨斯州的安德森癌症中心开展，探究这些药物联合疗法对葡萄膜黑色素瘤（一种眼癌）的有效性和安全性。

5 月，百时美施贵宝启动了一项 I 期临床试验，旨在研究纳武单抗对血癌、非霍奇金淋巴瘤和霍奇金淋巴瘤患者的影响。I 期试验中，主要的问题是药物是否安全。该试验直到 2020 年才计划完成。按照杰森的标准，这还有很长的路要走。

与此同时，还有越来越多的免疫治疗药物试验正在进行。

有些故事让人震惊，比如我的同事丹尼丝·格雷迪当年晚些时候写的一篇文章。格雷迪是一位极富洞察力和技巧的作家，我和安德鲁·波拉克后来与她合作，为《纽约时报》撰写了一篇有关免疫疗法的文章。丹尼丝的故事讲述了一个名叫艾玛·怀特黑德的女孩的遭遇。2012 年 5 月，她六岁的时候，患了晚期白血病。在经历了两次失败的化疗后，她写道："别无选择。"她快不行了。

可以理解的是，面对死亡，艾玛和她的父母接受了一种高度实验性的治疗，这种疗法不仅站在癌症研究的肩膀之上，还站在 HIV 研究的肩膀之上。数百万个 T 细胞从女孩的体内被移除。随后，一段新的基因被插入 T 细胞，而这段基因来自缺陷 HIV。为什么？因为 HIV 很擅长攻击 B

细胞^①，这也是它如此危险的原因。

但在艾玛的例子中，她的B细胞变成了恶性细胞。她的免疫系统的关键部分反倒成了一种从内部吞噬身体的致命力量，这时就需要仍保持健康的那一部分免疫系统奋起反击。

改造后的新的T细胞被注射回女孩体内。它们开始工作。具体来说，丹尼丝写到，T细胞利用HIV曾经致命的靶向机制，来寻找一种在B细胞表面表达的蛋白——CD19。我们可以把这些T细胞想象成被编好程序用来搜索并摧毁B细胞表面特定位置的制导导弹。问题是这些T细胞不能区分健康B细胞和恶性B细胞，它们对所有的B细胞一概格杀勿论。

随着她的B细胞受到大规模攻击，她的防御系统，用一个非临床术语来说，变得狂暴。

丹尼丝说，这是一场细胞因子风暴。在丹尼丝笔下这个令人同情的故事中，女孩的体温飙升至105华氏度（约40.6摄氏度），"她躺在呼吸机上，昏迷不醒，肿胀得没了人形，周围都是前来告别的朋友和家人。"

类固醇，你现在知道它是用来抑制免疫反应的，也失败了。负责监督这项开创性工作的医生，其本人也是免疫疗法的传奇人物，与吉姆·艾利森等创新者享有同样的地位，提出了最后一个想法。一种通常用来治疗类风湿性关节炎的药物，被送入这个女孩体内。

"几个小时后，"丹尼丝写道，"艾玛的病情开始稳定下来。一周后的

---

① 原文此处表述略有跳脱，具体可参见丹尼丝·格雷迪于2012年12月9日在《纽约时报》发表题为《女孩最后的希望：改造的免疫细胞打败了白血病》的文章。文章写道："这项技术利用了一种缺陷的HIV，因为它很善于将遗传基因导入T细胞。新的基因可以让T细胞攻击B细胞，而B细胞这种正常免疫系统的组成部分，在患白血病时成了恶性细胞。"

5月2日，也就是她7岁生日那天，她醒来了；特护人员为她唱起了《生日快乐》。"

这种神奇的疗法奏效了。这个小女孩挺过了副作用，为免疫疗法的发展做出了自己的贡献。

但事实是：如果你把镜头拉回来，这不仅是一个关于癌症的故事。这个故事的主角是免疫系统，它兼具拯救和摧毁的力量。虽然从表面上看，这个故事似乎是关于癌症的，但它实际上把癌症、自身免疫和最基本的免疫系统功能（如发烧和炎症）之间的关系编织在了一起。

· · ·

2012年7月，杰森正在接受本妥昔单抗试验。他觉得自己简直身处地狱。"比你想象的还要糟，"他告诉我，"你绝对不想经历。"

每间隔21天，他就得回到丹佛接受下一次治疗，然后尽可能快地恢复，再回到拉斯韦加斯，或踏上追逐梦想的路。他的赌场小生意相当不错。这种小饰品，比如水晶小猪或装饰品，里面会塞一张卡，可以在特定的赌场兑换现金。赌场会为吸引新顾客而分发这些促销礼品。杰森喜欢推出新的小东西，比如为科罗拉多的一家赌场提供火车玩具，也喜欢开车去赌场游说管理层签约。尽管住在拉斯韦加斯，但他从未在那里签下一单，而更多的是与密西西比和科罗拉多等地的小型赌场合作。

2012年，杰森从贝丝的观察中收获了一个新的商业想法。她收到了许多亚马逊的包裹，当她不在家的时候，她想知道有没有办法把它们锁起来或者保护起来。杰森马上想办法，就是它！下一个伟大的想法，一个功能和审美兼备的锁柜，与门廊迎合的新经济！

化疗糟透了。他到处寻找材料——家得宝，以及当地的一些五金店。

在丹佛，他把一个带锁的盒子放在了他母亲的家门口。他的病情得到了缓解。虽然步履蹒跚，但他回来了。

•　•   •
•

　　10 月 3 日，美国食品和药品监督管理局的官员会见了百时美施贵宝的高层。这家制药巨头通过一个又一个商业运作，最终收购了尼尔斯·伦贝格开创的公司和知识产权。而这次会议的主题是如何使新的癌症免疫治疗药物纳武单抗进入快速审批通道。

　　在致命疾病患者几乎没有替代治疗方案的情况下，快速审批通道作为推动药物上市的一种方式，被越来越多地利用起来。在这个案例中，纳武单抗正处于治疗黑色素瘤的后期试验阶段。黑色素瘤是一种皮肤癌，是最致命的恶性肿瘤之一。癌细胞扩散转移后才确诊的患者的存活率只有 16%。

　　免疫系统是问题的关键。它因癌症而瘫痪。这可能涉及两个我已经描述过的关键制动系统：CTLA–4 和 PD–1。前者一旦被激活，就会减弱免疫系统的反应。后者，即程序性死亡，会导致免疫细胞内爆，实际上抑制了反应。

　　早期的临床研究表明，纳武单抗通过关闭程序性死亡反应来关闭制动系统。这距离雅克·米勒发现胸腺非但不是演化的残留而是 T 细胞发育的中心，只过了 70 年。而现在，科学家已尝试在分子水平上修补 T 细胞，并取得了显著的成功。这项从 2012 年 12 月 21 日到 2013 年年底的试验共有 14 个国家的 631 名黑色素瘤患者参与，研究结果显示，他们的缓解率为 32%。

　　然而，FDA 的决定尚未成型。它必须考虑一个核心问题，即当免疫系统的刹车失灵时会产生哪些副作用：皮疹；咳嗽；肺部感染；结肠、肝脏和肾脏损伤；脑水肿，也就是脑肿胀。"纳武单抗的毒性可能引起自身免疫介导的器官毒性，这可能是致命的，而且该过程需要使用高剂量的皮质类固醇进行治疗。"FDA 在问题总结报告中写道。

正如我们所看到的，松开刹车会使免疫系统快速前进，类固醇则会抑制免疫系统。但如果免疫系统被严重抑制，身体就容易遭受感染。

再次重申：修补免疫系统，风险自负。

但这肯定比等死要好。此外，这些研究仍处于早期阶段，还有许多工作要完善。

不过，这些都不在杰森的关注范围之内，也不在大多数人的关注范围之内。免疫疗法主要受到投资者的追捧。他们看到了一系列药物的潜力，这些药物目前主要用于治疗几种癌症，但最终可能会产生更深远的影响，其中包括 10% 的霍奇金淋巴癌患者，比如杰森等未能通过传统的化疗和放疗得救的患者。

杰森和免疫疗法，终会相遇。

45

还没做出的决定

2013 年 12 月 11 日，杰森来到布伦万医生位于科罗拉多血癌研究所那间四四方方的办公室，进行了 80 分钟的会面，一切都很愉快。杰森在 2012 年服用本妥昔单抗后存活时间超过 22 个月，并且在 2013 年经历了整整一年的缓解期，没有复发；在第 24 个月的时候，他已经处于一种完全康复的状态。

"你感觉怎么样，杰森？"

"很好。日子时好时坏，有些时候真是太棒了。我做了很多事，直到筋疲力尽。"

布伦万医生告诉他，这在情理之中。他的身体毕竟经历了三年地狱般的折磨。但现在杰森只需服用阿昔洛韦即可，这是一种预防唇疱疹等的药物。

"你正在转危为安，杰森。"

他只需要再坚持 6 个星期，痛苦就会过去。

> • •
>   •   •

一周后，杰森回到拉斯韦加斯，享受了按摩。第二天醒来，他的左腋下方，腋窝和肩膀的交界处，也就是咯肢窝，肿了起来。这持续了一个月。随后，他回到丹佛去检查，扫描了发炎的地方。那时，他只剩几个星期就可以脱身了。

> • •
>   •   •

2月2日，杰森精神大振。他感觉很好，打算和老朋友鲍勃·内斯比特（也是高中帮的一员）痛快地玩一晚，看看深爱的丹佛野马队在超级碗上与西雅图海鹰队的比赛。坏消息是野马队以8比43惨败。好消息是，一切很快就结束了，在第一季度末结束。杰森和鲍勃玩得很开心，感觉很好，无论比赛结果如何。

第二天，他和母亲正在博尔德的杂货店里，这时他的手机响了。是波比·碧丝打来的，她是杰森在癌症中心的护士。

"你好，波比！怎么说？"

"杰森，我有个坏消息。"

"什么？告诉我。"

"测试结果出来了。不如你还是过来见一面吧。"

> • •
>   •   •

2月11日下午4点半，杰森去了布伦万医生的办公室，想知道自己的命运。"我复发了，是不是？"

"听着，杰森，我们不是没有选择了。"

他们之间讲话早已不再藏着掖着、畏首畏尾了。

"我们还有很多种选择，"布伦万医生重复道，"但目前还没有标准的治疗方法。"

"那是什么意思？"

"服用本妥昔单抗后，你有一年没有生病，所以我们可以再试一次。"

杰森听着，觉得自己被彻底打败了。他无法忍受癌症不断复发时再次经历化疗的痛苦。

布伦万医生解释说，另外两种药物也可能会有所帮助。其中一个的目的是使癌症过度表达一种叫CD30的分子，这样它就更容易被本妥昔单抗靶向。

"但它们有风险，杰森。它们实际上可能会导致其他恶性肿瘤，但这些风险并不比你已经患上的恶性肿瘤更严重。"

"如果我不这样做呢？如果我无法再忍受一次呢？"

"平均存活时间不到 6 个月。"

布伦万医生建议六天后开始战斗。在他的印象中，杰森同意了。

"里克，我做不到。"

他打电话给我，告诉我他想放弃了。他受够了。我认识的这个终极竞争对手已经准备好重新定义这场战斗。它已不再关于战斗，而是关于不再受折磨，关于和平。

"我不想在生命的最后几个月感觉那么糟糕。"

"我理解你，格林尼。你说得很对。"

"不应该是这样，我本来要痊愈了。我感觉很好，好极了。"

他说他还想再谈一谈。

杰森两个最好的朋友——诺埃尔和汤姆，和我发短信谈了许久。我们决定是时候把忧虑者联盟的成员召集起来了。我们定了个日期，汤姆将从明尼苏达过来，我从旧金山过来，诺埃尔将在博尔德与几位杰森最要好的老朋友筹备。我们告诉杰森我们要重聚了，但并没有说得那么清楚：我们要一起向杰森道别。

鲍勃·内斯比特到机场接我，傍晚时分，我们到了诺埃尔在博尔德的家。汤姆也在场，还有阿里尔·所罗门，一个绝对的王子，他比我们晚一年上高中，但很久以前就加入了这个联盟。阿里尔曾是匹兹堡钢人队的一名巡边员，在超级碗比赛中赢得过一枚戒指，后来成了铁人三项运动员，现在看上去仍像个健硕的巨人。事实上，每个人看起来都很好，似乎确实很好，只是刻上了岁月的痕迹而已。

我们当然也有一些不同之处。伴随着我们青春的狂饮烂醉已经一去不复返了。我们中有两个人摆脱了酗酒的问题，转而喝苏打水。现在这些都是公开的秘密了，而在那天夜幕降临时等着我们的，是一些好消息。比起高中和大学时期醉酒的我们，如今成熟的自己似乎更加轻松舒适。我们聊家庭，聊生活，等待着贵宾的到来。

就这样等着。

在某个时间点，杰森打电话或发短信说，他马上就到。他一大早就从拉斯韦加斯开车过来了。

九点钟，他到了。他还是那个杰森，人字拖、牛仔裤和法兰绒衬衫，身上散发着陈旧的气味，脸上带着灿烂的笑容，笑声尖厉，一到就讲起了故事。

"你们一定要听听这个，"他说，"昨晚我和贝丝参加悲伤咨询，我试图用这种方式来和她分手。"

"不是吧。"

"我是认真的。我一直跟她说她不需要这个，但她不接受。我在想也许我能让我们的咨询师站在我这边。"

"你是个见多识广的人，格林斯坦。没有人可以通过死亡咨询来摆脱一段关系。"

"我知道，但不管用。"

他的生命是美丽的。这不是他刻意为之，而是他真实的自己——微笑，大笑（一般伴随着尖叫），不太把自己当回事儿，在自己的派对上迟到，按自己的方式生活。他看起来帅呆了。

杰森还有一个故事要讲。他被拉斯韦加斯的警察关起来过。事情是这样的，这么多年来，他攒了一大堆停车罚单，但他没有支付过，因为——好吧，为什么要费这个事呢？后来有一天深夜，他失眠了，于是去散步。天气很热，他热得冒汗。他在市区一个普普通通的地方漫无目的地走着，忽然他意识到一个警察注意到了他。杰森浑身是汗。祸不单行，警察检查了杰森的信息后，发现他严重拖欠停车罚单。于是警察把杰森关了起来，他在里面筋疲力尽，还得忍受癌症引发的淋漓大汗。他坐在拘留室里，等着被处理，那间拥挤的房间里满是20多岁充满戾气的壮汉。

"我得大便，但是这个银色的座便器却在正中间！"杰森还是老样子，他嚎叫着，回味着自找的麻烦，我们不确定我们是在嘲笑他还是乐在其中。但就我自己而言，我认为他看起来和房间里的其他人一样有活力，绝对不像一个只剩六个月或更少时间的人。

渐渐地，谈话变得严肃起来。杰森召集起大家，他向大家讲述了已经跟一部分人说过的话：他不能再做化疗了。

他说："我想再享受一次四强赛。你们觉得我该怎么做？"

他的问题是反问，我不知道我们的建议是否重要，我甚至不知道我们是否应该提出什么建议。阿里尔第一个回答道："如果是我，我会尽我所能去战斗。如果你有机会，就要抓住它。"

在这之前的几年里，阿里尔并没有怎么参与这个传奇的故事，当然也没有听到杰森最近对治疗的疑虑，所以他的立场是完全可以理解的。其他人则对杰森的立场表示尊重。谈话并不长，阿里尔的话似乎给杰森造成了沉重的负担。他不想成为一个半途而废的人。

我们很晚才睡，打了台球，还约好一起吃早餐。我们重新点燃了团队的热情，随着时间的推移，我们的关系因为时光而变得成熟，但我们还没有准备好与我们的创始人告别。

在一家名为艾格切泰拉的餐馆，我们吃了早午餐。事先，鲍勃、诺埃尔和我曾说过要花点儿时间让杰森知道，我们理解并尊重他对放弃治疗的决定。这并不是说我们明白他——这也不重要，而是说，他能想通对我们来说才有意义。

他点了点头，接受了我们的看法。他说："阿里尔的话让我有些在意。"但他仍然不愿接受治疗。

在停车场，他想要一个离别礼物。他想在我旁边照张相，肩并着肩侧身拍照，他想看看我们中谁的鼻子比较大。

在我看来，这就像最后的一场平局。

我们拥抱后，我前往机场。我可能再也见不到杰森了。

第六部分

归　来

46

鲍勃

鲍勃·霍夫是最年长的无症状HIV感染者之一，他深爱着另一位存活较长的HIV感染者，但后者表现出了症状。他的名字叫布雷恩布雷恩·贝克，之前提到他是唱片店的音响师（DJ）和店员。布雷恩在1992年被确诊，多亏了鸡尾酒疗法的出现，使他勉强活了下来。2014年，鲍勃和布雷恩已经住在一起，讨论结婚的事了。

这段缘分可谓一见钟情，至少对鲍勃来说是这样的。

他们第一次邂逅是在2001年的华盛顿同志骄傲大游行上，鲍勃走在街上看到了布雷恩，心想："这个帅哥也太他妈好看了吧！"鲍勃给他拍了一张照片。故事似乎就此结束了。然而第二年，鲍勃在芝加哥的国际皮革先生大赛上再次看到了布雷恩。鲍勃的朋友们叫他别那么害羞，上去打个招呼好了。

鲍勃走上去，告诉布雷恩他拍了照片，然后解释说他喜欢画肖像。"去年，在同志骄傲大游行上，我给你拍了一张照片。我可以把它画出来吗？"

"这是我听过的最俗套的搭讪了。"布雷恩说。但他坠入了爱河。

从那以后，他们一直在一起。2010 年，鲍勃向布雷恩求婚了，他们打算在合适的时候结婚。2015 年 11 月 23 日，他们在华盛顿特区政府登记结婚。

不久之后，鲍勃前往美国国立卫生研究院做他的定期评估。米格莱斯医生走过来时，鲍勃正在候诊室里。他跳起来大声打招呼，并向医生展示了他的结婚戒指。"我终于说服了布雷恩，我们结婚了！"

两人拥抱在一起。然后鲍勃讲述了他的婚礼故事，眼里含着泪水。

"我为他感到非常高兴。"米格莱斯医生说。

鲍勃·霍夫愉快地安定了下来，而且他还活着。

米格莱斯医生和团队成员在美国国立卫生研究院一点一滴地研究，一步步地测试，花了大约 20 年的时间，煞费苦心地想找出鲍勃和其他幸存者的免疫系统中能够拯救生命的秘诀。事实上，当米格莱斯医生刚被录用时，他就列出了可能的机制——病毒株、T 细胞的数量、基因图谱，等等。他们一丝不苟地对着这个清单研究，排除了不显著的因素。

一条似乎至关重要的线索与精英管理者体内的 HLA–B57 基因存在强烈的相关性，这种基因在北美 10% 的人口中存在，但在精英管理者中存在的比例高达 70%。人类白细胞抗原（HLA）基因及其变体数量庞大，因此这一特定的基因在精英管理者群体中富集是十分引人注意的。人类白细胞抗原是由 HLA 基因编码的，它在人体监控网络中将同类和异类区分开来的过程中扮演着关键角色。事实证明，免疫系统中的分子将 HIV 呈递给表达 CD8 的 T 细胞与 HLA 有关；它们是士兵，是战士，也是杀手。与其他人类白细胞抗原相比，HLA–B57 更可能激发高效的反应，呈递病毒，从而挽救生命。但 B57 并不是最终答案，因为多达 30% 的精英管理者体内并没有 B57，而 10% 的典型艾滋病患者却带有 B57。

"基因在起作用，但它还不是全部。"米格莱斯医生道，并且他们也意识到了这一点。他的终极目标要远大得多：他和美国国立卫生研究院的团队以及世界各地的其他科学家致力于研制出一款 HIV 疫苗。为了做到这一点，他们必须知道 HLA–B57 是如何参与抗击 HIV 的。否则，他们就无法重复结果。如果他们能理解这种机制，"你甚至不需要有 B57"。

他们一个接一个地划掉了 20 年前为了研制疫苗而提出的假说，那些可能可以解释病毒控制并且在某种程度上具有可重复性的假说。

为了找到鲍勃的病例教给我们的启示，米格莱斯医生将鲍勃与大多数人对 HIV 的反应进行了对比。和鲍勃一样，他们也能识别和对抗病毒，甚至是 HIV。像鲍勃这样的患者在对抗 HIV 时，其免疫反应与主流方式之间的关键区别似乎在于反应的质量和强度。当鲍勃体内表达 CD8 的 T 细胞再次遇到 HIV 时，它们就会大量繁殖。这就相当于增加了杀戮机器的数量，并给它们的枪炮装上了弹药，使之成为更好的杀手。这些连环杀手能有效地集中摧毁任何被感染的细胞。而大多数其他 HIV 携带者的 CD8+ T 细胞的反应则要弱得多，杀伤能力也更低。HLA–B57 和一些其他具有"保护性"的 HLA 可能通过一种我们还不了解的方式，使一个人的免疫系统对病毒产生这样强烈的反应，但人体并不需要利用 HLA–B57 来发展这种重要的免疫系统攻击能力。

所以在那个时候，免疫系统会做一个计算，这正是我们现在知道的防御网络的核心。它将决定这样一次强有力的进攻是否值得。发起一场可能摧毁 HIV 的全面进攻，却冒着对自身造成巨大伤害的风险，这样做是否有意义？免疫系统应该发起核打击吗？

不应该。米格莱斯医生解释说，至少计算的结果是这样的。免疫系统认为这样一场核战争的后果将是"放射性"的尘降——炎症、自身免疫、大规模的内部冲突，甚至死亡。

所以免疫系统会踩下刹车。

"它会被淡化，"米格莱斯医生解释道，"这种惊人的容忍机制是由宿主决定的：'这场战争太大了，会害死整个人的。'因此，它只能接受一个不那么强烈的反应。它会与病毒共存，想着'至少它不会那么快地杀死我'。"米格莱斯医生说："这项研究教会我，当研究自身免疫性疾病或癌症时，它们其实有很多相似之处。"

免疫系统会做出权衡以维护和平、维持内稳态，让个体活得越久越好。这其实是个数学问题。

在这些研究的基础上，米格莱斯和康纳斯开始寻找研制疫苗的最佳方法。一个想法是让 CD8 ＋细胞"忽略抑制信号"。他们能像癌症研究先驱那样，尝试着松开免疫系统的刹车，从而令它攻击癌症吗？

理论上来说是可以的。但是，至少到目前为止，他们还不知道是什么分子或分子机制控制了刹车系统，从而减缓了免疫系统对抗 HIV 的速度。

不过，有另一种方法可能可以解决这个问题，虽然希望渺茫。

2014 年，美国国立卫生研究院的团队帮助一些研究人员从精英管理者体内提取了淋巴细胞，并将其注入晚期艾滋病患者体内。这种想法是危险的，因为接受移植的病人的免疫系统很可能会排斥非自身的细胞，就像其他失败的移植案例一样。做这个实验是一个重要的决定。而且，接受细胞移植的实验对象体内含有对许多药物都有耐药性的病毒，他们几乎没有选择的余地。虽然不情愿，但这些人在历史上其实一直受到免疫实验的欢迎，因为他们的其他选择——无论如何都很可能死亡——也好不到哪里去。

他们从一个精英管理者（不是鲍勃）身上提取了细胞，然后把它们注射进病人体内。

米格莱斯博士得到了一个惊喜：B27 匹配的 CD8 ＋细胞保持了约 8 天的活性。此外，研究对象的艾滋病毒浓度在回到基线前下降到之前的一半。"它是安全的，而且似乎对这种病毒有短暂的免疫效果。"米格莱斯博士说。

然而，这距离治愈还相差甚远，而且供体细胞最终消失了。同时，它也有巨大的副作用，或者说潜在的副作用。但至少它继续推进了这样一个想法：制造一个比艾滋病鸡尾酒疗法更好的捕鼠器是有可能的。

鲍勃·霍夫为我们上了另一课，它关系到整个社会的健康。

如果没有像鲍勃·霍夫这样的人，人类这个物种在亿万年前就会从地球上消失，原因很简单，没有多样性，这个物种就无法生存。毕竟，正是鲍勃免疫系统的多样性使他得以幸存。

想象一下以前的流行病，几百年前，当时还没有现代医学。在那个时代，我们的生存都要依靠人类免疫系统的多样性。有些人在西班牙流感或黑死病中幸存，这是因为他们有遗传优势，再加上一系列的环境条件，他们才得以生存。

•　•
•　　•

从纯科学的角度来看，鲍勃并没有提供最终的答案，也不是福奇和米格莱斯所希望的结果。如果说鲍勃的白细胞——他的免疫系统——掌握着一种更自然的方式来对抗HIV，那么研究人员还是没有能够梳理出它。

但是鲍勃留下了关于免疫系统和人类生存的最有力的论述。

这一点特别深刻，因为鲍勃的与众不同的状态——一个同性恋者，在他生命的大部分时间里，他都远离社会，他是一个被排斥的人，就像被无知的社会诅咒的可怜灵魂一样，只是因为他们选择做自己。现在我们可以看到，鲍勃的多样性显然不仅是人类万花筒的一部分，它还对我们的生存至关重要。我们身体上、精神上、智力上的多样性越丰富，我

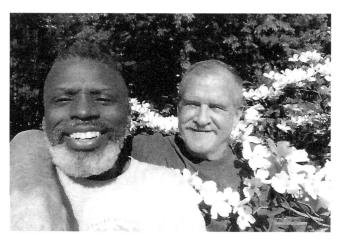

布雷恩·贝克和鲍勃·霍夫
图片来源：照片由鲍勃·霍夫本人提供。

们就越能达到平衡。这在免疫系统和微生物体内一样，更丰富的多样性意味着更多的工具。

鲍勃有力地证明了这一点，因为他被排挤出去了。"这是一个巨大的讽刺或悖论，"米格莱斯博士说，"他的免疫系统十分独特，对人类也非常有益，然而他得了这种病，作为社会亚文化的一部分，他被不公正的接受和排挤了。"

在这种情况下，多样性有两重意义，一种是生理上的，一种是文化上的，它们都在生存中扮演着重要的角色。

从生理学的角度来看，基因库越大，像鲍勃这样的人就越有可能在瘟疫中幸存下来，拯救整个物种。这也是拥有更广泛的微生物组的意义所在。如果你怀疑这一点，你可以自己想想为什么我们禁止乱伦。因为这样的行为会导致基因库的缩小，令存活率直线下降。

但我们也需要多样化的观点和想法。要证明这一点，只要看看我在这本书里写的那些救命药就知道了。世界各地的科学家提出了不同的观点和理论，这些药物也因此诞生。如果没有这么多的科学家交流合作，很可能在最近几个世纪里，人类的寿命都不会增加一倍多。我们要感谢多样性。

仇外、盲目的民族主义和种族主义就是一种自身免疫性疾病。一种听不见其他声音、只顾自身防御的文化，其攻击的力度非常大，常常把自己置于严重的风险之中。生物学的经验教训如同顽石终须流水冲刷，经过岁月的洗礼后方显自然之美，它教导我们，尊重多样性是和谐与生存不可否认的关键。

47

琳达

2018 年 1 月 19 日，星期五，琳达走向奥林匹克俱乐部的第一个球座，这是旧金山南部的一个精英高尔夫球场。天气预报提醒人们冬日凛冽，但那天阳光灿烂，琳达穿着羊毛紧身裤和黑色高领毛衣，感到很温暖。她抽出了发球杆。

她许下一个新年誓言。今年将会是她在高尔夫球场上尽情玩乐的一年。

从她赢得阿尔斯特公开赛至今已有 36 年半了。在经历了一场严重的关节疾病后，她已经恢复了往日的优雅和高贵。从表面上看，她没有类风湿性关节炎的症状，但她的手表现出了骨关节炎所带来的残酷的硬化，那是一种退行性关节疾病而非自身免疫性疾病，是由于磨损造成的。无论如何，她右手中指和食指末端的肿胀及弯曲，确实与类风湿性关节炎有很大的关系。

琳达惯用右手，疾病给她的右手造成了伤害，不过这对她打高尔夫球来说没有那么糟。右撇子的高尔夫球手通常会左手紧握球杆，然后将右手包在上边。琳达抽出她的发球杆，准备发球。潮湿的地面让人喜忧参半：球更容易黏着在果岭上，滚动的距离就没那么远了，这让它更难进洞。

　　琳达自 2016 年 3 月退休后，球就越打越多。不过，能走到那里，她经历了一段漫长的旅程。

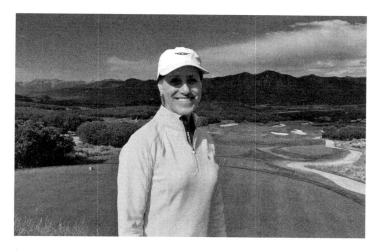

在球座后方的琳达·塞格雷
图片来源：照片由琳达·塞格雷本人提供。

　　她和丈夫在许多年前就离婚了，她的婚姻经历了各种坎坷，她生病了，他们的生活节奏不同，前夫的母亲自杀了。

　　2009 年起，琳达开始担任戴蒙德食品公司执行副总裁兼首席策略师。她以为这比做咨询的压力要小。她错了。例如，2011 年戴蒙德食品公司宣布计划收购品客薯片时，为了审查这笔交易，她和执行团队花了九天时间穿梭整个世界，在品客的各个工厂短暂停留，在田纳西、布鲁塞尔、日内瓦、新加坡和马来西亚亦有相关停留。

　　对于这种生活方式是否会让她重新陷入混乱，她并没有多想。"我又一次感觉不错。我想：一切都在我的掌控之中。"

在某种程度上，她是在玩火。但是琳达想要在这个世界上走出自己的路。她一生都在努力工作，有着赚大钱的雄心。她想"达成自己的目标"，这样她就可以安心、无所畏惧地退休了。像许多单身的女人一样——尽管她有一个男朋友——她想挣足够的钱，这样她在经济上就有了充分的保障。

她的持久力似乎正是科学家和制药商梦想的化身，他们发明了像恩利这样的靶向药物来减缓免疫系统的步伐。琳达的风湿病专家兰伯特医生说："她是一个特别的病例。"

· ·

琳达在奥林匹克俱乐部打高尔夫球的那一周，兰伯特医生做了这番评论，她们当时正在进行年度复诊。这是她们第 19 次做这种年度回顾。琳达每年只拜访兰伯特医生一次，这本身就很了不起。许多患有类风湿性关节炎的人看医生的频率比这高，她们需要应对经常性的疼痛和虚弱的症状。

复诊时，琳达拿回了她的实验结果。这些实验结果的有趣之处就在于它们是如此的寻常，没什么异常的地方。医生和病人检查了琳达现在服用的三种药物：恩利，另一种是抗炎药，最后一种是防止这两种药物引起她胃部不适的药物。琳达要求补充安必恩，以便在旅行时帮助她入睡。琳达目前的用药总量只是她症状最严重时的四分之一。

兰伯特医生对她的病人感到惊叹。"这就是我对琳达的愿景。"她说。兰伯特医生回忆说，36 岁的琳达第一次进来的时候坐着轮椅，因为她不能走路。"那个时候，她需要奇迹发生。"

兰伯特医生解释说，琳达是她最早接受恩利治疗的五名患者之一。

"她是唯一还在服用的。"其他四人都已经停止服用这种药物，因为它已经失效了。而这种情况对琳达来说不存在，她以前从来没有听说过这种药的潜在效力在减弱。

兰伯特医生解释说，有两种理论可以解释这种神奇的药物为什么会失效。免疫系统要么找到了绕过药物的方法，要么产生了攻击药物的抗体。

免疫系统就像一个隐形的病原体，也在不断演化。

在看医生期间，琳达列举了她现在的症状，不过都不严重。骨关节炎导致手指扭曲。类风湿性关节炎引发了轻微的手腕疼痛。她说，有时候她的大脚趾会痛。这些都是从脚趾开始的。

"我会走着走着，关节突然锁住，疼痛难忍。"

"会持续多久？"兰伯特医生问道。

"十分钟，然后它就突然消失了。"

"不是几小时？"

"不是。"

兰伯特医生认为这不是个大问题。

琳达问她是否恢复得很好，甚至可以不再服用恩利。

兰伯特医生说："我们不知道你的病情是否完全缓解了。"她指出，美国风湿病学会建议继续治疗。

不过，仅仅这个问题也表明琳达已经好了很多了。

兰伯特开玩笑说："她最大的问题，就是她会抱怨不便之处了。"

⠂⠄⠂

琳达在那个一月的早晨挥杆发球。潮湿的地面使球飞出了 210 码左右，相当可观且路线笔直。她拿出了一个四号铁木杆准备下一次挥杆，避免掉入沙坑，保护果岭。但她挥杆不佳，仍然需要一个七号铁杆才能进入果岭。

22 年前，琳达连打高尔夫球的想法都没有，更不用说走向高尔夫球或者去看医生了，她的身体被免疫系统的自杀任务紧紧地束缚着。现在她平静地走向高尔夫球，就像 1982 年在阿尔斯特时那样。

她优雅地摇摆着身体，挥杆一击。卡拉威牌的镀铬软球腾空而起，朝着果岭飞去。它掉落在距球洞两英尺的地方，停了下来。然后，琳达对球轻轻一击，入洞。

"一个小鸟球，"她说，"这是个不错的开始。"

48

简和罗恩

我们人类取得了多少进步啊！当雅克·米勒开始研究胸腺时，导致死亡的主要原因是肺炎和流感，其次是肺结核，而心脏病和癌症的排名则很靠后。由于科学的进步，我们消灭了这些致死且十分容易传染的疾病。

取得这些成就的关键是，我们理解并帮助了免疫系统，用抗生素、疫苗、其他药物和手术帮助实现了这个系统无法独立完成的事情。

但是，就像死亡和税收一样，有些事情是无法无限期推迟的。其中一件事就是浪费大脑。

尽管科学帮助我们避开了过去最致命的威胁，但一个潜在的新危险出现了：神经退行性疾病。阿尔茨海默病、帕金森病、卢伽雷氏病（肌萎缩侧索硬化，ALS），这些疾病患者的大脑运动功能开始分崩离析。

根据阿尔茨海默病协会的数据，2017 年全球有 4 700 万人患有阿尔茨海默病，预计到 2030 年，这一数字将达到 7 400 万。在美国有超过 500 万患者，这意味着这里的患者比例异常地高，几乎是世界其他地区的两倍。这可能是因为美国人的寿命更长。美国人口的预期寿命从 20 世纪 80 年代后期的 75 岁左右增加到了近 79 岁（阿片类药物危机在这里有巨大的负面影响，肥胖也在使其恶化）。阿尔茨海默病成为美国第六大死亡原因。这种病也与免疫有关。

当你活得更久时，这样的事情就会发生。最终，即使你的身体还在运转，大脑也会失灵。

就像越来越多的人的经历那样，仔细想这件事还是很可怕的。只不过，这次我们近距离观察的窗口，不是来自杰森、鲍勃、琳达或梅瑞狄斯，而是来自我之前介绍的两位科学家——贾尼丝·基科尔特-格拉泽和罗纳德·格拉泽。他们都是俄亥俄州立大学的学者，毕生都在研究健康和压力之间的关系。2011 年 6 月，他们与压力的关系变得极为私人了。

就在几个月之前，罗恩（昵称罗纳德）讲课时变得越来越紧张。他会确保他想说的每一点都在他的 PPT 幻灯片上，这样他就不会忘记自己在说什么了。

这几年来，简（昵称贾尼丝）说："他觉得自己的记忆力越来越差。"

罗恩出生于 1939 年，如今已经七十二岁。他五尺十一的个头看起来很健壮，一头银发，肚子略鼓。他身边的同事和朋友都没有注意到任何问题。罗恩的母亲患有阿尔茨海默病，所以他知道自己可能会有遗传易感性。

他和简预约了一位神经科医生。

"他想预约时，"简说，"我吓得要死。"

· ∙
●
· ·

简和罗恩坐在这位神经学家对面，他是俄亥俄州立大学记忆障碍诊所的负责人。到访前，罗恩已经完成了几项测试，其中包括一项绘画测试，即先看一些图片，然后再画出来。这本来应该很简单的，况且罗恩还在大学里辅修过艺术。

当这对夫妇与神经科医生见面时，医生向他们展示了罗恩的画。"这真是太糟了。"简说。其中一幅图是一个三维盒子。"很明显，他无法重绘出这张图片。"

神经学家告诉这对夫妇"他们排除了所有的可能性"，比如脑瘤。"你总体上做得很好，"神经科医生告诉他们，"但还是有一些问题。"他给出的诊断是轻度认知障碍。

但简从桌子的另一边倒着认出来那位神经学家写的东西：可能是早期阿尔茨海默病。

简回家后读了关于轻度认知障碍的研究。她现在是病人一方，或者说病人的妻子，而不再是她自己作品的不相关读者了。她对自己所了解到的东西一点儿也不喜欢。像罗恩这样的人，平均有 12% 会发展成全面的阿尔茨海默病。

罗恩一直在反抗。在接下来的几年里，他一直保持正常的工作。简说："每个人都把他看作原来的他。"

"然后在 2014 年，他的病断崖式下滑。"

他定期会去神经科医生那里做认知测试，结果显示对应他们的量表，他的认知能力每年下降 3 分。但在 2014 年前后，在大约一年的时间里，罗恩的分数从 24 分跌到了 5 分。可能的原因是他的生活一直在高效运转，他可以应付生活中的问题，实际上却掩盖了自己认知能力的衰退。

面具掉落后，就只剩下丑陋。他不能接电话、使用微波炉、刷牙。他曾经把牙膏涂在梳子上。"病程发展得很快，"简说，"而且真的太糟糕了。"

这是一个越来越普遍的现象。但这和免疫系统有什么关系呢？

到目前为止，当我使用"生命的狂欢节被我们的免疫系统保护"这个比喻时，我基本上是把整个人体视为一个整体的。

事实上，当涉及免疫系统时，身体的某一部分很大程度上是与其他部分分开的。这就是大脑。事实证明，它比我们优雅的守卫系统的任何其他部分都更神秘。其中一个简单的原因是，想要即时获得其中的一小部分切片或者窥探其中并不容易。

免疫系统和大脑本身都是世界上最复杂的有机系统，因此梳理它们之间的关系意味着不仅要理解它们各自的角色，还要理解它们之间的协同作用。

曾经，人们甚至不清楚大脑中是否存在免疫系统，或者至少是与身体中类似的免疫系统。一部分困难来自被称为血脑屏障的瓶颈。这是一个血管网络，它密切控制着大脑和身体之间的物质流动，防止身体的许多化学反应和其他功能泄露给大脑。这对于防止感染进入大脑意义深远，极为重要。分子很难进出。（然而，大脑却可以通过能控制运动功能的神经，利用神经电信号与身体通信。）

但是在身体里自由巡逻的免疫细胞通常却无法在大脑里穿梭。

"大脑被认为是有免疫特权的。"本·巴雷斯博士说。他是阿尔茨海默病研究领域的先驱，并最终发现了阿尔茨海默病与大脑自身免疫功能的关系。"大脑具有这种特殊的屏障。免疫系统不仅是会渗入大脑这么简单。"

大脑有自己的免疫方式。

·　·
·　　·

大脑入门课第一节：有一种叫作神经元的细胞，它们可通过突触进行交流。这些联系有一种不可思议的力量，可以创建一个让精神与身体协同工作的网络。其结果便是名副其实的化学反应的神经交响乐，和谐而统一。举个例子，当一个人走路或说话时，所有的事情都必须是正确的，更不用说做更复杂的任务了，比如打网球、弹钢琴或做数学题时用铅笔写下答案。

研究生水平的神经科学课：这些神经元并不占大脑的主要部分。神经胶质细胞占据大脑的大部分体积——80%，巴雷斯博士告诉我。总的来说，胶质细胞是非神经元细胞。这些胶质细胞是大脑免疫功能的核心。胶质细胞有三种：星形胶质细胞、少突胶质细胞和小胶质细胞。

随着我们寿命的延长，这些细胞将对我们如何理解痴呆症以及如何应对痴呆症起到至关重要的作用。下面是这些细胞的简要介绍，包括它们在大脑免疫功能中的作用及其与衰老的关系。

星形胶质细胞看起来就像大星星。它们能通过封装突触，帮助其沟通——一个星形胶质细胞可以封装 100 万个突触。斯坦福大学研究员比维亚妮·陶菲克博士告诉我："星形胶质细胞是协调者。"它们是协调者和组织者，是包装者和捆包者。至关重要的是，星形胶质细胞还包裹着血管，影响血流。这有助于决定血液在大脑中的集中位置和数量，在任何特定的时刻，更活跃的区域需要额外的血液，就像活跃的肌肉需要额外的血流一样。

少突胶质细胞可以帮助神经元更快地传递信号。我认为它们是大脑内部通信网络的速度放大器，就像无线信号增强器一样，能让信号传得更快更远。

然后是小胶质细胞。"它们是中枢神经系统的免疫细胞。"陶菲克博士解释说。

就像身体的免疫系统在很大程度上起源于胸腺一样，大脑的免疫系统也起源于一个长久以来被认为是演化遗落的器官。

当一个胎儿发育时，最先形成的器官之一是卵黄囊。它最终变圆，并增长到平均 6 毫米的大小。它相当于一种食物过滤器，营养从母体通过卵黄囊进入这个微小的生命。

但是卵黄囊还有另一个重要的功能。科学家发现，正是在那里，小神经胶质的前体产生了，并从此处开始移居大脑。在大脑发育的过程中，小胶质细胞起着关键作用。随着大脑的发育和神经元的成熟和死亡，小胶质细胞会清理垃圾。这听起来是不是有些熟悉？应该是吧。它就像单核细胞的工作——吞噬。小胶质细胞正在吞噬需要被清除的神经元，它也可能吞噬突触。

科学家对小胶质细胞和星状胶质细胞角色的认识在 20 世纪 90 年代中期还仅限于胚胎，当时巴雷斯博士正致力于研究这个尚不清楚的系统是如何与神经退行性疾病相关的。我们大脑的防御系统是否在某种程度上导致了阿尔茨海默病呢？

· · ·

　　本·巴雷斯出生于 1954 年 9 月 13 日。他有个曾用名，叫芭芭拉。他出生时本是个女孩，但从他很小的时候，他就觉得这不对。他说："我意识到，我从几岁开始，就觉得自己像个男孩。"他对此无能为力，至少当时他没有办法。芭芭拉·巴雷斯压抑住了自己的感受，并产生了自杀的念头。典型的跨性别者可能都会经历这些，随后她投身于医学和科学事业，并取得了巨大的成功。从麻省理工学院到达特茅斯学院再到哈佛大学，然后是斯坦福大学。她成了大脑研究的专家。

　　20 世纪 90 年代中期，她在《旧金山纪事报》上读到一篇文章，讲述了该地区一位由女性变为男性的活动人士的故事。她开始觉得自己并不孤单，也许她这样是有原因的。

　　之后，芭芭拉发现她的左乳房有个肿块。她得了癌症，芭芭拉需要做乳房切除手术。她拜访了斯坦福大学的一位外科医生，当医生向她解释他的治疗方法时，她说："当你切除左侧乳房时，把右侧也切除了吧。"

　　于是，巴雷斯博士变成了本，他也非常具有幽默感，有些评论会让他忍不住大笑起来。巴雷斯说，那个外科医生"是我告诉的第一个人"。

　　这位外科医生告诉他当时的女病人，没有出于健康的理由摘除她的右乳房。

　　"你可不许把那些东西还给我！"巴雷斯博士笑着告诉我，他当时就是这么说的。他逐渐转变成一个男人，更久以后，他成了这一运动的代表人物，甚至上了查理·罗斯的节目，并在节目中讨论此事。在战胜癌症并接受了自己的身份后，他重获新生，致力于了解大脑的免疫系统。他成了世界级的权威。

· ·
·
·

后来，巴雷斯定义了大脑中的免疫系统网络，它与身体其他部位的免疫系统类似，但在很大程度上有所区别。就像身体的防御一样，大脑的防御也会引起问题。青光眼是一种造成人类眼睛疼痛并导致失明的疾病，有篇论文通过关注小鼠是如何患上青光眼，探索了这种关系。

这篇关于小鼠的论文聚焦于一种叫作C1q的分子，它与大脑中的免疫系统有关。在大脑内部，C1q与某些不属于自身的东西结合。如果C1q与外来有机物结合，就会导致免疫反应，摧毁外来物质。

在患有青光眼的小鼠身上，巴雷斯博士及其合作者发现了这些免疫功能与青光眼之间的一种特殊关系。当小鼠患上青光眼时，它会触发小胶质细胞开始吞噬突触——包括健康的突触，就好像大脑的免疫系统自我启动一样。

我问了巴雷斯博士一个显而易见的问题：为什么？

"如果我知道，"他笑着说，"我就能得诺贝尔奖了。"

然而，随着时间的推移，他提出了几个有充分根据的理论，试图回答为什么衰老的大脑如此容易出现退化，不仅是青光眼，还有阿尔茨海默病和其他疾病。巴雷斯博士说，有一种理论认为，我们的大脑多年来会产生大量的碎屑——垃圾，这些碎屑需要得到清理。而这就会刺激小胶质细胞吞噬突触。

· ·
·
·

看门人开始履行职责，但后来则变得疯狂起来，开始吞食一切。在这个生命的狂欢节里，看门人不仅要打扫卫生，还要从参加聚会的人手中接过杯子和盘子——在聚会结束前把细胞赶出去。

巴雷斯博士对我说，演化之所以允许这样的过程继续下去，是因为对这个物种来说，老年人的价值已经降低了。"当你变老的时候，已经不存在对大脑健康有益的选择机制了。你已经繁殖过了。"

你的基因已经遗传给了下一代。那么，一个健康的大脑能有什么好处呢？

这是一种推测。目前，关于免疫系统和大脑的科学研究仍处于萌芽阶段，远不如我们对身体那个优雅的防御系统的理解那么充分。

到目前为止，阿尔茨海默病更多的是借鉴思路，而不是解决问题。

从 2015 年年底开始，罗恩一直住在记忆护理病房，已近两年。他的体重从 180 磅降到了 140 磅。简每隔几天就来一次，给他带来糖果、果冻，然后坐下来搂着他。他没认出她，通常也不看她。有时候，他会对着不存在的东西说话，他产生了幻觉，他需要服用抗精神病药物。

"和许多人相比，他相当温顺且随和，"简说。这算是一点儿小小的安慰。"似乎罗恩这个人已经消失了。只剩下一个看起来有点儿像他的躯壳，仅此而已。"

这种个人经历迫使简一生都在从事关于压力与健康的工作，也就是她自己的健康。"我经历了考验，"她告诉我，"但我会没事的。他会进一步恶化，而我会难过和沮丧。"

简从她自己的研究和她密切关注的研究中知道，要保持较低的压力水平，也要保证充分的社交活动，所有这些都对她的情绪和健康有影响。她每天坚持练习冥想，通常在办公室里做 20 分钟。她尽量吃得健康，也就是多吃绿色蔬菜和豆类，因为她认为垃圾食品会影响微生物群，而微生物群又会与她的压力水平相互作用。

她说："肠-脑轴线①和免疫系统密切相关。"这位杰出的学者听上去就像是一位寻找答案的患者。她从美国国家医学科学院最近的一份关于身体健康与良好的人际关系、良好的饮食和可控因素的报告中得出结论："你祖母或母亲告诉你的都很重要——你要吃得好、多运动，但这些往往是你承受压力时最难做到的事情。

"当我们有压力的时候，我们不想吃蔬菜和豆类。巧克力、甜甜圈则很诱人。它们可能暂时让人感到安慰，但从长期来看对我们不利。"

她说，哭也有帮助。她的意思是我们需要释放压力，否则，压力会导致炎症、情绪低落、疲劳和炎症加剧，这可能与很多相关因素有关。压力会影响情绪。

"哭是有益的。"她说。它是对此身、此地的承认，是在特定时间对自我的接纳，因此，它能帮助免疫系统，使之不必处理压抑着的焦虑。"哭"并不好玩，是痛苦的。但在很多情况下，之后你会感觉更好，巧克力、甜甜圈可没办法做到这一点。"

你很快就会看到，这些想法都是终身受用的课程。

---

① 肠-脑轴线指在肠道菌群、肠道消化系统和大脑之间存在的密切联系。——校译注

49

杰森的濒死体验

2014 年 3 月 17 日晚上 7 点，我的电话响了。那天是星期四，我在旧金山日落区的杨希体育酒吧里，和大学室友一起看NCAA（美国大学生体育协会）的篮球联赛。我的手机屏幕显示：**杰森·格林斯坦**。我跟埃里克说："我马上回来。"

"什么事，杰？"

"你觉得谁会赢得雪城的比赛？"

"猜不到。但我赌 5 块钱，不是你支持的队伍。"

"那就赌呗。"

我们打了个赌。

"你感觉如何？"

"不错。坐在体育酒吧里，周围都是电视。如果不是确诊了，我都不觉得自己有癌症。"

• •
• •

日子就这样过去。每隔几周，我就会收到杰森的信息，或者和他联系，每次都是一样的情形：我感觉很好，我不想再去化疗，也不想再受折磨。"里克，你好吗？"

我会尽量简洁地回答："一切正常。"

"神童2号怎么样？"

神童2号是杰森给我儿子麦洛取的昵称。当时麦洛七岁，杰森之所以叫他神童2号，是因为他极具成为优秀运动员的潜力，尤其是在棒球方面。我们在公园玩时，我曾目睹过人们停下脚步，看他接球、投球和击球的场景。在球队里，他总是跟高一级的同学比赛，而且经常被选中担任主要的角色——游击手、投手和接球手。有一次，一个高年级女生看到他打球，就喊道："你要进名人堂了！"麦洛的脸一下子涨得通红。现在还不知道麦洛是否拥有杰森所拥有的那种天赋，但不管怎样，杰森喜欢看麦洛的视频，喜欢听他的故事。在这个阶段，与杰森交谈有点儿像与一位年迈的祖父母交谈，他想听孩子们的故事，但他最想做的是被人倾听。

"医生怎么说，杰？"

布伦万医生跟杰森说得很清楚，他等待的时间越长，就越有可能使正在生长的肿瘤复发。但杰森决定跟着自己的直觉和内心的节奏走。如果他不觉得难受，他就不打算再受苦了。他已经受够了。

此外，他还有一种永远不可能被战胜的感觉。他后来告诉我："我从没想过我会死。"

他肯定是在验证这个理论。

· · ·

当杰森决定回归治疗的时候，已经是2014年的初夏了。杰森终于拖着他那疲惫、臃肿且癌症缠身的身体回到了布伦万医生那里。"霍奇金淋巴瘤暴发了。"这就是布伦万医生在当天的会议记录中观察到的情况，杰森的颈部有一个 10 厘米的肿块，腋窝周围有 10~15 厘米的肿瘤，淋巴瘤像被子一样在他的左胸周围蔓延。

这一次，布伦万医生告诉杰森，不能再不规律地治疗了。他告诉杰森，最好的办法是尝试使用包括本妥昔单抗在内的三联药物疗法，把癌症拖入缓解期，然后进行一种不同的干细胞治疗，即异体干细胞移植。他可以接受姐姐的干细胞，理论上这可以使杰森重新启动免疫系统，识别出癌症的细微差别，并对其进行攻击。他自己的免疫系统显然不能胜任这项任务。他们需要一个更强壮、不受这种致命的霍奇金细胞系侵扰的免疫系统，可即使如此，杰森仍需要等病情缓解之后才能接受移植。

• • •

在这期间，杰森会带着他的姐夫保罗，和他一起开会和治疗。保罗是一个分子生物学博士，专利律师，一位具有科学背景的伟大倾听者。一天，他们坐在候诊室里，杰森开始说话："你想知道癌症患者的感受吗？"

"听听看。"

"就像世界上所有人都住在美丽海滩上的塔希提村庄一样，我却住在独木舟里，用绳子系在码头上。我能看到那个村庄，有时我还可以回去，但我总要回到独木舟上。有一天我感觉不太好，发现绳子更长了，而我离码头也更远了。只见村庄里的医生拉动绳子，把我拖回了码头。

"随着时间的推移，我离村庄越来越远。过了一段时间，我觉得绳子不在了。我周围都是人，但他们并不在独木舟上，而是在棺材里。而我也意识到，我的独木舟已经变成了棺材。"

他讲完故事时，已经过去了 20 分钟。

保罗在哭。"这是我听过的最打动人的关于孤独的故事。"

然而，最奇怪的事情发生在与布伦万医生的这些会议上：保罗看到杰森乐观地抓着绳子。在布伦万医生给出他的评估之后，保罗会心想："天啊，这太可怕了。"

"但杰森总能找到布伦万所说的1%到10%再到20%的积极因素，并把它变成90%。我会说，'杰森，你说得很对。'"

有时，保罗也信以为真了。"癌症是一种很有弹性的东西。这让我想起了NCAA的一场篮球赛，有时候像杰森这样的人会打出一记绝杀。"

8月，杰森完成了第三轮化疗。虽然有些地方的肿瘤缩小了，但有些地方却增大了。用篮球比喻的话，他现在处于比赛的最后一分钟，但比分还落后十几分。

9月4日，他去拉斯韦加斯处理他的生意，尽他所能。他于9月20日回来做更多的化疗。

12月10日，杰森与布伦万医生见了面。一年前，他还以为自己终于摆脱了所有药物的困扰，现在他要服用15种药物，包括阿昔洛韦、布伦妥昔单抗、芬太尼和可待因酮等止痛药，以及治疗恶心的枢复宁等。

这对杰森免疫系统的平衡的破坏，比癌症的效果更严重。为了帮助他的防御网络对癌症的攻击，他采用了化疗和靶向疗法，药物在全身回荡。因为他的生态系统失去了平衡，他需要服用药物来减轻炎症、疼痛、压力和抑郁的影响，这本身就反映了免疫系统的不平衡。杰森的细胞毒性化疗破坏了他的正常造血功能。他的中性粒细胞减少，水平非常低，而它正是免疫系统的第一道防线。如果没有了中性粒细胞，杰森可能会死于任何一种感染，因为细菌数量每20分钟就会加倍。想象一下，他可能战胜了癌症，却死于普通的感染。

杰森基于塔希提村庄的类比对我来说意义重大。另一个与杰森身体和免疫系统的类比，是越战。化疗是凝固汽油弹，会造成一片焦土。但那不是真正的问题所在。问题的关键在于，在越南使用凝固汽油弹的计划，一开始就源于一系列看似不可能解决的绝望而复杂的情况。当然，答案很简单：停止战争。

杰森也想这样做了。他开始产生自杀的念头。

"你这么说，杰森，难道你计划好了吗？"布伦万医生问他道。

"没有。我只是……有时这个念头会出现在脑海里。我只是不想这么痛苦地死去。我受不了了。"

他们讨论是否要停止治疗。杰森说他想继续，但他们需要一种新策略。本妥昔单抗和其他药物联合用药无效。但任何新的治疗方法都不能主要对细胞产生毒性，即杀死快速分裂的细胞，因为这将进一步降低他的白细胞数量。接着，布伦万医生发现了一种毒性略低的方法。

"我担心他的骨髓压力太大，可能无法从……标准化疗中恢复。"

尽管发生了这一切，杰森仍然坚持说他会"战胜它"。

他唯一的妥协来自与贝丝的关系。布伦万医生的记录最终反映了多年以来的一个事实："他确实有一个长期的忠诚伴侣。"

即使在他最黑暗、濒临死亡的时刻，他仍然保持着他的幽默感。

2015年1月17日，杰森在拉斯韦加斯，感觉糟透了，全身都疼。他十分疲惫，视力也变得模糊。杰森觉得他应该去看医生。你觉得杰森会怎么做？他连夜开车去科罗拉多血癌研究所。他嚼着烟草让自己保持清醒，带着一种疯狂的确信，他能活着到达丹佛——这种意志曾经为他赢得了篮球教练和对手的无比尊重。他开车越过了两座超过 12 000 英尺海拔的山口，而他体内运输氧气的血红蛋白的数量只有正常的四分之一。

不知他是怎么把他的货车开进癌症中心的停车场的，但紧接着他就昏倒了。

杰森在意识迷离的情况下掏出手机，拨通了诊所的电话。医护人员推着轮椅赶到现场，把他推了进去，同时发现他的血压和脉搏极低，仪器都已无法读取了。他们不得不给他人工量脉搏。当他们到达电梯时，杰森终于能说出话了。这时布伦万医生出现了。

"嘿，医生。"

"杰森，告诉我发生了什么事？"

"我在拉斯韦加斯把所有的钱都花在妓女身上了。"杰森笑了笑，发出了他特有的一声尖笑。当然，他是在开玩笑。

布伦万医生笑着说："我们现在有更重要的事情要做。一找到床位，我们就送你住院。"

"一个人用一只眼睛看到上帝，用另一只眼睛看到生活的阴暗面，你很难不爱他。"布伦万医生告诉我。

杰森的红细胞计数非常低，只有正常值的 20%，他很可能在途中死亡。布伦万医生叫他钢铁公牛，他很快让这头牛住进了医院，接受治疗。

杰森入院几天后，医疗小组的社工梅丽莎·萨默斯来看望他。杰森还在重症监护室，梅利莎走了进来，看上去忧郁而富有同情心，她问他怎么样了。他开始抱怨。几句话之后，他扯下被子，放声大笑。"你以为我这下面是光着身子的，是不是？"

她忍不住笑了。

"对不起，"他说，"我必须放松心情。"

"我希望我能相信上帝。"他告诉我。

"你不信吗？"

"我只是羡慕那些有信仰的人，但我找不到。我试过了，但不适合我。我想信仰会让人感到安慰，我看到它在安慰人们，但我就是找不到任何证据。"

"我自己也是不可知论者，杰。不知道外面有什么。"

"有时候我会想到我的父亲在天上，在某个地方。我会看到一些奇怪的东西，比如高速公路上的一点儿亮光，我会认为这是他的信号。"

"什么信号？"

"比如我是否应该下注野马队。"他高声尖叫了起来。

"我爱你，伙计。"杰森说。他开始告诉他的朋友们他爱他们。对于一群沉浸于体育文化的科罗拉多男孩来说，这是一种陌生的语言。

末日临近了。

3月4日，杰森来做例行检查。布伦万医生在杰森的长期肿瘤领航护士①波比·碧丝的注视下，对他进行了检查。她的脸上充满了同情，眨着

---

① 与普通护士相比，领航护士（nurse navigator）需要为患者提供全方位的医护帮助，包括心理上的帮助。

动人的眼睛，似乎她看煽情的广告时都会饱含泪水。她渐渐开始珍惜杰森了。

他有了一种新的症状，左侧胸部和背部开始疼痛、肿胀。

布伦万医生十分清楚这意味着什么，他的情绪变得低落。他给杰森做了全面的临床检查，发现杰森发炎的左手不能动了，因为生长的肿瘤压迫到了控制肌肉的神经。他看起来气色很差。杰森的左侧呼吸微弱，呼吸声嘎嘎作响。他的皮肤像皮革一样粗糙，从左盆骨到左肩都失去了血色。

"杰森，我离开一会儿。"

布伦万医生打开四四方方的诊室的门，随手关上，双手交叉，在走廊里站了一会儿。下面将非常困难了。他做了几次深呼吸后，回到屋里，拉出杰森旁边的凳子，坐在超大的化疗/检查椅上。

"杰森，你剩下的日子不多了。"

杰森哭了起来。波比也哭了起来。

"作为你的朋友，我的工作就是让你尽可能地舒服。"

杰森深知这一点。布伦万医生不是一个轻易放弃的人。布伦万医生注定是杰森的肿瘤医生，他们俩是队友，一起流汗，一起冲刺，一起攀爬，一起战斗，不放弃，也不屈服。除非杰森真的已经走到生命的尽头，否则这位肿瘤学家是不会说出"你剩下的日子不多了"这种话的。

"没有什么可以治疗你了。化疗弊大于利。"

杰森哭了。

"杰森，你明白我的意思吗？"

他点了点头。

"我想尽快让你的家人来这里讨论下一步的事情。"

"那种药呢？"

那种药叫作纳武单抗，是一种前沿的免疫疗法。2014年，它被FDA批准用于治疗晚期黑色素瘤。这种药物可以解放人体的免疫系统。这是一种建立在多年免疫学基础上的单克隆抗体疗法，它的工作原理是破坏癌症使我们优雅的防御系统陷入停顿的肮脏伎俩。当时，这种药物还没有被批准用于霍奇金淋巴瘤，也就是杰森所患的癌症。

　　但同样在2014年，《新英格兰医学杂志》上的一篇文章提供了强有力的证据，证明纳武单抗可以延长霍奇金淋巴瘤患者的生命。这篇文章强调，虽然只有23例晚期霍奇金淋巴瘤患者的存活率提高了，但研究结果还是给原本毫无希望的人们带来了一丝希望。

　　杰森的姐夫保罗和布伦万医生之前讨论过这种被称为PD-1抑制剂的治疗方法。布伦万医生让杰森在周五的家庭会议上讨论这种"实验性治疗"。在这次会议中，杰森的家人将被告知他的近况。

　　杰森拖着自己虚弱的身躯回到了他的面包车上。

　　布伦万医生的笔记中列出了他要告诉家人的内容。"在这一点上，最合理的方法是考虑让格林斯坦先生接受临终关怀，尽管这在情感上很难，"他写道，"姑息治疗或支持性治疗是另一种选择，他可以得到输血支持，但无法康复，也不再接受化疗。"

　　在此期间，布伦万医生计划做了一次"生命终结"的演讲。他还与临床管理人员进行了交谈，想找出任何可能让杰森服用纳武单抗的漏洞。默克公司同意杰森服用替代药物，这基本上是在特殊情况下的一次破例。

医院不会对该药"加价",杰森接受的每一次剂量都由公司免费提供。

尽管如此,还是需要支付初始剂量的费用。另外,杰森的健康状况很差,他甚至不是一个理想的候选人,布伦万医生也准备好了向他的家人解释。

整个格林斯坦家族聚集在诊所的一间香草色会议室里,大家都很低落。布伦万医生解释了杰森的情况,他们讨论了可能的结果。每个人心里都在想:他还有多少时间?没有人说得准,他可能还有几周,或者几个月。

在会议上,布伦万医生解释了万福玛利亚疗法,即纳武单抗的情况。他告诉他们《新英格兰医学杂志》发表的证据不足以得到FDA的批准,使用该药物治疗需要签署知情同意书。这只是一次"试验性"的疗法,但与杰森之前所忍受的大量治疗相比,这次治疗几乎没有毒性。在杰森接受这种治疗之前,他必须完全了解这些未知的事项。

"杰森,你没有足够的血小板来做任何治疗,这是不允许的。"血小板帮助血液凝结,也会导致炎症。为了开始治疗,他需要让血小板计数最好达到75 000,但也许50 000也行,而他的实际数量只有8 000,这表明杰森的骨髓已经被多年无情的化疗破坏了。如果他们能让血小板的数量上升,就可以尝试新的疗法。凯茜说她当然愿意支付第一剂药的钱。杰森不需要太多的说服,但布伦万医生说了一段鼓励的话,让他想起了丹佛野马队的一个传奇。1987年的AFC(美国橄榄球联合会)冠军赛上,野马队在克利夫兰迎战布朗队。野马队需要在两分钟内跑98码。据报道,当大家聚在一起接受指导时,其中一名野马队队员说:"兄弟们,我们让他们待在我们想让他们待的地方。"后来,野马队赢了。

谁会是下一个奇迹呢?

50

杰森开始恢复

那是 3 月 13 日，一个星期五，贝丝载着杰森前往医院，准备开始他的第一次纳武单抗治疗。

他坐在那张自己坐过几十次的化疗椅上，这一次，滴入他体内的不是凝固汽油弹，而是纳武单抗，它是数十年来对免疫系统进行深入随机调查和研究的产物。

那天晚上，杰森观看了他侄子的篮球赛，他以前的一个队友也陪他一起，不知道他是否能撑过那个夜晚。他做到了，也熬过了第二天。贝丝一直和他在一起，直到最后。实际上，用一种还没有被批准的药物治疗霍奇金淋巴瘤，这就是一种临终关怀。说都说不准会怎样，但杰森挺过了一天又一天。

大约过了十天，贝丝一觉醒来，看了看杰森后背突出的肿块——贝丝充满爱意地称它为卡西莫多。

"杰森，快起来！"

"怎么了？"

"杰森，太难以置信了！"

他揉了揉眼睛，抹去睡意。

他的肿瘤正在消失。

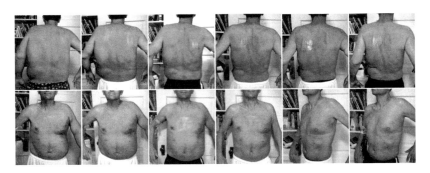

贝丝——杰森的女友，用她的手机记录了杰森接受纳武单抗治疗后，肿瘤逐渐消失的过程

图片来源：贝丝·施瓦茨/《纽约时报》。

布伦万医生的记录上写道："杰森使用了三剂纳武单抗"，随后在4月27日进行了正电子发射断层成像（PET）和电子计算机断层扫描（CT），结果显示肿瘤"得到了缓解"。

这是医学上的说法。当杰森去做后续的治疗时，他听到了更有人情味的语言。每个人都有不同的感叹语，很多是脏话。

"我的癌症到底他妈的怎么了？它消失了！"他告诉布伦万医生。

贝丝问护士为什么杰森的体重减了那么多。"因为他的肿瘤消失了。"她被这样告知。"哦，对呀，"贝丝说，"有15磅。"

他的心理医生迈科维奇–方说："我有一个小小的、不太科学的想法，就是如果这个疯狂的故事会发生在什么人身上，那么它肯定会发生在杰森身上。"他"就是有这种精神"。

"这么多年来，"波比·贝丝想道，"我从来没见过这样的事。"

布伦万医生给出了自己的回答。他说："1969年我看到了人类登陆月球，这次我体会到了一种类似的敬畏感。我们怀着同样的感觉跨过了一道门槛，我见识到了免疫系统的威力。"

　　就在这时，我拿起了笔。这是真的吗？真有人死里逃生吗？他不是随便什么人，而是一个亲密的朋友，一个我会珍惜并与之建立联系的人，一个我曾见证与病魔斗争的人，一个被疾病摧残得即将崩溃的人，一个正飞入奇迹王国的人。我觉得我仿佛看到了癌症界的尼尔·阿姆斯特朗，这是人类的一大步。

阿波罗 11 号

纵使遥登月宫，亦须归来。

家

现在还没有时间来庆祝，此时正是巩固杰森的恢复进程、让他重新恢复健康的关键时刻。

杰森病情缓解后不久，他接受了姐姐杰姬的干细胞移植。此时的想法是给杰森引入一个来自姐姐的新免疫系统，理论上它能更好地对抗任何癌症。毕竟，杰森自己的免疫系统在与霍奇金淋巴瘤的战斗中表现得乏善可陈，所以也许他最好更换一位稍微不同的优雅守卫者。

这是一个高风险的治疗。想想看：杰森自己的免疫细胞被移除了，取而代之的是另一个人的免疫细胞，一个外来者现在聚集他体内，扮演着他的优雅的守卫者的角色。他的生命狂欢节被一个外来免疫系统关闭了。

因此，难怪他后来的医疗报告上写着："他有并发症。"

接下来是一场严重的移植物抗宿主病。杰森的身体要在排异反应杀死他之前，尽快适应这种新的可能拯救他生命的替代物。

7月，他的癌症局部复发，右胸皮肤出现了1厘米宽的肿块。他接受了放疗，淋巴瘤再次被击退了，而且没有其他部位出现病变。这并不意味着免疫疗法失败了。相反，医生们正在帮助杰森完成一项艰巨的任务。他们必须抑制一定的免疫反应，以防止移植物抗宿主病夺去他的生命，同时还要让免疫系统足以对抗癌症的复发。杰森觉得自己被送上了绞刑架。

我们每隔几天就聊一次。出于对这种新的免疫治疗现象的深入观察，我产生了在《纽约时报》上讲述杰森故事的想法。我和杰森谈过，他很感兴趣。对他来说，这是另一次冒险，也是回报社会的一种方式。他说："也许这会让别人听到我的故事。"他为自己的癌症耗费了母亲和家人的时间、感情和资源而感到内疚，也为贝丝付出了这么多而于心不忍。他准许我自由查阅他的病历，咨询他的医生。他质朴的真实想法是："我想回馈社会。"

· · ·

2015 年 8 月 13 日，我和家人在丹佛拜访亲家时，杰森开着他的风之星出现了。他穿着宽松的橙色短裤和一件 T 恤衫，带着雷朋太阳镜。我的岳父后来问我他是不是得了艾滋病。

"对不起，我迟到了，"杰森说，"我妈和我大吵了一架，吼来吼去，什么都吵。"

我们坐在后院，杰森开始抽泣。"我有一段时间没哭了，过去的三个早晨我都只能抽泣。自从我发现癌症复发后，这好像已经是第五次了。不管他们曾告诉你多少次你得了癌症，感觉都是一样糟。"

我的妻子梅瑞狄斯是一名医生，她问杰森在服用什么药，杰森说他正在服用这些……他在想那个药名。最后他想起来了：类固醇。

"那些药会搅乱你的情绪。"她温柔地说。

他揉了揉左胸肌，告诉我们照顾他有多难（暗指他的母亲）。"我不想承认，但我还需要帮助。每一天都很艰难，**我讨厌我的生活**。"

他谈到没有未来是多么令人沮丧。他解释说，他最大的乐趣之一就是想点子，创造东西。"但是我再也无法做这些事了。我整天坐在沙发上看电视，偶尔散散步。如果你的一切都被夺走了，你会怎样呢？"

我们换了个话题，回忆起在高中州冠军赛之前的某一天，我们坐在博尔德他家的后院。杰森那天也有些不适，因为他之前跳起来挡球时扭伤了脚踝。"我能跳。"他说。

他又变得忧郁起来。"我想，如果我死了，对每个人来说都会容易一些。但我不想死！我想再活三十年。"而且，这个病，这种治疗，也确实可能有转机。"两周后就知道了。我可能会成为赢家。"

治疗起作用了。

· · ·

10 月 5 日，他回来了。我的意思是：**恢复了**。

"伙计，我他妈的太激动了。"他在电话里对我说。

他的血糖已回归正常范围，他感觉很好，癌症在缓解。杰森·格林斯坦在几个月前已病入膏肓，现在却生龙活虎。

"我在考虑这其中的商机。我有很多好主意，"他告诉我，"小饰品盒生意确实不错，但它不会占用太多时间。"

他开始专注于一个具体的想法：与一位曾是布伦万医生顾问的医生一起，创办一家新的免疫治疗公司。也许他会涉足药品生意。

"哥们儿，"杰森得意地说，"布伦万医生告诉我，我活下来的概率是 1 200 万分之一。我不是想要击败概率，我是已经击败了概率！"

在感恩节，凯茜做了一顿大餐——火鸡，里面有馅、肉汁、蔓越莓酱、甘薯蛋奶酥、青豆、胡萝卜和蘑菇，还有南瓜、碧根果和苹果派。杰森的哥哥盖伊多做了一些火鸡，凯茜告诉大家早点儿来。大家准备正式庆祝一番。

"我很感激这一切。他活下来了，而且很好。这真是一个奇迹！"她提高了音调，"我真希望乔尔能看到这一切。"

一切都像过去一样，包括争吵。格林斯坦一家人在感恩节那天，真是圆满了。

凯茜和杰森一直在争吵，因为杰森没有带手机去照相馆打印他的治疗照片。"那是你对所发生事情的记录。如果你丢了手机，你就失去了它。"

"算了吧，妈。我都说了我会去打印的！"

"我只希望他能专注于一件事，"她告诉我，然后突然心软了，"嗯，他有时还是觉得不舒服。"

节日来了又走，杰森的状态也时好时坏。癌症消失了，但多年来他一直在服用大量药物，其中一些仍在服用以应对其他副作用，他的身体有些衰竭了。2月，他患上了轻度肺炎，需要服用抗生素。他还在服用血液稀释剂，鼻子时常流血。一天晚上，他在一家餐馆里吃饭，去了洗手间止血。他不小心把一张带血的纸巾掉在地板上，他弯腰去捡时，突然感觉他的背失去了控制。他的肩胛骨和上背部仿佛被钳住了，腹肌和肋骨也有这样的感觉。

他说，这只是一个挫折。他已经拿到了一份商业计划书，将与一位医生合作，为一家与免疫治疗相关的公司做市场营销和销售。"我亲笔写下了计划，做了策划，"他说，"是我创造了这个品牌。"

· · ·

3月中旬的一天，大雪袭击了丹佛。杰森需要把他的货车从雪里铲出来，这样他就可以去诊所赴约了。但几天前，他在一次沮丧痛苦的发作中把雪铲弄坏了，所以他用一把折叠椅清理了车库。他又湿又冷，晚了两个小时。他的背疼得要命。他接受了X射线检查，看看肺炎是否恶化，或者是否存在能解释背痛的骨质病变。什么也没检查出来，所以看起来剧烈的疼痛很可能是用折叠椅铲雪造成的，可能是肌肉拉伤。门诊结束，布伦万医生开车送他回家。"我敢肯定他的轮胎已经磨损，他的厢型车只有后轮驱动。"在他的家里，杰森送给布伦万医生一个看起来像玫瑰的小饰品盒。"小孩子喜欢这种盒子，把它带回家给你的妻子，这样她就会原谅你迟到了。"他对他的肿瘤医生说道。

接下来的几周，杰森的背疼还在加剧。他一直负责给他母亲丹佛的家门前的人行道铲雪，他和贝丝经常住这里，但他还是继续用那把折叠椅铲雪。他的背终于完全失去了控制，疼痛钻心，无法动弹。他患了流感，还有久治不愈的肺炎。他去看了医生，接受了脊椎扫描。疼痛的原因尚不清楚。布伦万医生怀疑罪魁祸首可能是癌症复发。在杰森的脊椎底部，医生发现一个地方看起来像是病灶。他们并不确定，看起来霍奇金淋巴瘤可能想卷土重来。

我是4月7日打电话给布伦万医生确认时才知道这个消息的。"他复发了。"布伦万医生告诉我。

他想增加纳武单抗的使用剂量，毕竟卡特总统的黑色素瘤的复发也是靠它才治好的，这表明这种药物能够穿过血脑屏障，可能有助于治疗杰森的脊椎。对杰森而言，更多的纳武单抗也意味着免疫系统的加速运转，这将增加移植物抗宿主病的风险。棋盘上的每一格几乎都布满地雷，步步惊心。

"我们正处在一个未知的领域，"布伦万博士告诉我，"我可能听起来像个冷酷无情的混蛋，但不知所措和为自己感到难过何尝不是一种奢望。"

他将与癌症的斗争描述为一场近身刀战。在这场刀战中，疾病不断站起来，再次攻击。"如果你失去了你的思考、欲望、激情，你就完了。"

他说，杰森必须反击。当然，不是每个人都会同意。有些人完全反对这样的想法，杰森的生存依赖于强健和韧性，癌症既是一场刀战，也是一场碰运气的游戏。有时你能活下来，有时你不能，你对胜利的承诺并不是生与死的区别。

但我接受了布伦万医生的观点。他是一个斗士，在这种情况下，他把斗志传递给了杰森，让杰森又回到了擂台，举起尖刀。

我和布伦万医生通完电话后，发生了一件在整个磨难期间都没有发生过的事。我哭了。

· ·
· ·
·

4月19日，我抵达丹佛，准备与杰森共度几日。他住在他母亲位于丹佛的朴素的单层房子里，米色的砖墙，绿色的屋顶。在前屋，杰森坐在一张破旧的躺椅上，身上盖着一条毛巾和一条床单。这个房间闻起来就像他母亲抽的无滤嘴香烟。他的脚上穿着医院的灰色袜子。他看上去像个古代水手，穿着平角短裤，头发浓密。

"嘿，里克。"他的声音没有多少生气。

"格林尼。你看起来很糟糕。"

"还用你说。我觉得我的背要断了。"

　　他不知道发生了什么，我感觉当时医生们也不确定。怎么可能确定呢？杰森已经经历了那么多不同的困难——癌症、感染、药物治疗、移植物抗宿主病。杰森完全无法移动，连上厕所都没有办法。他的母亲把他照顾得无微不至。他们俩状态很好，一会儿互相逗乐，一会儿互相安慰，就像她在外面抽完烟回来后他们谈话时那样。

　　"你抽好了吗，妈？是时候给我打胰岛素了。"

　　"从我早上起床就开始，做这个，做那个。"

　　"我得打胰岛素，妈，否则我会死的。"

　　他拉起自己的T恤衫，露出满是小瘀伤的肚子。这是由注射血液稀释剂和胰岛素引起的，这些药物都是为了消除他服用的另外数十种药物的副作用。"这么多事情实在是太复杂了。"他说。他吃了两种不同的药，为了消除其他药物的副作用和疼痛，还有止痛药的副作用等。

　　"我从来没有这样痛苦过。"

　　"这些疗法正在要他的命。"凯茜转向我，提高了嗓门。她说，这对他来说比大多数人都要困难，因为他最不愿意做的事情就是听别人告诉他该做什么，即使是在特定时间服用一片又一片的药物。

　　"我总是即兴发挥，想成为一个更精明的商人。"他说。他承认，早知道他之前就应该好好接受治疗。"我真是个傻子。"

　　第二天，我们计划带杰森去医院打一剂纳武单抗，然后对他背部的病灶进行评估，看看是否有反应。当我们准备好的时候，母子之间的交流很是精彩。

　　"杰森，"凯茜说，"我有几件事想问医生。"

　　杰森的脸和身体因紧张而绷紧，就好像他在辩论台上控制住自己，努力不爆发似的。最后他爆炸了。"妈，你不是医生。这与你无关。"

　　"我知道，杰森。我不会质疑他们，我只是想问几个问题。"

"你不能质疑他们，妈！"

"去你的，你说得对，我就是要去质疑他们！"

紧张的局势来得快，去得也快。"我要出去抽支烟。"

"好主意，妈，去抽支烟吧。"

一个小时后，我们把杰森从椅子上抱了起来。他把手放到我的手里，我们一起走下楼梯，我把他扶进我租来的车里。

在医院里，凯茜试图保持冷静，但一切都很令人困惑。布伦万医生告诉他们，杰森背部的扫描结果显示，病变"可能代表癌症"。他认为可能杰森背部的压缩性骨折就源于此，是由治疗引起的。

然而，如果说杰森的背部像朽木一样四分五裂，是由于多年的类固醇和化疗削弱了他的骨骼结构，也不是没有道理。布伦万医生认为，与其感到遗憾，不如继续治疗癌症来得安全。杰森的眼里含着泪水。

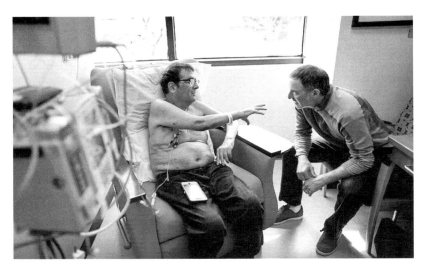

2016 年春天的一天，作者带杰森去医院。这不是他们希望的相对常规的访问

图片来源：尼克·科特/《纽约时报》。

"你是一头猛兽，"布伦万医生对他说，"你不是树懒，而是老虎。"

杰森的痛苦十分难忍，因此他们把他送去医院做高分辨率核磁共振成像（MRI），检查癌症和骨头，同时做了脊椎穿刺，将化学药物注入脊柱，并诊断脊髓液和大脑里是否存在癌细胞。

第二天，杰森听起来很乐观。"似乎脊髓液中只有极少或没有癌症。这种癌症非常小，甚至会自行消失。"

接着他又做了手术来修复他的压缩性骨折。

"这个消息太棒了，令人难以置信。"他说，"老兄，我还有一次机会。"

·　·
·　·

我的疑虑挥之不去。杰森究竟是因为得了癌症，还是因为其他原因才导致了背部骨折呢？布伦万医生告诉我，所有迹象都表明，复发的可能性很高，但这次的很小，而且是可以治疗的。肿瘤学家强烈认为，是恶性肿瘤导致了背部骨折。

不管怎样，杰森的身体——他那饱受摧残的生命狂欢节——已经失去了平衡。在对免疫系统有了这么多的了解之后，我明白他那通过药物维持生命的身体是如何试图补偿和过度补偿的。我不知道杰森如何才能再次找到平衡，但他认为再做一次背部手术就可以了，他就可以重新站起来了。他会继续战斗。医生的计划是让他在医院接受手术和康复治疗。

在接下来的几周里，我们聊了几次，还互通了语音邮件。

2016 年 5 月 28 日："嘿，马特，我是杰。对不起，我没有回你的电话。医院里真是又脏又乱……但我的脊椎恢复得很好。我需要恢复力量好自己走路，就这样，我要离开这里，这就是我现在的状态。我不敢相信我的腿竟然这么虚弱，但我正在一天天地增强力量。这就是我在做的。我希望你一切都好。"

2016 年 6 月 1 日："嘿，马特，我是格林尼。我想告诉你我今天有个好消息。PET 扫描的结果出来了。它完全被清除干净了！我的身体里没有霍奇金淋巴瘤。无论如何，这是一个令人惊讶的好消息。现在我要离开这里了——希望两三个星期后能离开，我就是这么想的。"

6 月下旬，危机降临。杰森开始呼吸困难。他不想吃东西。护士又给了他一种药，用来治疗恐慌症，但他还是不吃东西。他们给杰森插入一根喂食管，他失去了知觉。一开始，这让布伦万医生感到不解，因为他注意到："杰森的各项指标数字看起来很完美，他的 CT 扫描也完全没有异常。"

在失去知觉之前，杰森曾对贝丝说过他要放弃，想死。他无法忍受疼痛和一直住院。"他完全有理由感到沮丧，但我想帮他渡过难关。我完全看不出他为什么想死。我现在还不想认输。"布伦万医生告诉我。

他认为杰森表现出了情绪低落的迹象。随着越来越多的检测结果出来，布伦万医生认为自己明白了问题的所在。化验显示，杰森的炎症激增，这是一种细胞因子风暴。布伦万医生告诉我，这是"使用纳武单抗后的毒性标志"。

他推测，炎症损害了杰森的大脑功能。布伦万医生告诉杰森的家人，他陷入了一种昏迷。他们用类固醇来减缓这场风暴。"让我们看看这是否会逆转，他是否会醒来并微笑。"

三天后他醒了。他突然醒了，想要吃晚饭。当我接到电话时，我从桌子上跳了起来，高兴地哭了起来。"他还活着，梅瑞狄斯。他还活着！"

・　　・
・　●
・

今年①7月，他还在那里，处理着各种复杂的问题。7月27日，我去科罗拉多州办事，顺便去了医院。杰森既虚弱又疲惫。第二天他给我留了言："嘿，里克，你好，我是格林尼。听着，伙计，我想对你的来访说声谢谢，希望你旅途愉快。抱歉，那天我有点儿不在状态——很奇怪——起起伏伏，但总的来说我很好。我今天做了肝脏活检，然后做了透析，这是很可怕的一天，但我会好的，伙计。看看我能不能爬出来。不管怎样，我爱你，谢谢你的到来。"

杰森的活检结果为癌症阴性，但他可能正在经历肝功能衰竭。在他的肝脏活检后，杰森在活检点周围失血约20个单位，他被送回手术室止血。威胁无处不在。

器官衰竭是免疫系统攻击身体的另一种迹象，尽管这未必是癌症治疗的副作用。它可能是由很多原因导致的。杰森被告知，最好的情况是他的余生都要靠透析度过，否则还没等出院，他就可能死于器官衰竭。

这个消息让杰森难以承受。他本就在承受绝望的痛苦，困在医院的床上，现在，这个终极梦想家和开拓的灵魂被告知他将永远是一个病人。至少，他就是这么看的。

"我受够了，"杰森跟预后诊断的心理医生说，"我尽了全力了。"

_____

① 应为作者写作本书时的当年，2018 年。——编者注

53

杰森的抉择

8月10日，也就是杰森宣布要终结生命的第二天，梅瑞狄斯和我去了医院，我们完全不知道杰森是什么情况。我们看到了一个活够了的人。他几乎没有反应，头往后仰，嘴巴张着。他妈妈坐在床脚边，贝丝坐在他旁边，轻抚着他的额头。

我把我们过去辉煌岁月里的一些故事复述给杰森听，好像他能听见似的，我们都试着笑出声来。

护士给杰森注射了吗啡。他平静了下来，有人说他还能撑几天。然后，凯茜出去找点儿东西吃。

"快看。"我妻子突然说。杰森的呼吸变得特别吃力，梅瑞狄斯作为医生，对此非常了解。

贝丝拂去他前额上的头发，深深一吻。"再见了，我亲爱的。"她说。

杰森咽下了最后一口气。

他活着的时候就做事果敢，他离开这个世界也是一样。他选择在这个时间离去也合乎情理，这样他的母亲，他的坚定支持者，就不必承受这一幕了。

几分钟后，在情感和医疗的真空中，我发现自己独自站在杰森的床前，看着一个在他 50 年的生命中从未懒惰过的人。

"我爱你，格林尼，"我对他说，"我想感谢你从来没有看不起我这个无名小卒。我希望我的儿子也能拥有你这种尊严和高贵。"

几天后，杰森的追悼会上充满了力量、悲伤和欢乐。我赞美了他，并讲了他和汤姆上大学时开着从父亲那继承的大众甲壳虫车，从博尔德到伯克利的故事。杰森和汤姆在怀俄明州就把钱花得差不多了，此时这只"臭甲虫"还坏了，他们只好雇了一个机械师来修理汽车。到里诺时，他们只剩 50 美元，汽油也很紧张。杰森认为最好的办法是……去赌场把钱翻倍。他们玩 21 点把仅剩的 50 美元也输得差不多了，只好睡在车里，他们用最后 5 美元买了清爽干酪味多力多滋玉米片。最后他们筋疲力尽地赶到伯克利，刚好赶上足球赛的开球时间。我把杰森描述成一个只用一箱汽油就能走得比别人都远的人。我说，我想象杰森现在就在天上开着甲壳虫车，也许是朝着他的父亲乔尔的方向，乔尔戴着他那破旧的棕色棒球手套，正在天堂里等着他。

我之前在《纽约时报》写过杰森的故事，我写了一篇讣告来更新这个故事，描述了免疫疗法的潜在希望。毕竟，它让杰森多活了一年。

但现在杰森死了，这一切又意味着什么呢？

54.

生命的意义

我简直不知天高地厚，竟然用"生命的意义"这样宏大的标题？

这也不是输入错误。我只是想强调生命不止一种意义（meanings[1]）。我还没这么自不量力，以为一切都可以被提炼成一种生活意义。

但我可以认真地说，通过免疫系统的视角，我对生命的几个基本属性有了一个不错的认识。这个网络对我们的存在和生存非常重要，它的内部运作为我们更好地生活，甚至更长寿提供了一堂优雅的课程。

我们只有了解免疫系统有效的原因，才能从中学到教训。免疫系统有上亿年的历史，饱经演化的历练和打磨，因此，显然它非常擅长它所做的事。

首先，一切都是相互联系的，包括癌症、自身免疫性疾病、艾滋病、普通感冒、过敏。免疫系统这个优雅的防御系统，是一条贯穿健康的方方面面的河流。通过对平衡与和谐的追求，它可以维护我们生命的狂欢节。

它寻求与周围环境的和睦相处。这与我刚开始学习免疫系统时的想

---

① 作者在这里特意用了英文单词的复数形式，强调不止一种意义。——编者注

法大不相同——我猜很多人都这么认为，我以为它的主要工作就是防御和攻击。守卫，是的；攻击，不一定。事实上，免疫系统一直在寻求和谐，它不仅把攻击对准必要的部分，更重要的是，它还要与周围入侵的有机体合作。它的核心作用是分辨自我与异类，但辨别出来后，并不意味着它只会摧毁外来物。

它与在体内繁荣生长的细菌结成同盟，也与宿主结成同盟。事实上，如果我们的免疫系统与每一个异己开战，那么我们就无法存活。为了让我们拥有一个完全有效的免疫系统，我们需要经常与我们环境和肠道中的细菌接触。

这种认识为"自我"和"其他"的概念的确定提供了一种深刻的细微差别。谁是异类？谁是敌人？谁是盟友？谁是伙伴？

这清楚地告诉我们，无论是作为个体还是物种，合作都是最有利于我们生存的策略。这一点也许显而易见，但是我们的文明已经被我们相互竞争的本能所控制，远离合作，日益疏远，这不利于我们去寻找人们的共同之处，也不利于寻找我们的不同之处。免疫系统给我们的教训是，我们找到的共同点越多，我们就拥有越多的盟友和武器来对付更强大的敌人。

这也是多样性的有力论据。我们的基因工具箱越多样化，我们就有越多的选择和想法来实现我们的共同生存。鲍勃·霍夫，得梅因市的同性恋，曾是社会的弃儿。不过，他不该因与众不同而被苛责，相反，他应当作为我们遗传和文化的同盟而被接受。他是我们的兄弟，也是我们生存共同体的重要组成部分。

来自其他国家科学家的研究奠定了基础，延缓杰森死亡、帮助过琳达的药物便依赖于此，而这一切则有可能源自鲍勃的贡献。如果我们一起学习和合作，我们很可能攻克自身免疫性疾病、癌症、阿尔茨海默病以及其他未知的敌人。

冲突有不可避免之处。社会和人类会发生冲突，就像我们的免疫系统有时必须进行有力的防御一样。但免疫系统告诫我们，要尽可能采取破坏性最小的方式来达到适宜生存的平衡。当我们不合作时，当我们在战争边缘太容易犯错时——既是字面上也是引申义上，既是身体上也是语言上，既是武装上也是政治上——我们就会启动最具自毁性的功能：过热的防御系统。事实上，我在本书中介绍的最大的一个错误观念就是，拥有一个超级强大的免疫系统会更好。广告到处都在敦促你要"提高免疫力！"

这是错误的。

作为世界领先的科学家之一，福奇博士说，当他听到广告上说可以增强免疫系统时，"我忍不住笑了起来。首先，它的前提是你的免疫系统需要增强，而你其实很可能不需要。如果你的确增强了你的免疫系统，它可能实际上会去做坏事。即使我们从癌症的免疫治疗中获得了非常显著的积极结果，我们也看到了具有非常严重的毒副作用的临床试验。它虽然抑制了癌症，但是带来了一系列让系统紊乱的东西。"

一些我们生命狂欢节中最具毁灭性的慢性致命疾病就是在免疫系统有点儿失控的时候产生的，比如疲劳、发烧、胃病、皮疹、器官衰竭、肺充血等。这些影响非常具有破坏性，以至于在某些情况下，我们很难区分病原体和炎症的影响。有时这些影响实际上是自身免疫性疾病。其他时候，人们的身体出现过热、疲劳、痤疮、溃疡、肠胃漏液引起的胃肠不适等症状，都是因为我们优雅的守卫者变成了一位戒严的警察。

免疫系统教会我们在合作和接受的基础上犯错误。

等式的另一边同样如此。如果你通过药物抑制了你的免疫系统，可能麻烦就要来了。福奇博士从来没有治疗过梅瑞狄斯·布兰斯科姆——她的自身免疫性疾病仍然是难以捉摸的，但是我和福奇博士谈了她的情况，他很同情她的困境。据我们所知，尽管单克隆抗体治疗已经变得更加精确，但自身免疫背后的机制仍不清楚。

"通常情况下，你必须施用广泛的非特异性免疫系统抑制剂，"福奇博士说，"它的毒性是绝对不可避免的。"

这对社会来说是一个深刻的教训。在追求建立一个完美而高效的世界的过程中，我们矫枉过正了。

正如我前面提到的，一个重要的创新没有严重的副作用是很难的。当汽车诞生时，我们有了更大的行动自由和令人难以置信的效率，但与车祸相关的死亡人数也大幅上升；开车是现在大多数人面临的最危险的事。

随着食品的工业化，我们对食品进行包装、加工和运输，为更多的人提供了更多的热量，从而大大减少了营养不良。但我们的工业生产过程引入了垃圾食品，全球肥胖人数激增，自 1980 年以来，73 个国家的肥胖人数增加了一倍，其他大多数国家的肥胖人数也在增加。糖尿病也十分严重。不良的饮食习惯正在夺去数百万人的生命。

一颗原子弹可以结束一场可怕的战争，但同样的技术也让我们处于持续的危险之中。

有了电视、电脑和电话，通信已经从 19 世纪的科幻小说走进了现实。我们甚至可以收到来自珠穆朗玛峰的消息了！但我们开车时却在自恋地自拍，被那些花哨、新奇的事物及分泌的多巴胺所吸引。

工业化进程改变了生活的方方面面，从服装和住房到交通和通信。但是气体排放导致了气候的变化，带来了世界末日的危险。

毫无疑问，地球上没有比抗生素更有效的药物了。它们对我们的生存至关重要。抗生素让过去的瘟疫变得像普通感冒一样，但它们的广泛使用也可能带来威胁，让这些病菌发生演化。

这些例子并不是要反对进步。这不是勒德分子[①]的言论。但我希望人们意识到，有时我们无法控制我们的世界，也无法在紧紧扼住它的同时却不造成伤亡。

在免疫系统的问题上，我们曾试图过度干预。这让我们付出了代价。有时我们必须学会跟随自然的引导。

这是梅瑞狄斯教会我们的。她付出了惨痛的代价。

2017年12月，梅瑞狄斯正带着她的狗散步，就在本书开头所描述的我和她散步的6个月后，她向我展示了太阳是如何使她的皮肤发炎的。其中的一只狗，斑斑，突然停了下来。梅瑞狄斯被狗绊了一下，摔在了一块石头上。剧烈的疼痛让她的胳膊不由自主地摇晃。

当她准备开去急诊室的时候，梅瑞狄斯可以看到她的手臂松垂着，好似在风中飘动。

肱骨粉碎，需要打44个骨钉和2个夹板。外科医生告诉她，这可能是她服用的药物造成的，这些药物导致她的骨骼十分脆弱。

梅瑞狄斯的经历让我回想起修补免疫系统的挑战。她后来很少用现代医学来治疗自己，而更多地采用原始的方法，也就是我们的祖辈留下的方法——草药、休息和营养，比如维生素、姜黄和酸樱桃。这些既不

---

① 勒德分子，19世纪英国工业革命时期因反对机器代替人力而捣毁机器的工人，后泛指反对进步的人。

是随机的选择，也不仅是民间智慧的产物。一些关于抗炎特性的研究已经获得了学术基金的支持。（她也非常信赖益生菌。）

她知道自己的病的诱因——阳光（"尤其是阳光"）、糖、加工食品、乳清。

她成了自己的掌舵人。"线索就在那里，我可以去找到它们，我可以去倾听我的身体的诉说。我控制了我所能控制的，然后研究其他症状和原因。我发现有论文和研究表明，自身免疫患者通常非常缺乏维生素 D，所以我补充了维生素 D。根据我自己的经验，我知道维生素 B 对防止疲劳非常有帮助，于是我开始在我的水中添加水溶性的液体维生素 B（如MiO 牌添加剂）。如此反复试验，直到我拼凑出一个有效的配方。这个配方并不完美，但重要的是，我比服药时感觉要好。"

我在这里所写的很多文字都是对科学和基于科学的药物的颂扬。我绝不是想用这些个例来贬低人类的进步。最好的例子就是抗生素的出现。它帮助我们开始了一段旅程，留给我们另一座不可思议的里程碑，这些药物让杰森多活了一年。我希望每个人，我的家人、我自己，都能发展出可以延长高质量生活并使其丰富多彩的治疗方法。

然而，梅瑞狄斯的故事可以告诉我们的是，这些药物——正如免疫系统所教会我们的那样——在使用时也必须着眼于微妙的平衡，这种平衡保证了我们这个物种的生存。即便是现在，我们也要大幅减少抗生素的使用，以免这些拯救我们的药物反而导致威胁文明的流行病。

这里的要点是了解公司销售治疗疾病的药物的风险和动机。

"制药业不再利用特定的药物和抗体来瞄准疾病。我再也无法忍受了。"帮助我们了解了发烧和白细胞介素的迪纳雷洛医生说，"牛皮癣、关节炎、肠道疾病，行业里在用不同的途径来治疗这些疾病，都是针对细胞因子。"

但风险在于感染，甚至癌症也是这样。为什么？因为你已经知道，你在修补一个非常敏感的系统。

"以病人为例。他的免疫系统基本得到了控制。他的医生说，'如果你添加这种抗体，你会感觉好一点儿。你确实有感染的风险，但我们可以应对。'"迪纳雷洛博士说，"病人就愿意冒这个险。"

他说，这关系到巨额的资金，并补充说："只要看看电视上的广告就知道了。"

收益是巨大的。"这是很好的机会，使用这些药物可以挽救你、你的孩子或孙子的生命。也有可能带来副作用。"

巧合的是（也可能不是巧合），就在我采访迪纳雷洛博士的那天晚上，当谈到这个话题时，我正在看新闻，接着就看到了一种叫作阿普斯特的药物广告，这种药物是用来治疗银屑病的。该则广告列出了一系列潜在的副作用，而广告本身与许多其他药品广告几乎没有什么不同。有些听起来很典型，比如恶心和腹泻，但另一些副作用就很突出。"有些病人会有抑郁和自杀的想法。"

炎症和情绪之间的联系已经越来越清晰了，这些潜在的副作用似乎也更真实了，而不仅仅是"在头脑里"。

我查看了这家公司的网站，我发现了更多的信息披露。关于阿普斯特的常见问题包括：

> 阿普斯特治疗银屑病或银屑病性关节炎的确切方式还不完全清楚。根据实验室研究，已知的是阿普斯特可以阻断体内的磷酸二酯酶–4（PDE4）的活性。PDE4 存在于人体的炎症细胞中，被认为会影响炎症的过程。通过阻断 PDE4，阿普斯特被认为可以间接影响炎症分子的产生，从而帮助减少体内的炎症。

对迪纳雷洛博士来说，这些药物的副作用问题强调了一个简单的信息："它揭示了免疫系统对抑制有多么敏感。"

买家请注意，请注意。**修补免疫系统，后果自负。**

对于那些寻求不同途径的人，比如梅瑞狄斯，一些事情是可以控制的，科学告诉我们它们的效果很强大。最好的例子是那些我们完全可以控制的因素：睡眠、锻炼、冥想和营养。

睡眠和锻炼在控制免疫系统方面起着非常关键的作用，部分原因是它们可以防止肾上腺系统产生过于强烈的反应；当它变得太紧张时，肾上腺素和去甲肾上腺素会释放细胞因子，引起炎症，使系统再次失去平衡，进一步导致失眠和肾上腺素分泌，如此循环往复。不仅炎症会增加，免疫系统的其他部分也会受损且功能减弱。与此同时，生命的狂欢节也会受到过度活跃的免疫细胞和未经检查的病原体的影响而变得易感，或者引起疱疹等。

这种所谓的A型生活方式①会让你的免疫系统发疯，结果往往不会很好。琳达·塞格雷可以证明这一点。

关于营养，一个简单的不太实用的观点是：你摄入的食物毒性越小，你的身体就越不可能产生或需要产生炎症反应。当异类出现时，比如吸烟，它会导致一系列的疾病，包括炎症，然后受损的组织需要重建。这种损伤出现的次数越多，新细胞就越有可能成为恶性细胞，这种可怕的

---

① A型生活方式指诸如争强好胜、雄心勃勃、目标远大、行事果断，却缺乏耐心、脾气暴躁的生活方式。

组合会导致癌症。涉及食物时，科学可以确定你所消化的非自然物质、添加剂、化学品和工业产物的有关风险。它们更可能让你的免疫系统别无选择，只得做出反应。

有很多证据证明终身锻炼具有重要的价值。2018 年发表的一项研究指出，锻炼对免疫系统和寿命至关重要。这项研究观察了年龄在 55 岁到 79 岁之间的人的免疫系统，比较了久坐不动的人和经常骑自行车的人。运动的人的优雅的防御系统表现出了几个关键的不同之处：骑自行车的人的胸腺产生了更多的新 T 细胞，而他们产生的可导致胸腺衰退的细胞因子则较少。这项研究的结果是，运动减缓了免疫系统的自然衰老过程。

这些建议都是老生常谈了，但至少你现在可以看到它们的科学依据，以及它们与你的免疫系统的联系方式。

或者你可以向伊弗雷姆·恩格尔曼博士学习，他是一位免疫学巨人，根据大多数标准来看，他都是长寿的。104 岁时，他的驾照有效期还得到了更新。那时的他仍然往返于办公室，研究自身免疫性疾病。他在快到 105 岁生日时去世了。那时，他在加利福尼亚大学旧金山分校的实验室里，他正是在那里开创了关于类风湿性关节炎病因和治疗的研究。那一年，是 2015 年。

学校发表的一篇讣告列出了恩格尔曼自称的长寿秘诀：避免乘飞机旅行，多进行性生活，保持呼吸，最重要的是享受你的工作，无论它是什么，如果不喜欢就干脆不要做。

就是这样。

我将这些观点与我自己总结出的观察结果联系起来。你的身体和大脑越活跃，你向你的内部系统发出的信号就越多，那么你将继续在你自己和整个人类的生存中扮演重要角色。这促成了一个良性循环，关键的内部机制不断再生，让你发挥重要作用，当你这样做时，就会推动这个循环不断进行。相反，如果你在身体和精神上停滞不前，这个系统就会发出信号，说你准备放弃了，它不需要在你的生存上"浪费"资源。

最后我想告诉大家的是，在所有这些经验教训中，我从写这本书中得到的最大惊喜就是"杰森的意义"。

55

杰森的意义

当我开始报道这个故事的时候，杰森刚从病床上爬起来，他的癌症奇迹般地消失了，我想我写的可能是一本关于追求永生的书。免疫学家的旅程正在逼近一个重要节点，使人起死回生。人类正在一群杰出的国际科学家的领导下探寻如何修补免疫系统，这样我们就可以把生命延长得更久。

我开始问的第一个问题是：我们要活得很久吗？我怎能不感到惊讶呢？我们会长生不老吗？

毫不夸张地说，延长生命的旅程已经成为人类现在的一个决定性特征。

如果我们去追求永生，那我们就是可悲的失败者。是的，我们活得更长久、更好，但最好也就是偶尔活到110岁。这是一个暂时的现象。现在我明白了其中一个关键原因，是我们的免疫系统在作祟。

你没听错。防御网络（经常被认为是健康的关键，当然，它也的确如此）位于杰森的故事的终点，在我们所有人的故事完结中扮演着关键角色。

生命的这种特别的意义，其背后的原因来自免疫系统的几个关键方面，我已在这本书中全部列出来了。

一个人需要与免疫系统不断地角力和权衡，才能在生命狂欢节中保持平衡。以伤口愈合为例，免疫系统让我们的细胞分裂，这样我们才能在受伤后重建组织。免疫系统促进新细胞的发育，帮助其获得血液和营养，让生命狂欢节热闹起来。但这种权衡也赋予了恶性细胞茁壮成长的巨大可能性，这种可能性甚至是不可避免的。

"每个人都会得癌症。"几十年前发现胸腺作用的雅克·米勒博士在讨论免疫系统和生命的意义时这样告诉我。大脑会衰竭，器官会关闭，肺部会充血。有些是由于我们的防线被瓦解，有些是由于来势汹汹的病原体，但有些，比如癌症，则源自免疫系统本身和疾病串通一气。

究其原因，是免疫系统还没有演化到能保护作为个体的我们的地步。它的演化是为了保护我们的遗传物质和整个人类。它在维持我们的生命方面做得非常出色，直到我们繁衍后代。在那之后，它就在倾尽全力结束我们的生命。

"演化决定了我们不能永远活着，"米勒博士说，"自然、演化命令你必须为下一代让路。"

耶鲁大学学者鲁斯兰·梅济托夫的开创性研究阐明了先天免疫系统，他呼应了这一观点并补充说，我们发明的任何药物都不能让我们长生不老。"没有最终的解决方案。天下没有免费的午餐。如果你治愈了癌症，你将会有更多的神经退行性疾病。如果你治愈了神经退行性疾病，那么百岁老人将难以逃过大瘟疫。没有最终的解决方案，也不应该有。"

但这样的现实也依然存在希望。"我们必须区分生命跨度和健康跨度，"梅济托夫说，"你不想长生不老，但你确实想在年老时保持更健康的状态。"

这就是所有这些发明和创新会提供给我们的：长一点儿的寿命和年老时的舒适安逸。它们让疼痛、焦虑、致残疾病变少，让我们不那么脆弱。

人类一直在为永生而奋斗，却只能失败，退而求其次。但是第三名更糟糕，它意味着早逝、痛苦。

杰森的意义包括两个保持着微妙平衡的相互竞争的原则：我们必须继续奋斗，继续梦想，继续保持所有让我们走到今天这一步的激情，同时还要更好地接受死亡。死亡不仅是不可避免的，不仅受我们的免疫系统的控制，它也对我们的生存至关重要。

既要被死亡的恐怖驱使，又要以谦卑和优雅的态度拥抱死亡，这不是一件容易的事情。我们的持续健康在于创造这种平衡，就像免疫系统本身所达到的平衡一样优雅。

2017 年 1 月 1 日，我回到了科罗拉多，滑雪结束后，我把家人送进车里，这时我的手机响了。我想我会把它转到语音信箱。大片的雪花飘落下来，我很疲倦。但打电话的人是杰森的哥哥盖伊·格林斯坦，我有一种奇怪的感觉。

"嘿，伙计。"

"嘿，马特。我有一个坏消息。我的妈妈去世了。"

盖伊发现母亲倒在浴室外面，看起来像是心脏问题，而且过程很快。

"验尸官迈克，他对我说：我是不是不久前刚看见过你？"

安息吧，凯瑟琳·格林斯坦。

六个月后，我失去了我深爱的祖母安妮·里克特，就在她百岁生日的前几天。

2017 年 10 月，罗恩·格拉泽住进了临终关怀病房。由于他很容易摔倒，所以他不得不坐在轮椅上。他也几乎失去了理解能力。

"我把我的脸靠在离他两英寸的地方，但他似乎看不见我。"简·基科尔特–格拉泽告诉我。她坚持不懈地试图找到他眼中的光亮。"当他认出我并对我微笑的时候，对我而言是最宝贵的时刻。"

两个月后，也就是凯茜去世将近一年的 2017 年 12 月 27 日，痴呆症和免疫系统专家本·巴雷斯去世，时年六十三岁。他曾告诉我，他希望能像杰森那样通过免疫治疗多活几年。他确实留下了一笔巨大的遗产，这也许会让我们免受痴呆的残酷的耻辱。他代表了多样性的价值。他生来是女人，后变成一个男人，通过不同的眼睛体验世界，这也许让他看到了别人看不到的东西。

在这个项目中，死亡来了又走了。正如我所说，这不是我期望的结局。我想我应该讲讲杰森的故事，他开着臭烘烘的福特风之星去丹佛接受注射，一天早上醒来，听他女朋友说他的肿瘤不见了，然后他又开始了另一场冒险。我以为他会让这个世界充满有趣和愤愤不平的故事，在7–11 便利店短暂停留给车加油，买更多的零食。我想，这个求生的故事会成为我们所有人的希望。

在很久以前，也就是在杰森去世后，我开始用一种特殊的新的眼光来看待他，这种情况并不少见。我把他看作一个儿子——一个失去了父亲的儿子。这种视角让我很痛苦，因为我自己的儿子米洛已经十岁了。和杰森一样，他也是个运动员——神童 2 号，杰森是这么叫他的。我是米洛的教练，就像杰森的爸爸曾教过他一样。就像杰森和他爸爸一样，米洛和我亲密无间，大多数父亲和儿子都是这样。我的女儿米拉贝尔今年八岁，是一个富有创造力、有趣、充满爱心的孩子，一个像他哥哥一样高贵的孩子。我不敢妄想有这样的孩子，但我很幸运地拥有他们。身后留下一个儿子和一个女儿，一个家庭，或者失去一个家庭，这种潜在的恐惧已经变得很明显。像许多人一样，我每天都在感恩。每一天，我都会怀揣更多的感激之情。在这个生命的狂欢节里，我们的时间是有限的。它是美丽的。这也让我伤心。

感谢科学和智慧，随着年龄的增长，我们拥有更多的舒适，并认识到我们的身体是如何工作的，以便做出更好的选择。当疾病来袭时，我们还能再活一年、两年或十年。阿尔戈英雄们给我们带来了奇迹，让我们拥有更长的生命，当我的时间要耗尽时，我会感激每一分钟的奖赏。

但我也看到了希望。人类通过非凡的合作产生了丰硕的成果，通过辛苦和幸运的实验，但也通过家庭和州议会，通过文化、政治、社会和科学上的进步——"走两步，退一步"。我们不会去回避不可避免的死亡，至少不是作为个人去回避。然而，当我们把镜头拉回来时，生命的狂欢就会继续，如果我们找到了和谐之道的话。也许，当我们实现它的时候，我会交给我的儿子和女儿一些可以使用的工具，让我们与和平离得更近。

杰森离世后，我站在他的床边，感谢他一直对我这个小兄弟这么好。我们每个人都既可以是小弟也可以是老大，既能够索取也能够给予，我们可以是恳求者、朋友、恃强凌弱者或对手。我们每一个人就像在一个更大的有机体中一个微小的参与者，但我们也有巨大的力量发出合作的信号，找到和谐，加速或抑制敌对。

在免疫系统的指引下，我和杰森结下的深厚友谊帮助我发现了一个不争的事实：我们是一体的。

致谢

有一天，我和迈克·麦丘恩博士正讨论着这本书中有关免疫系统的问题。他是加州大学旧金山分校一位颇有成就的研究员和临床医生。我们针对不同的问题谈了几个小时。我感谢他能在百忙之中抽出时间。

他说："我正在努力培养世界上最健谈的免疫学家。"

我问他这是什么意思，他解释说，免疫学需要一位翻译，一个把这些概念带到生活中并向公众解释的人。

麦丘恩博士，我希望你觉得你的时间花得很明智。这也是我对许许多多科学家和医生的一个愿望，我无以为报。他们包括我在书中提及和引用的许多人，也包括许多其他我没能一一在本书中注明的人，他们的时间和智慧对我来说是无价的。请接受我最深的谢意，感谢你们的耐心、你们的幽默，尤其是你们的科研工作。你们拯救了许多人，使他们更坚强、更长寿。

感谢多尔西·格里菲思对患者研究的帮助。薇姬·耶茨，你在这个项目和其他项目上都是天赐之人。

我很幸运在威廉·莫罗出版社找到了一个家。彼得·哈伯德，我的编辑和朋友，感谢你的幽默、对病人的态度和无比的智慧。感谢尼克·安夫利特事无巨细的帮助。还要非常感谢利亚特·斯特赫利克，他是一位出版商、朋友，也是在书籍世界的海洋中沉着冷静的船长。

劳丽·莉斯，我的经纪人和远居的姐姐，爱你。我们的树还没死。

非常感谢道格拉斯·普雷斯顿，一位世界级的作家和教师，他为这本书担任了咨询顾问和定期编辑。再也找不到比他更好的顾问了。

谢谢你，我的爱妻梅瑞狄斯·朱厄尔·巴拉德，你是所有一切的基础，还有我们的天使米洛和米拉贝尔，以及我们的宠物莫特叔叔和皮克尔斯。谢谢你们，爸爸妈妈。

致马克·布伦万医生：你花了几个小时来分享、解释、敞开心扉，成为我的老师和朋友。感谢你所做的一切，感谢你这一生为病人们做了同样的事，你帮助他们克服困难。

致鲍勃·霍夫：我将永远铭记你的故事，因为它教会了我很多关于勇气的东西。你们在这个国家经历了一段残酷的时期，当然，你们自己遇到了健康问题，许多朋友离去。你的人格让我敬佩，谢谢你这么坦率。我感到遗憾的是，歧视的现象依然存在，我希望这种疾病，这种偏执的自身免疫性疾病，能够在导致灾难性后果之前得到缓解。

对琳达·塞格雷，我想说：压力之下仍保持优雅。我意识到这并没有看起来那么简单。我相信读者也会和我一样感激，感谢你在与自身免疫的恶魔斗争的同时，也分享了自己前进道路上的挑战。

对梅瑞狄斯·布兰斯科姆，请接受我的衷心感谢：你给我讲了你的故事，在我的记者思维中你扮演了一位眼尖的助手。你作为一个作家和创造者的经历使你更富有洞察力，让这本书更上一层台阶。谢谢你！

对杰森的家人和贝丝，我的感激难以言表。你待我如兄弟，我为失去杰森和凯茜感到难过。她曾是那么耀眼的一个人，有趣而热情，总是点燃杰森之火的源头。

杰森。

我经常和杰森聊天。我的儿子米洛在棒球场上做了一些特别的事情之后，人们通常会小声议论他。"格林尼，"我会说"我就跟你说吧，"或者说，"你看到了吗，格林尼？"

你永远活在我心里。我最大的愿望就是来生依然与你成为朋友。你的光芒永存。

守　卫

生火用火和制造使用工具是人类演化历史上的两个重要事件，人类自此得以更好地生存、发展，有能力应对看得见的威胁，免疫系统则是另一支重要力量，帮助我们应对看不见的危险，如病毒、细菌、寄生虫等。多种免疫细胞是免疫系统的关键成员，它们勇猛如战士，优雅如守卫。

翻开这本书以前，我原以为作者将会借四位患者的亲身经历，描述免疫系统的内部机制。但出乎意料的是，这本书竟不那么典型，以至于我在向同学介绍这本书时，也不知道应该把它称为关于免疫的"非虚构文学"还是"科普图书"。作者在介绍科学的同时，也大量着墨于患者、医生、科研人员背后的故事，关注一个个跳动的生命本身，令人动容。

现在，我更愿意将你面前的这本书视为一本故事书，它讲述了患者与疾病斗争的故事，有坚持也有放弃，有生亦有死；它讲述了医生治疗疾病的故事，是对抗也是妥协，是平凡亦是伟大；它讲述了科学家探究奥秘的故事，有失望也有希望，有奇迹亦有必然。正是人情冷暖，让生涩的专业术语变得有温度，让科学能更快地走向大众。这也是这本书的独特之处。

我们常常把病毒、细菌等病原体视为敌人，把免疫细胞视为战士、守卫。但我们需要清楚的是，免疫系统也只是"人"这个庞大而精妙的生命体的一部分而已。与病原体对阵的真的只是免疫系统吗？我们还需要其他力量的介入吗？答案不言自明。

人体各大系统的协同工作让我们有能力维护自身稳态，而科学的崛起让我们在面对疾病时不再孤立无援。每一次小小的进步，都意味着生命的救赎。尽管曲折，尽管可能会暂时地误入歧路，我们都一直心怀希望，与身边的人一起憧憬明天。

翻译进行到尾声，正值新型冠状病毒肺炎疫情暴发。医护人员在一线与病毒战斗的同时，另一片战场也硝烟四起。与健康相关的谣言和虚假广告向来众多，而且很容易如病毒般传播。医学健康与每一个人密切相关，也是科普的重难点。科学发展到今天，已经从少数精英科学家的案头，走进学生的课本，走进普通人的书籍、电脑，走进普通百姓的微信朋友圈。因此，从某种意义上说，科学赋予了我们每一个普通人战斗的权利与底气，人人都有机会成为科学的守卫者，让谣言能被识破，谎言能被戳穿，节奏不被带偏。这也是这本书和其他泛科普类书籍存在的意义之一。

值得注意的是，免疫系统的关键之一还在于平衡，避免矫枉过正。对科研工作者言论的片面解读，又何尝不像自身免疫性疾病般可怕。对谣言、伪科学和学术不端坚决说不，同时不盲目自信、偏执，这才是免疫系统教给我们的优雅。

最后，我要特别感谢清华大学医学院董晨院士、迟欣欣同学对译本的审稿意见，还要感谢韩琨编辑和林之同学，他们的帮助对本书的翻译质量至关重要。同时，我还要感谢杭恺旎师姐为第一部分译稿提出的建议以及各位好友的花式催促，这让我在拖稿数月后终于完成全书翻译。免疫科学，或者说整个生命科学领域，早已进入定量的时代，需要借助化学、物理、数学的理论与方法，本人深知自己水平的不足与免疫科学的深奥，若有不妥或疏漏之处，还请各位专业读者不吝指正，谢谢。

守卫健康，守卫科学，守卫底线。希望在 2020 年，在我们每一个人的眼中，科学会更加迷人。

秦琪凯

2020 年 2 月

于陕西汉中

了解世界，从了解你的身体开始

这本书的中文版诞生时，全世界正在经受一次巨大的挑战。

这一挑战跨越了病毒学、药剂学、公共卫生学等等领域，也引出了一系列社会问题，试图调动着世界机器的每一条神经。

社会大事件激起的社会层面的涟漪，正如在细胞层面上出现了一个狂欢中的异类，所有免疫系统开始做出反应一样——在书中你应该已经很熟悉这个比喻了。现在看来，这是从微小到细胞、分子层面的免疫反应，扩大到了人类对抗病毒的物种层面。如果细分这一由小到大的放大过程，我们就会发现，这样对异类的对抗广普地适用于各个维度：学生们对于新型授课平台的抵触，地域方面的歧视，甚至是民族之间的隔阂……这些在这一特殊时期被过度扩大成了诸如极端仇外的社会现象而见诸报端。

当然，幸运的是，自然进化经历的百亿年给我们提供了一些有意思的答案。读完这本书，你可能已经了解身体各个部分是如何识别、反应，以至于最后攻击和清理异类的，也了解了如果免疫系统被过度激活——抑或过于抑制，所带来的后果。平衡，是这一切的关键。我希望，这可以为人类找到一些解决的线索，找到一些平衡的方式，或者至少找到一些理解社会的基础。如果人群里的大多数都有这样理解的基础，形成社会整体的同理心也就不远了吧。

与此同时，我很兴奋地看到作者能够从身边的人和事出发，尝试了解自己的免疫系统，了解自然的奥秘。这可能也是大家平日生活里十分熟悉的场景。无论是媒体上反复出现的话题，还是自己身体上出现的小变化、周围人遇到的事情，从这些引子出发，我们学着了解和探索自己的身体，甚至是探索我们并不熟知的领域。自主地将严格考证的科学知识内化为自己的科学常识，提高大众的每个个体的知识储备和判断能力，从而能够对互联网世界错综复杂的信息来源进行辩证科学的思考，这不正像极了细胞在遇到病原体时"学习"判定病原体能力的过程吗？

我认为，这样自主学习和了解世界的过程，应该不仅仅是科学家或者科普工作者的职责，更应该是每个人生而为人获得的自主探究的权利。这样的"通识教育"也不应该局限于学校，而是让我们每天都给自己一点儿这样"啊哈，原来如此"的兴奋，一直这样享受学习和思考的乐趣。

2019 年 3 月，我迫不及待地点开了刚刚到货的这本书英文版的有声读物，习惯利用声音记忆的我尤其喜欢这样一边听有声读物，一边完成我的实验安排。之后，我非常荣幸地参与到了本书中文版的制作过程中，继续这段关于免疫系统和人生故事的探索旅程。我要特别感谢韩琨编辑对初次审校的我耐心帮助和提点，感谢秦琪凯的细心考证后的翻译，感谢董晨院士在百忙中为本书作序，感谢迟欣欣对本书提出许多宝贵意见。

审校这本科普书的过程亦是我学习的过程，若有疏漏，烦请指正！

希望大家和自己的身体和平共处。

林之

2020 年 4 月 9 日

于剑桥家中